"十二五"职业教育国家规划教材
经全国职业教育教材审定委员会审定

HULI XINLI

护理心理

（第2版）

周郁秋 张银玲 主编
卢桂珍 王丽娜 副主编

编 者（以姓氏汉语拼音为序）

曹建琴 蒋继国 李 杨
刘 彦 卢桂珍 史艳琴
王丽娜 吴红梅 武绛玲
易巧云 张银玲 周郁秋

高等教育出版社·北京

内容提要

本书为“十二五”职业教育国家规划教材，涵盖心理学基础和护理心理学两部分内容，共9章。内容包括绪论，护理心理学基础，健康、疾病与心理社会因素，临床心理评估，心理护理，病人心理与不同年龄、不同疾病阶段心理护理，临床病症与治疗的心理护理，心身疾病病人的心理护理和生物理化因素所致疾病的心理护理。

通过本门课程的学习，可以了解和掌握护理心理学的基本理论、基本知识和基本技能，能在临床和社区护理工作中有效地开展心理护理。本书既适用于高职高专护理专业教学，也适用于临床护理工作人员自学、培训和参考阅读。

图书在版编目（CIP）数据

护理心理 / 周郁秋，张银玲主编 .--2 版 .-- 北京：高等教育出版社，2014.8（2016.12重印）
ISBN 978-7-04-040112-7

Ⅰ. ①护… Ⅱ. ①周… ②张… Ⅲ. ①护理学－医学心理学－高等职业教育－教材 Ⅳ. ① R471

中国版本图书馆 CIP 数据核字（2014）第 136783 号

策划编辑 夏 宇　　责任编辑 肖 娴　　封面设计 王 琰　　版式设计 余 杨
插图绘制 杜晓丹　　责任校对 孟 玲　　责任印制 韩 刚

出版发行 高等教育出版社
社　　址 北京市西城区德外大街4号
邮政编码 100120
印　　刷 保定市中画美凯印刷有限公司
开　　本 787mm×1092mm 1/16
印　　张 14.75
字　　数 350千字
购书热线 010-58581118
咨询电话 400-810-0598
网　　址 http://www.hep.edu.cn
　　　　 http://www.hep.com.cn
网上订购 http://www.landraco.com
　　　　 http://www.landraco.com.cn
版　　次 2009年12月第1版
　　　　 2014年 8 月第2版
印　　次 2016年12月第2次印刷
定　　价 24.00元

物 料 号 40112-00

出版说明

教材是教学过程的重要载体，加强教材建设是深化职业教育教学改革的有效途径，推进人才培养模式改革的重要条件，也是推动中高职协调发展的基础性工程，对促进现代职业教育体系建设，切实提高职业教育人才培养质量具有十分重要的作用。

为了认真贯彻《教育部关于“十二五”职业教育教材建设的若干意见》（教职成〔2012〕9号），2012年12月，教育部职业教育与成人教育司启动了“十二五”职业教育国家规划教材（高等职业教育部分）的选题立项工作。作为全国最大的职业教育教材出版基地，我社按照“统筹规划，优化结构，锤炼精品，鼓励创新”的原则，完成了立项选题的论证遴选与申报工作。在教育部职业教育与成人教育司随后组织的选题评审中，由我社申报的1338种选题被确定为“十二五”职业教育国家规划教材立项选题。现在，这批选题相继完成了编写工作，并由全国职业教育教材审定委员会审定通过后，陆续出版。

这批规划教材中，部分为修订版，其前身多为普通高等教育“十一五”国家级规划教材（高职高专）或普通高等教育“十五”国家级规划教材（高职高专），在高等职业教育教学改革进程中不断吐故纳新，在长期的教学实践中接受检验并修改完善，是“锤炼精品”的基础与传承创新的硕果；部分为新编教材，反映了近年来高职院校教学内容与课程体系改革的成果，并对接新的职业标准和新的产业需求，反映新知识、新技术、新工艺和新方法，具有鲜明的时代特色和职教特色。无论是修订版，还是新编版，我社都将发挥自身在数字化教学资源建设方面的优势，为规划教材开发配备数字化教学资源，实现教材的一体化服务。

这批规划教材立项之时，也是国家职业教育专业教学资源库建设项目及国家精品资源共享课建设项目深入开展之际，而专业、课程、教材之间的紧密联系，无疑为融通教改项目、整合优质资源、打造精品力作奠定了基础。我社作为国家专业教学资源库平台建设和资源运营机构及国家精品开放课程项目组织实施单位，将建设成果以系列教材的形式成功申报立项，并在审定通过后陆续推出。这两个系列的规划教材，具有作者队伍强大、教改基础深厚、示范效应显著、配套资源丰富、纸质教材与在线资源一体化设计的鲜明特点，将是职业教育信息化条件下，扩展教学手段和范围，推动教学方式方法变革的重要媒介与典型代表。

教学改革无止境，精品教材永追求。我社将在今后一到两年内，集中优势力量，全力以赴，出版好、推广好这批规划教材，力促优质教材进校园、精品资源进课堂，从而更好地服务于高等职业教育教学改革，更好地服务于现代职教体系建设，更好地服务于青年成才。

高等教育出版社
2014年7月

前言

本书为“十二五”职业教育国家规划教材。教材的编写以高职高专护理专业学生为对象，以现代医学观和整体化护理思想为指导，围绕技术应用性人才的培养目标，突出护理专业特点，将心理学基础理论和实践技术有机地融为一体，力求淡化传统的“心理学基础”和“护理心理学”作为两门课程、两段式教学的弊端，在参考和借鉴传统教材的基础上，以必需、适度、实用为原则，构建教材框架，使学生在学习时易于建立系统的知识体系。

本教材编写主要体现以下几个特点：一是将本学科应体现的“三基”内容作为重点编入其中，同时也根据学科发展的需要，弥补以往教材存在的不足，将本学科的实用方法和技术及学科发展的最新成果编入其中，如心理护理的实践模式、临床心理护理方法、临床病症与治疗的心理护理、临床常见心身疾病的心理护理、生物理化因素所致疾病的心理护理等，突出了专业特点和层次特点。二是在保持传统教材风格的基础上，学习和借鉴国内外同类教材的编写特点，在相应的章节内设置“前沿与动态”“经典实验”“心理与生活”“案例分析”等栏目，使其丰富、活泼而不失严谨，系统而不乏实用。三是在内容体系编排上，力求科学、系统，既注重内容之间的内在逻辑联系，又尽量不拘泥于传统教材的框架结构；既注重与相关学科如基础医学、临床护理、精神科护理等课程的衔接又尽量避免重复，体现特色。在内容取舍与详略表述上，努力克服以往教材存在的专业和层次特点不突出、针对性差、实用性不强等不足，增加其实用性和可操作性。

全书共九章。撰写分工如下。

第一章　哈尔滨医科大学大庆校区周郁秋；

第二章　赤峰学院王丽娜、中南大学湘雅医学院护理学院易巧云；

第三章　皖南医学院刘彦、临汾职业技术学院武绛玲；

第四章　哈尔滨医科大学大庆校区曹建琴；

第五章　湖南科技学院卢桂珍、枣庄职业学院吴红梅；

第六章　哈尔滨医科大学大庆校区李杨；

第七章、第八章　第四军医大学张银玲；

第九章　菏泽医学专科学校蒋继国、山西医科大学汾阳学院史艳琴。

把心理学的基础理论与临床护理实践相结合是一种新的尝试，本书在结构框架和体系的编排上还不够成熟，同时也受编者的知识水平及编写经验的限制，其中难免存在缺点和不足，热忱地希望各位同行和使用教材的师生提出宝贵意见。

周郁秋

2014 年 4 月

目　录

第一章 绪 论

护理心理学是护理学和心理学相结合而产生的一门交叉学科。护理心理学把心理学的系统知识和方法运用于护理领域中，研究和解决护理理论和实践中的心理行为问题，包括各种病人的心理行为特点、各种疾病的心理行为变化和干预方法及技术，因而也是护理学的一个重要分支。护理学、心理学的研究和直接服务的对象都是人，因而将护理学和心理学相结合，将心理学知识、心理学原理和方法运用于现代护理领域，在心理学领域中就形成了一个应用学科——护理心理学。

第一节 护理心理学的概念、研究对象和任务

一、护理心理学的概念

护理心理学(nursing psychology)是研究护理人员和护理对象的心理现象及其心理活动规律、特点，解决护理实践中的心理问题，以实施最佳护理的一门应用学科，即护理心理学是研究如何运用心理学理论、方法和技术，来解决护理实践中的心理问题，是心理学的一个分支，也是护理学的重要组成部分。因此，护理心理学是心理学与护理学相结合而形成的一门交叉学科。

二、护理心理学的研究对象

护理心理学的研究对象包括护理对象心理和护士心理两大部分。其中护理对象包括病人、亚健康状态的人和健康人。

(一) 护理对象

1. 病人

(1) 研究疾病对病人的心理活动的影响、心理因素对健康的作用，以及生理与心理因素之间的相互作用。

(2) 研究病人普遍的心理反应和不同年龄阶段、不同疾病阶段的心理特点。

(3) 研究一般病症和特殊病症的心理特点和心理护理方法。

2. 亚健康状态的人

研究健康状况受到潜在因素威胁的亚健康状态的人，如社会文化因素、情绪因素、人格因素、不良行为方式等潜在因素对健康的影响。

3. 健康人

研究正常心理活动、健康的行为方式和应激的应对方式等对健康的维护和促进作用。

（二）护士

研究护士的心理特征的培养，良好职业素质的塑造和养成，护士的心理活动对护理对象的积极和消极影响，如何维护和促进护士的心身健康等。

三、护理心理学的研究任务

护理心理学的研究任务包括以下几方面。

（1）研究心理行为的生物学和社会学基础。

（2）研究各种疾病的病人心理行为变化的一般规律和特殊的心理表现。

（3）研究心理护理方法和技术：针对不同护理对象现存和潜在的心理问题和心理特点，确定相应的心理护理方法，实施心理护理。

（4）研究和应用心理评估理论和技术：掌握心理评估理论和技术，实施有效的心理护理；应用心理评估能有效地帮助护士了解病人在认知、情绪、人格、行为等方面存在的心理问题和评估心理护理的效果，并且为护理科研提供评估依据。

（5）研究如何将心理学知识和技术应用于健康的维护和促进，如心理健康教育、心理保健、心理应激的应对和心理调适等。

第二节　护理心理学的发展

一、国外护理心理学的发展概况

近年来，随着医学模式的转变和以人的健康为中心的整体护理观的确立，护理心理学研究不断深入，在理论和实践方面均取得了新进展，呈现如下几个方面的特点。

（一）强调心身统一，心理学融入护理实践

自 20 世纪 70 年代后期以来，医学思想发生了巨大变化，新的医学模式的提出使护理工作内容不再是单纯的疾病护理，而是以病人为中心或以人的健康为中心的整体护理。它包括个性化护理、程序化护理、文化护理、宗教护理等护理形式，其中临床心理护理是整体护理的核心内容，在充分的护患沟通中得以体现。护理学科的迅速发展和护理实践的不断变革，使得作为护理学重要组成部分的护理心理学也得到了前所未有的发展。

国外护理心理学主张：把疾病与病人视为一个整体，把“生物学的病人”与“社会心理学的病人”视为一个整体，把病人与社会及其生存的整个外环境视为一个整体，把病人从入院到出院视为一个连续的整体。

自 20 世纪 50—60 年代美国学者提出护理程序的概念之后，护理科学获得了革命性的发展，1973 年美国恩格尔（Engel，G L）教授提出的生物、心理、社会医学模式进一步强化了以病人为中心的全新护理观念。在临床护理实践中，以护理程序为核心，对病人生理、心理、社会等方面的资料进行全面评估，进而做出护理诊断，制定护理计划，实施护理措施。以病人为中心的整体护理思想带来了护理实践领域的一系列变化，集中表现在：护理工作的主动性增加，从

被动的疾病护理转变为护士围绕病人的需求、运用护理程序系统地护理病人，从生理、心理、社会及文化等方面对病人实施整体护理；护理工作除了执行医嘱和各项护理技术操作之外，更多地侧重对人的研究，进一步认识心理、社会状况和文化对病人病情转归和健康的影响，从而帮助病人最大限度地达到生理与心理的平衡与适应；护士的角色不仅仅是病人的照顾者，更多的是担当病人的教育者、咨询者和病人健康的管理者，病人有机会参与对其治疗和护理方案的决策等。

为了提高护理专业人才适应人类健康事业发展需要的能力，一些发达国家和地区在逐步普及高等护理教育的同时，根据现代护理人才的培养目标对专业教育的课程设置及人才的知识结构进行了大幅度的调整，特别强调护士应具有丰富的包括心理学在内的人文社会学科知识。欧美等发达国家的护理教育，在课程设置中显著增加了心理学课程的比重；美国四年制专科护理教育的课程体制中平均有近百学时的心理学课程内容，包括普通心理学、生理心理学、社会心理学、变态心理学、临床心理治疗学等，培训中特别强调护患关系及治疗性沟通对患者心身康复的重要性及护士的沟通技能训练；日本护士入学后，首先接受的是“人间的爱”的教育，使他们懂得爱的内涵及如何去爱别人，然后要学习许多包括心理学在内的人文社会科学课程。

（二）应用心理疗法开展临床心理护理

将心理疗法应用于临床心理护理实践，成为国外护理心理学研究的一个重要特点。国外主张应用于临床心理护理的心理疗法有音乐疗法、松弛训练法、认知行为疗法、森田疗法等；在应用心理疗法进行心理护理的过程中，国外比较突出强调实用效果，许多研究采用心理量表进行对照测验，取得了肯定的效果。

（三）开展量性和质性研究

运用量性研究揭示病人及其家属和护士自身的心理特点、心理干预策略和心理护理效果评价，为国外护理心理学研究的主要方法。此外，质性研究也越来越广泛地应用于心理护理理论与实践研究，其研究方法是以参与观察、无结构访谈或深度访谈来收集病人资料，从病人非普遍性陈述中、从个案中获得印象和概括的过程。分析方式以归纳法为主，强调研究过程中护士自身体验，主要以文字化描述为主。这些研究的开展提高了护理心理学的科学性和实践价值，对学科发展起到了极大的推进作用。

二、国内护理心理学的发展概况

（一）学科建设日趋成熟和完善

自 1981 年我国学者刘素珍撰文提出“应当建立和研究护理心理学”以来，我国护理心理学的研究逐步深入，其科学性及其在临床护理工作中的重要性得到人们的普遍认识和接受，并引起学术界及卫生管理部门的高度重视。1991 年人民卫生出版社出版的高等医学院校教材《医学心理学》，将护理心理学归为医学心理学的一个分支学科，1996 年经有关专家学者讨论正式命名为《护理心理学》并被列为“九五”国家重点教材，由此护理心理学成为一门独立的学科。护理心理学作为一门具有心理学本质属性、应用于护理实践领域的新型独立学科，随着人类健康观的发展，在进一步确定学科发展目标、构建独特理论体系、实践应用模式的过程中逐渐走向成熟。

在20世纪80年代初期,责任制护理的引入和实施对我国护理教育的发展产生了深刻的影响,多层次护理教育中逐步增加了护理心理学内容,并由最初的知识讲座很快过渡为系统讲授的必修课程。同时,国内各种不同类型的研讨会、学习班的举办,各护理期刊开设心理护理栏目,刊登具有指导意义的学术文章,《护理心理学》教材及学术专著陆续出版,为护理心理学的普及和专业教学提供了基本保障。经过多年教学、临床实践和专题研究,一支心理学理论扎实、临床实践经验丰富、科研学术水平较高的教学专业人才队伍已初步形成。1995年11月,中国心理卫生协会护理心理学专业委员会在北京成立,护理心理学领域有了国内最高层次的学术机构,也标志着我国护理心理学的学科建设步入了新的历史发展时期。

(二)科研活动的广泛开展

随着医学模式的转变,临床护理已由单纯的生理护理转变为身心整体护理,护理心理学的地位和作用日益突出。广大临床护士积极开展临床心理护理的应用研究,探索病人的心理活动共性规律和个性特征的各类研究设计,取代了既往千篇一律的经验总结,前瞻性研究逐渐增多,对心理诊断、心理护理程序、心理评估体系以及护士人才选拔和培养的研究也得到了进一步重视和加强。

(三)临床常用心理评定量表的应用

临床常用心理评定量表的应用是目前护理心理学研究的热点,通过心理卫生评定量表对群体、个体心理和社会现象进行观察,并对观察的结果以数量化的方式进行评价和解释,是心理卫生工作者客观精确地评估被测群体和个体的心理特征和行为特点的手段之一。心理评定量表在心理护理评估中的广泛应用,使心理护理临床工作和理论研究更具有科学性和可操作性,用客观量化替代主观评价并以此作为制定干预对策的依据,关注干预质量与效果,已成为我国临床心理护理的一个发展方向。

(四)临床心理护理突出个性心理特征

随着护理心理学理论及心理护理方法研究的不断深入,近年来逐步开展了临床心理护理个案研究,特别是认识到突出个性心理特征在心理护理中的重要性。针对不同气质、性格的病人对疾病承受能力、反应方式及在病房里的表现不同、社会角色和社会经历不同,疾病的心理活动规律也有极大差异,护士在掌握了病人一般心理活动规律后,对千差万别的个体应实施有针对性的个性化护理。

第三节 护理心理学与现代医学观及现代护理观

一、现代医学观与护理心理学

医学观即医学模式,现代医学观指生物-心理-社会医学模式(biopsychosocial medical

model),生物－心理－社会医学模式是建立在系统论和整体观之上的医学模式,要求医学把人看成一个多层次、完整的连续体,在健康疾病的问题上无论是病因、疾病治疗,还是预防及康复等方面都应将人视为一个整体,要综合考虑生物心理及社会等方面的因素。主要观点为① 人是一个完整的系统,通过神经系统的调节保持全身各系统、器官、组织、细胞活动的统一。② 人同时具有生理活动和心理活动,身心是相互联系的。心理行为活动通过心身中介机制影响生理功能的完整性,同时生理功能也影响个体的心理功能。因此,在研究疾病和健康的同时,应注意心身两方面因素的影响。③ 人与环境是紧密联系的,人不仅是自然的人,而且也是社会的人。社会环境因素,如文化、职业、家庭、人际关系以及自然环境等因素都对人的身体和心理健康产生影响。④ 心理因素在人类调节和适应功能活动中有能动作用。人作为一个整体,包括社会环境、自然环境和个体的内环境会随时做出适应性调整,以保持健康状态,在这种调整过程中,人可以通过认识和行为做出一些主动的适应性努力。

生物心理社会医学模式的核心在于有关心理学、社会学内容对医学的补充和有机结合,而护理心理学则是这种补充和体现的具体应用和实践的产物,是在现代医学观的影响下形成和发展壮大的,同时,护理心理学的发生发展对现代医学观的确立,对生物医学模式向生物心理社会医学模式转变,对人类健康的维护和疾病的防治,将产生重要的促进作用。

二、现代护理观与护理心理学

在现代医学观的背景下,护理观适应医学模式转变的需要,相应地由功能制护理转变为整体护理,它是护理理论的思想基础。在现代护理观的指导下,护理工作的重点从疾病护理转变为以人为中心的整体护理。护理理论与实践拓展到人的心理、行为、社会等方面,形成了护理心理学的完整理论体系和实践内容,极大地促进了护理科学的发展。

现代护理由此实现了以服务对象为中心,以解决服务对象的健康问题为目标的护理服务,并运用护理程序的科学方法承担起为患者解决问题的责任,充分显示护理专业的社会安全价值和护士自身价值。

进入 20 世纪 80 年代以后,随着人类物质文明的发展,人们不仅对身体舒适的要求不断提高,而且要求心理上的舒适与健全。1994 年,北美护理诊断协会(NANDA)通过的 128 种护理诊断中,就有一半以上的护理诊断与心理社会功能有关。另外,现代生活节奏的不断加快对维护和促进人类的心理健康提出了更高的要求。在这一背景下,护理心理学应运而生,并得以快速发展。可以说,护理心理学的形成和发展是社会发展和人类健康的需要,也是现代护理观的核心和具体体现。

三、护理心理学理论和技术在现代护理中的作用

现代护理主要指"诊断和处理人类对其现存和潜在健康问题的反应",其主要内容包括现代护理的四个主要特征,即现象、应用、护理行为、效果评估,这些特征是与现代护理程序密切相关的,心理护理已成为护理程序中的一个重要部分,在这个意义上说,无论从现代护理理论还是护理实践技术,护理心理学知识都是护理人员的核心知识和专业主体能力。具体体现在以下几个方面。

（一）心理学理论是现代护理的重要来源和理论基础

这些理论主要包括"人本主义心理学理论"，其中马斯洛（Maslow）关于需要和动机理论构成了现代护理学基础的一个重要部分。此外，关于自我概念、应激的转化与应对等许多新理论也作为重要理论基础被吸收到现代护理学中。

（二）护理心理学技术和方法丰富和推动了护理实践

临床护理心理学方法、临床心理护理评价、心理健康教育和心理保健策略等为护理实践提供了有效的技术素材，如心理评估技术、心理测验和评定量表在病人心理的估计和诊断步骤中均为不可缺少的定性与定量技术；而心理护理方法和技术、心理健康指导和心理健康策略，则是心理干预和护理健康教育广泛应用的重要措施。

（三）心理问题已成为现代护理中的重要内容和对象

北美护理诊断协会（NANDA）通过的护理诊断（2012—2014）中有 96 个（44.44%）与心理活动相关。因此，通过护理心理学的学习，掌握一定的心理护理方法和技术，对心理问题的估计、诊断、干预计划的制订与实施和干预效果的评估是尤为重要的。

（四）护理心理学知识是整体护理质量和水平的重要保证

了解和掌握有关认知、情绪、人格以及社会文化等因素与健康疾病的相互关系，有益于对疾病病因和发病机制的认识和理解；针对病人一般的心理反应和不同病人的心理特点，制定相应的护理计划，有的放矢地开展心理护理，促进整体护理水平和质量的提高。

第四节　护理心理学的相关领域及重要的心理学派别

一、护理心理学的相关领域

近百年来，心理学获得了迅速的发展，有两个方面的原因：一方面是由于实际生活的需要。在现代化生产、商业、交通、企事业管理工作中，人的心理因素的重要作用越来越为人们所重视；智力开发、人才培养引起了社会各界的普遍关注；由于心理异常带来的个人健康问题和社会问题，也要求人们采取对策，这一切都推动了心理学的研究；另一方面是由于邻近学科（如生物学、生理学、逻辑学、社会学、教育学和技术科学等）的发展及其与心理学的相互影响，在心理学与这些学科的交界处形成了许多新兴的分支学科。因此，心理学的研究领域日渐扩大，正在成长为一棵枝叶繁茂的科学大树。本节对心理学的主要领域以及他们在社会生活中的意义与作用进行简要介绍。

（一）普通心理学

在心理学中，它处于基础学科地位。普通心理学（general psychology）研究心理现象发生和发展的最一般规律，如感觉、知觉、记忆、思维的一般规律，人的需要、动机及各种心理特性最一般的规律等。普通心理学还研究心理学最一般的理论，如心理与客观现实的关系，心理与脑的关系，各种心理现象间的相互联系及其在人的整个心理结构中的地位与作用，研究心理现象的最一般方法等。普通心理学的内容概括了各分支学科的研究成果，同时又为各分支学科提供理论基础。因此，学习心理学首先应从普通心理学入手。在这个意义上，普通心理学又是学习心理学的入门学科。

（二）生理心理学和心理生理学

生理心理学（physiological psychology）和心理生理学（psychophy siology）研究心理现象的生理机制，主要指各种器官的机制、神经系统特别是脑分泌腺对行为的调节机制、遗传在行为中的作用等，例如损伤海马会引起遗忘，刺激颞叶会使人回忆起童年的事情。心理生理学研究由心理活动引起的生理功能的变化，例如看一个单词和说一个单词将引起大脑皮质不同领域的激活。这些研究对揭示心理现象及其物质本体——神经过程的关系，科学地解释各种心理现象，进而指导临床实践都有重要的意义。

（三）发展心理学

发展心理学（developmental psychology）研究心理的种系发展和人的心理的个体发展。研究人的种系发展的心理学叫比较心理学。它将动物心理与人的心理进行比较，从比较中确定它们的联系与差别。比较心理学还研究动物的心理和行为的各种具体形式，如蚂蚁的嗅觉、狗的听觉与嗅觉、蜜蜂的视觉等，这些研究促进了一门新兴学科——仿生学的产生与发展。

仿生发展心理学是研究人类个体发展的科学，它是发展心理学的另一个重要分支。仿生发展心理学按照人生的阶段，分成婴幼儿心理学、儿童心理学、少年心理学、青年心理学、成年心理学、中年心理学和老年心理学。仿生发展心理学探讨各个年龄阶段的心理特征，并揭示个体心理从一个年龄阶段发展到另一个年龄阶段的规律。

（四）医学心理学

医学心理学（medical psychology）研究心理因素在疾病的发生、诊断、治疗及预后中的作用，是心理学与医学相结合的产物。其中研究心理与疾病关系的科学，就是心身医学或身心医学，前者研究致病的心理因素，后者研究疾病与体残对心理的影响。在疾病的诊断与治疗方面，医学心理学强调建立医生与病人间的和谐、互相尊重、互相信任的关系。医学心理学还主张运用心理学的知识，研究维护人的心理健康的各种手段，达到预防疾病的目的。医学心理学还包括临床心理学。临床心理学的主要任务是研究变态心理与变态行为的矫正与治疗，如对各种神经病和精神病的诊断与治疗。

（五）教育心理学

教育心理学研究教育过程中所包含的各种心理现象，揭示教育同心理发展的相互关系。教育心理学（educational psychology）研究的主要问题包括受教育者道德品质的形成、知识与技能的掌握、心理的个别差异和教育者的心理品质及其形成等。教育心理学的研究直接关系到教育的改革、人才的培养及选拔，因而在我国现代化建设中有重要意义。从 20 世纪 60 年代以来，美国的教育心理学工作者提出了一系列教育改革的原理与原则，推动了他们的教育事业的发展。我国近年来涌现的教改实验，也和教育心理学的深入研究有着密切的关系。

（六）社会心理学

社会心理学（social psychology）是系统研究社会心理与社会行为的科学。它研究社会中的心理现象，如社会情绪、阶级和民族心理、宗教心理、社会交往与人际关系等；小团体中的社会心理显现，如团体内的人际关系、心理相容、团体气氛、领导与被领导、团体的团结与价值取向等。社会心理学还研究人格的社会心理学问题，如人格倾向性、人格的自我评价、自尊和自重等。社会心理学的应用范围很广泛，它的研究有助于解决生产管理和劳动的科学组织，生产集体的形成，新工人的适应，群众性的信息沟通与宣传，对年轻一代的教育，预防违法行为和对罪犯进行再教育，以及家庭组织、婚姻、恋爱等问题。

二、重要的心理学派别

19 世纪末 20 世纪初的重要心理学派别：1879 年，德国著名心理学家冯特（Wilhelm Wundt，1832—1920）在德国莱比锡大学创建了第一个心理实验室，开始对心理现象进行系统的实验研究。在心理学史上，人们把这个实验室的建立，看成是心理学脱离哲学的怀抱、走上独立发展道路的标志。

从 19 世纪末到 20 世纪 20—30 年代，是心理学中派别林立的时期。在心理学独立之初，心理学家们在建构理论体系时存在着尖锐的分歧。

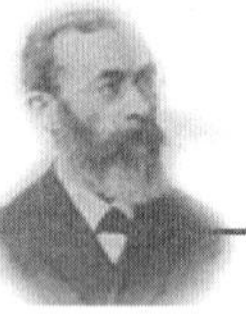

冯特简介

冯特（Wilhelm Wundt，1832—1920），德国心理学家、哲学家、现代实验心理学的著名创始人之一。冯特出生在德国巴登的一位牧师家庭里，早年习医，1856 年在海德堡大学获得博士学位。1857—1874 年在该校任教，曾开设生理心理学课程，并出版《生理学原理》，1875 年改任莱比锡大学哲学教授，1879 年创立了世界上第一个心理学实验室。冯特是构造主义心理学的奠基人。他主张心理学研究直接经验，心理学的研究方法只能是实验性的自我观察或内省。冯特用这种方法研究了感觉、知觉、注意、联想等过程，提出了痛觉学说。并根据内省观察提出了情感三维说。他还主张用民族心理学的方法研究高级心理现象，这对社会心理学的产生和发展有重要影响。冯特的哲学思想是混乱的，在身心关系的问题上，他主张精神和肉体是独立的序列和过程，因而陷入了二元论。他一生的著作很多，代表作有《生理心理学原理》《民族心理学》《对感官知觉学说的贡献》《心理学大纲》等。

(一)构造主义心理学派

构造主义(structuralism)的奠基人为冯特,著名的代表人物为铁钦纳(E. B. Titchener, 1867—1927)。这个学派主张心理学应该研究人们的直接经验即意识,并把人的经验分为感觉、意象和激情状态三种元素。感觉是知觉的元素,意象是观念的元素,而激情是情绪的元素。所有复杂的心理现象都是由这些元素构成的。在研究方法上,构造主义强调内省方法。在他们看来,了解人们的直接经验,要依靠被试者对自己经验的观察和描述。

(二)机能主义心理学派

机能主义(functionalism)的创始人是美国著名心理学家詹姆士(Willian James, 1842—1910),其代表人物还有杜威(John Deway, 1859—1952)和安吉尔(James Angell, 1869—1949)等人。机能心理学也主张研究意识。但是,他们不把意识看成个别心理元素的集合,而看成川流不息的过程。在他们看来,意识是个人的、永远变化的、连续的和有选择性的。意识的作用就是使有机体适应环境。如果说构造主义强调意识的构成成分,那么机能主义则强调意识的功能与作用。以思维为例,构造主义强调什么是思维,而机能主义则关心思维在人类适应中的作用。机能主义的这一特点,推动了美国心理学面向实际生活的进程。20 世纪以来,美国心理学一直比较重视心理学在教育领域和其他领域中的应用,这和机能主义的思潮是分不开的。

(三)行为主义心理学派

19 世纪末 20 世纪初,正当构造主义和机能主义在一系列问题上发生激烈争论的时候,美国心理学界出现了另一种思潮:行为主义(behaviorism)。1913 年,美国心理学家华生(John Watson, 1879—1958)发表了《在行为主义者看来的心理学》,宣告了行为主义的诞生。

行为主义有两个重要特点:① 反对研究意识,主张心理学研究行为;② 反对内省,主张应用实验方法。在华生看来,意识是看不见的、摸不着的,因而无法对它进行客观的研究。心理学的研究对象不应该是意识而应该是可以观察的事件,即行为。华生曾说过,在一本心理书中“永远不使用意识、心理状态、意志、意象以及诸如此类的名称,是完全可能的……它可以用刺激和反应的字眼,用习惯的形成、习惯的整合以及诸如此类的字眼来加以实现”。行为主义产生后,在世界各国心理学界产生了很大反响。行为主义锐意研究可以观察的行为,这对心理学走上客观研究的道路有积极的作用。但是,由于它的主张过于极端,不研究心理的内部结构和过程,否定研究意识的重要性,因而限制了心理学的健康发展。

(四)格式塔心理学派

在美国出现行为主义的同时,德国也涌现出另一个心理学派别——格式塔心理学(Gestalt psychology)。格式塔心理学的创始人有韦特海默(Max Wertheimer, 1880—1943)、柯勒(Wolfgang Kolher, 1887—1967)和考夫卡(Kurt Koffka, 1886—1941)。格式塔心理学和行为主义都靠批判传统心理学(构造主义和机能主义)起家,但在一系列基本问题上,两派又有截然不同之处。

格式塔(Gestalt)在德文中译为“整体”,有一种组织的意义。这是和构造主义及行为主义大相径庭的。格式塔心理学认为,整体不能还原为各个部分、各种元素的总和;部分相加不等于整体;整体先于部分而存在,并且制约着部分的性质和意义。例如一首乐曲包含许多音符,但它不是各个音符的简单组合,因为一些相同的音符可以组成不同的乐曲,甚至可能成为噪声。因此,分析个别音符的性质,并不能了解整个乐曲的特点。格式塔心理学很重视心理学实验。他们在知觉、学习、思维等方面开展了大量的实验研究。这些研究资料至今仍是心理学的宝贵财富。

(五)精神分析学派

这是由奥地利维也纳精神病医生弗洛伊德(Sigmund Freud,1856—1939)创立的一个学派。它的理论主要来源于治疗精神病的临床经验。如果说构造主义、机能主义和格式塔心理学重视意识经验的研究,行为主义重视正常行为的分析,那么精神分析学派则重视异常行为的分析,并且强调心理学应该研究无意识现象。

精神分析(psychoanalysis)学说认为,人类的一切个体的和社会的行为,都根源于心灵深处的某种欲望或动机,特别是性欲的冲动。欲望以无意识的形式支配人,并且表现在人的正常和异常行为中。欲望和动机受压制是导致疾病的潜在的原因;使情绪宣泄可达到治疗疾病的目的。

精神分析学派重视动机的研究和无意识现象的研究,这是他们的贡献。但是,他们过分强调无意识的作用,并且把它与意识的作用对立起来;他们的早期理论具有泛性欲主义的特点,把性欲夸大为支配人类一切活动的动机,这些都是错误的。

总之,19 世纪末 20 世纪初,各派心理学在研究对象、研究领域和方法以及对心理现象的理解等方面都存在尖锐的分歧。在心理学作为独立的科学的早期发展中,由于某些新的事实的发现,这些事实在旧的理论体系中不能得到正确解释,因而产生了对新的理论的需要,这就导致了新的学潮和新的学派的产生。历史事实告诉我们,每个新学派都从一个侧面丰富和发展了心理学宝库。

第五节 护理心理学常用的研究方法

自 1879 年冯特在德国莱比锡大学建立第一个实验室以来,心理学在研究方法上遵循了一般科学的研究路线,一切结果来自于不同的实验过程。护理心理学作为心理学的一个分支,其研究方法从属于现代心理学,但又有其自身学科的特殊性。

由于护理心理学研究中常常同时涉及社会学、心理学、生物学等有关学科的因素和变量,加上护理心理学的基础理论尚且薄弱,而且许多心理现象的定量难度很大,本身常有一定的主观性,因此运用好研究方法尤为重要。

根据所使用的手段,护理心理学常用的研究方法可分为观察法、调查法、测验法和实验法。

一、观察法

观察法(observational method)是指研究者直接观察记录个体或团体行为活动,从而分析研究两个或多个变量之间相互关系的一种方法。观察法是科学研究中最古老、应用最广泛的一种方法，所有的心理学研究都要用到。人的言行举止、表情、外貌、衣着、兴趣、爱好、风格、对人对事的态度、面临困难或患病时的应对方式等都可以作为观察的内容。根据预先设置的情境，观察法一般可以分为如下两种。

自然观察法（naturalistic observation）是指在不加任何干涉的自然情境中对研究对象的行为直接观察记录，而后分析解释，从而获得行为变化的规律。如护士通过生活护理、治疗护理、巡视病房等对病人的心理活动和行为方式所进行的观察。

控制观察法（controlled observation）是在预先控制观察的情境和条件下进行观察，如患传染性疾病病人隔离病房、重症监护病房（ICU）、白血病病人的无菌病房等，在特定情境中的情绪和行为反应的观察即属于控制观察法。其优点是可以取得被试者不愿意或者没有能够报告的行为数据，无需人为地对被试者施加任何影响就掌握了许多实际资料。缺点是资料可靠性差，观察质量在很大程度上依赖于观察者的能力，而且观察活动本身也可能影响被观察者的行为表现，使观察结果失真，且结果有一定的局限性，适于 A 群体的可能不适于 B 群体。分析研究结论的最重要条件，是所得资料必须具有真实性与代表性。因此，使用观察法时，必须考虑如何避免观察者的主观因素所导致的误差。观察法在研究病人的心理活动、心理评估、心理护理、心理健康教育中被广泛使用。

二、调查法

调查法（survey method）是通过访谈、问卷等方式获得资料并加以分析研究的方法。

（一）访谈法

访谈法（interview method）是指通过与被试者会晤交谈，了解其心理活动，同时观察其访谈时的行为反应，以补充和验证所获得的资料，记录和分析得到的研究结果。访谈法通常采用一对一的访谈方式，其效果取决于问题的性质、研究者本身的知识水平和方法技巧。此法可用于病人也可用于健康人群，是临床心理护理最常用的方法之一。研究中，常在访谈过程中完成预先拟订的各种调查问题并作记录，常用于研究癌症病人在不同疾病阶段的心理反应。人类的需要内容和层次等都是运用访谈法取得的研究成果。

（二）问卷法

问卷法（questionnaire method）是指采用事先设计的调查问卷，现场或通过信函交由被试人填写，然后回收问卷分门别类地分析研究，适用于短时间内书面收集大范围人群的相关资料，如“了解大学生群体的心理健康状况”“护士对护理工作的主观幸福感”“病人对护理工作的满意度”等均可采用此法。问卷法的质量取决于设计者事先对问题的性质、内容、目的和要求的明确程度，也取决于问题内容设计的技巧和被试者的合作程度，例如问卷中的问题应反映所要研究问题的实质，设问的策略是否恰当，回答的要求是否一致，结果是否便于统计处理，以及内容是否会引起调查对象的顾虑等。问卷法常用的定量方式是序量化，某些客观指标可直接定量。

问卷法简便易行，信息量大，可在较短的时间内获得大量信息，但结果的真实性、可靠性因受各条件因素的影响而有所不同，故必须以科学客观的态度分析、报告问卷所获得的研究结果。

三、测验法

测验法(test method)也称心理测验,是指以心理测验作为个体心理反应、行为特征等变量的定量评估手段。使用经过信度、效度检验的测验工具或量表,如人格量表、智力量表、行为量表、症状量表等。临床心理护理研究中常运用行为评定量表、症状评定量表、人格评定量表对病人心理行为进行测评,对实施心理护理手段后的效果进行评定,如针对癌症病人术前和术后的焦虑、抑郁、恐惧程度,实施心理干预以及干预后的效果等的评定。

四、实验法

实验法(experimental method)是指在控制的情况下,研究者有系统地操纵自变量,使之系统地改变,观察因变量改变所受的影响,以探究自变量与因变量的因果关系。实验法是科学方法中最严谨的方法,能完整体现陈述、解释、预测、控制4个层次的科学研究目的。但试验研究的质量很大程度上取决于实验设计,例如由于实验组与对照组相匹配受到许多中间变量的干扰,可影响实验结果的可靠性。实验法在心理学研究领域,除实验室研究外,还常将研究延伸至自然环境下进行实验研究,也称现场实验,如在临床工作或学习情境中对研究对象的某些自变量进行操作,观察其反应,以分析和研究其中的规律。现场实验的情景更加接近于现实生活,但在许多情况下,难以实现对实验条件的控制,而实验结果难以判断,若分析不当可能作出错误的解释。现场实验具有研究范围广泛、不受实验情景影响、接近真实生活、结果易于推广等优点。因此,是护理心理学研究中被广泛采用的一种研究方法。

实验法在具体操作时,一般都要严格按照实验设计的基本原则进行分组、抽样,对获得的数据进行统计学处理和显著性检验。与观察法、调查法比较,不仅明确研究问题是什么,而且注重研究为什么。因此,这种方法常被用于对某一学说的证实和某种手段、方法的效果研究。

前沿与动态

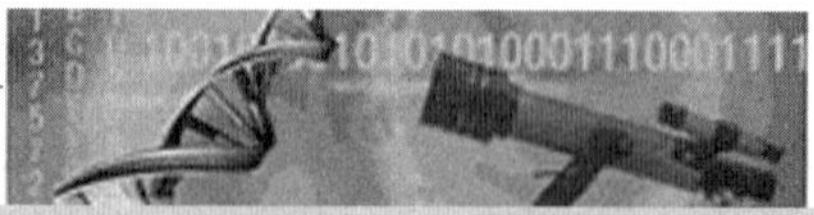

当代心理学的研究取向

心理学成为独立的学科以后,学派纷争的局面并没有维持很长的时间。从20世纪30年代以后,各派间就出现了互相吸引、互相融合的新局面。第二次世界大战以后,心理学得到了迅速的发展。某些占统治地位的传统观念(如行为主义、精神分析)受到日益猛烈的冲击,而新的心理学思潮相继产生。这些思潮不是以学派的形式出现,而是作为一种范式、一种潮流、一种发展方向去影响心理学的各个领域。门户之间的对峙和分道扬镳的局面缓和下来,而学科中的整合趋势加强了。我们把这种能影响学科发展方向的研究范式叫研究取向(research approach)。

(一) 生理心理学的研究

用生理心理学的观点和方法研究心理现象和行为,是当代心理学的一个重要的研究取向。采用这种取向的心理学家关心心理与行为的生物学基础,把生理学看成描述和解释心理功能的基本手段,认为人类所有的高级心理功能(知觉、记忆、注意、语言、思维和情绪等)都和生理功能,特别是脑的功能有密切关系。要研究的问题主要有:① 脑功能定位(localization),即不同的心理功能是由哪些脑区来完成的,他们之间的关系怎样;② 心理免疫学(psychoimmunology),即人的思想和情感与身体健康的关系;③ 遗传在行为中的作用。

生理心理学的研究方法主要有临床方法,局部切除(ablation)法、电刺激(electrical stimulation)法和生物化学(biochemical)方法等。近年来,随着神经生理学、影像学和计算机技术的迅猛发展,神经成像(neuroimaging)或脑成像(brainiming)的技术已应用于神经生理学和认知神经科学的研究。这些技术有正电子发射断层显像(positron emission tomography,PET),功能磁共振成像(functional magnetic resonance imaging,FMRI),脑电图(electro - encephalography,EECG)和脑磁图(Magneto - encephalography,MEG)等。与以往采用的一些研究技术相比较,神经成像的技术可以在无损伤的条件下观察有机体内在进行的一些生物化学变化,如葡萄糖代谢或脑内血流量的变化以及与此有关的心理现象(记忆、注意、思维、语言活动和情绪等)。

(二) 行为主义的研究

20 世纪 50 年代以后,行为主义作为一个学派已接近销声匿迹了。但是,作为一种研究取向,它仍活跃在心理学的某些应用研究领域中。

与生理心理学的研究领域不同,行为主义的研究主要关心环境对人的作用,而不关心有机体的内在的心理过程和机制。行为主义强调,人是在和环境的交互作用中形成的,正是学习和经验决定了一个人成为一个什么样的人。行为主义要探索的问题主要有:在什么条件下某种行为能发生,不同刺激对行为可能有什么作用,行为的结果又怎样影响随后的行为等。

20 世纪 50 年代以后,行为主义的研究在某些领域产生了较大的影响。

1. 程序学习

华生之后,新行为主义者斯金纳(Skinner,1904—1990)将行为主义的学习理论应用于正规的情境,提出了基于自我学习(self - teaching)和程序学习(programmed learning)系统。斯金纳认为,应该将学习材料分解成一些小的片断,并按顺序一步一步地学习这些资料,对学习结果给予及时强化,成功地学习到某种知识,形成某种行为。程序学习在 20 世纪 60 年代曾风行一个时期,以后由于计算机的普及,程序学习的思想已经和计算机教学结合在一起,成为个体学习的一种有效途径。

2. 行为治疗

将行为主义的学习理论应用于具有心理障碍的儿童或成年人的临床环境,帮助人们改变或消除不需要的行为或不适应的行为,代之以需要的或适应性行为,这就是行为治疗(behavior therapy)或行为改善(behavior improvement)。例如病人对某种东西产生了无缘无故的恐惧,为了消除这种恐惧,行为治疗师可以先让病人处于一种放松的状态,然后一步一步介绍让他恐惧的东西，直到他能忍受该物体而不再产生恐惧。这种方法就是著名的系统脱敏（systematic desensitization）法，在行为治疗中使用很普遍。

3. 生物反馈

通过训练让个体自行控制自己身体的过程，如心率、血压、体温等。这种训练常借助于生物反馈仪来进行。个人从仪器上可以读到自己的心率、血压等指数。如果一个人的血压太高，他可以通过放松训练，让自己的血压一点一点地降下来，最后达到控制血压、治疗高血压的目的。

（三）心理分析的研究

早期的精神分析理论如弗洛伊德的理论，就像行为主义的理论一样，遭到来自各方面的批评。但是，精神分析研究取向仍存在于心理学的某些领域中。

20世纪30年代以后，一批后弗洛伊德主义者（post－Freudian），如A. 弗洛伊德（Anna Freud）、克莱恩（Melanie Klein）和埃里克森（Erik Erikson）等，将精神分析的理论应用于动机和人格的研究。和弗洛伊德不同的是，后弗洛伊德主义者更关心儿童和青少年人格的正常发展，而不像弗洛伊德那样，过分强调它在儿童时期的作用。

（四）认知心理学的研究

认知心理学出现在20世纪初，在50年代以后得到迅速发展。早期的认知心理学以瑞士的著名心理学家皮亚杰（Jean Piaget）为代表。他通过试验揭示了儿童思维发展的规律。重视智力问题，这和行为主义截然不同。

20世纪40年代末，由于各门学科的迅猛发展推动了信息论、控制论和系统论的诞生。对认知心理学产生了深远影响。20世纪50年代末60年代初，心理学涌现出一股研究认知过程的潮流。美国心理学家耐塞尔（Nesser，1967）发表了《认知心理学》一书。这本书的出版标志了现代心理学的诞生。

现代认知心理学除了应用心理学的一般研究方法外，还发展了自己特有的一些研究方法，如反应时记录法、口语报告法、计算机模拟等。在认知心理学的早期发展中，计算机模拟采用得很普遍。

近年来，认知心理与神经科学的结合产生了认知神经科学（cognitive neuroscience），它主要研究认知功能的脑机制、认知与神经系统活动的关系、脑发育与认知功能的发展等。在21世纪，认知神经科学的研究有望成为心理学发展的主流。

（五）人本主义心理学的研究

人本主义心理学着重于人格方面的研究，但它和精神分析学派的传统观念有着明显的区别。人本主义认为，人的本质是好的、善良的，他们不是受无意义欲望的驱使，并为实现这些欲望而挣扎的野兽。人有自由意志，有自我实现的需要。因此，只要有适当的环境，他们就会力争达到某些积极的社会目标。这些看法和精神分析学派是截然不同的。人本主义还相信，人都是单独存在的。心理学家应该对人进行单个的测量，而不要把他们合并在不同的范畴之内。人本主义心理学反对行为主义只相信可以观察到的刺激与反应，认为正是人们的思想、欲望和情感这些内部过程经验，才使他们成为各不相同的个人。

人本主义心理学对传统心理学的某些批判，对我们有启发。而他们对人的内心世界的某些描述，常常是从个人主义和利己主义出发的。人本主义心理学的许多主张还带有纲领的性质，他们对自己所使用的名词缺乏明确的定义，也没有具体说明他们所采用的具体方法，因而使他们的理论难以得到检验。

（周郁秋）

第二章　护理心理学基础

人类一直以来就在探索有关人的行为和心理过程的问题。早在2500多年前，苏格拉底、柏拉图等哲学先驱就已经在探索人的意识、记忆等心理过程。由于神学的统治和自然科学的落后，在漫长的岁月里，心理学并未成为真正的科学，德国心理学家艾滨浩斯曾经说过："心理学有一个悠久的过去，但却只有一段短暂的历史。"直到19世纪后半叶，在自然科学和实验技术迅速发展的影响和带动下，德国心理学家冯特在莱比锡大学建立了第一个心理学实验室，心理学才从它的母体学科——哲学中独立出来成为一门科学。

为什么学习心理学？

当你阅读过心理学的理论时，你才知道心理学不是趣味测验，不是心理学者可以看透你的所思所想，不是豆瓣、微博、抑或微信上励志又煽情的话语。人的心理现象既丰富多彩，又极其复杂。恩格斯曾形容它是"地球上最美的花朵"，心理学研究的就是这朵最美的花。随着科学的发展，心理学也逐渐蓬勃发展。心理学不仅研究人的行为，也研究动物行为；不仅研究外在行为，也探索内部神经机制；既注重个体行为，也研究群体行为。心理学与日常生活息息相关，通过心理学的学习，可以使我们更加了解自己，调节自己的言行，挖掘自身的潜能；更加了解他人，积极互动，形成良好的人际关系；促进自身和他人的心身健康等。

第一节　心理现象及实质

心理学(psychology)是研究心理现象及其规律的科学。心理学认为，心理过程和人格差异是构成人的心理现象的两个互相联系的方面。

一、心理现象

心理现象(mental phenomena)是心理活动的表现形式。人们无论从事什么活动都伴随有心理现象。人的心理现象就是人们时时刻刻体验着的心理活动。在心理活动的支配与调节下，我们才能进行各种活动，实现活动的目的。心理现象是一个有机整体，一般分为心理过程与人格两大方面，如下所示。

- 心理现象
  - 心理过程
    - 认知过程（感觉、知觉、记忆、思维、想象和注意）
    - 情绪情感过程
    - 意志过程
  - 人格
    - 人格倾向性（需要、动机、兴趣、理想和信念等）
    - 人格心理特征（能力、气质和性格）
    - 自我意识

心理过程包括认知过程（cognitive process）、情绪情感过程（feeling process）和意志过程（will process），其中认知过程是最基本的心理过程，情绪情感和意志在认知过程的基础上产生，认知过程又受情绪情感和意志的影响。人格包括人格倾向性、人格心理特征和自我意识三个方面。

心理过程和人格是心理现象的两个不同方面，二者既有区别又相互联系、互相制约。一方面，心理过程是人格形成和发展的基础；另一方面，人格又制约和调节心理过程的进行，并在心理活动过程中得到表现。

二、心理的实质

辩证唯物主义的观点认为，心理的实质有两个方面：① 心理是脑的功能；② 心理是对客观世界的主观能动的反映。

（一）心理是脑的功能

1. 脑的进化是心理发展的物质基础

动物在进化的过程中，脑的结构越来越复杂，心理活动不断得到发展和丰富。动物心理的演变经历了无脊椎动物的感觉阶段、脊椎动物的知觉阶段和哺乳动物的思维萌芽阶段。研究表明，人类的脑重远远大于其他动物，且大脑皮质得到了高度发展，使得人在本质上区别于其他动物。

2. 脑的功能是人心理活动的生物学基础

人出生时已然具备了人所特有的大脑，为以后的心理发展提供了可能性，但还未成熟。前苏联心理学家鲁利亚把大脑皮质分为三级功能区，即一级功能区（投射区）、二级功能区（投射—联合区）和三级功能区（多通道联合区）。三个功能区各自具有功能，但它们并非是独立工作的，鲁利亚认为人的心理活动是大脑的三个功能区协同完成。随着脑生理的发育成熟，各区功能逐渐完善成熟，心理活动也随之丰富、复杂起来。

心理与生活

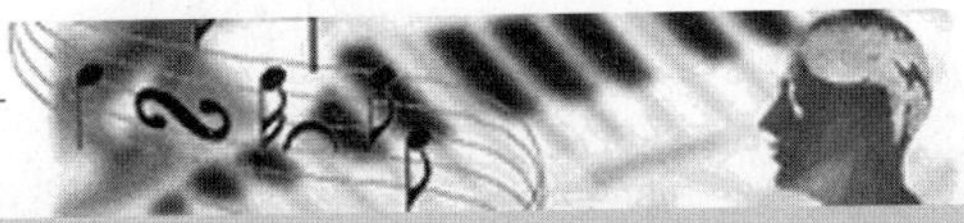

大脑半球优势

▲ 1861 年，法国外科医生，神经解剖学家保尔·布洛卡，在巴黎召开的人类学会议上，公布了一个令人感兴趣的病例，病人能听懂别人的话，能用面部表情和手势同别人交流思想，可是说

话非常困难，只能说一个"Tan"字。原因何在呢？检查结果一无所获：病人与讲话有关的肌肉和发音器官完全正常。直到病人死后解剖检查才真相大白，他大脑左半球的额下回后部有病变，有鸡蛋那么大。同年，布洛卡又发现了一个类似的病例。后来，他又收集到更多的类似病例。研究发现几乎所有患者大脑中，分开左半球脑的颞叶和顶叶的粗沟稍微前下方，也就是现在被称为布洛卡区的前方联合区的一部分受到了损伤。

之后的研究者通过电流对正常人脑的这部分进行刺激，发现谈话在中途停止，或出现不能清楚发音的现象。根据这些事实，我们得知这部分也就是左半球的前方联合区的一部分，支配着说话时嘴部肌肉的运动。另外，这部分也被认为与写字的能力有关。这一发现预示着大脑的两个半球各自擅长的功能有所不同。

（二）心理是客观现实的反映

1. 心理活动的内容来自客观现实

脑是心理的器官，脑以反射活动的方式产生心理现象。然而，脑的反射活动是在外界事物作用于感觉器官的情况下才能产生，因此，客观现实是人的心理活动内容的源泉，人的一切心理现象都是对客观现实的反映。没有客观事物的刺激作用，大脑也不能产生任何心理现象。如简单的感觉，我们看到一棵树，是因为客观现实中有一棵树的存在，因而我们头脑中产生树的映像。对于感觉来说，人的感觉器官和脑的感觉中枢具备了产生感觉的条件，但看到什么、听到什么、闻到什么，这些内容都不能由人的主观决定，而是取决于外部环境中的具体事物。总之，心理活动的内容来源于客观现实，心理是对客观现实的反映。

2. 人的心理是积极能动的反映

脑对客观世界的反映不是像镜子一样机械被动的反映，而是一种积极能动的反映。心理反映具有选择性，人对客观世界的反映是根据主体的需要、兴趣、任务而有选择地进行的，人在反映中具有主动性。例如一个顾客来到商店，货架上的许多商品都是客观存在的事物，作为反映者的人，根据自己的需要和兴趣，有选择地进行反映。人的反映不仅能认识世界，还能通过意志的作用改造世界。

3. 社会生活实践对人的心理起制约作用

科学的心理学特别强调人的心理的基础是人的社会实践，认为没有人的社会实践就没有人的心理。如印度狼孩卡玛拉被发现时，7～8 岁的她只有相当于 6 个月婴儿的智力水平；到她 17 岁时，才达到 3～4 岁幼儿的智力水平。表明人的心理活动不是大脑所固有的，而是人类社会实践的产物。

心理与生活

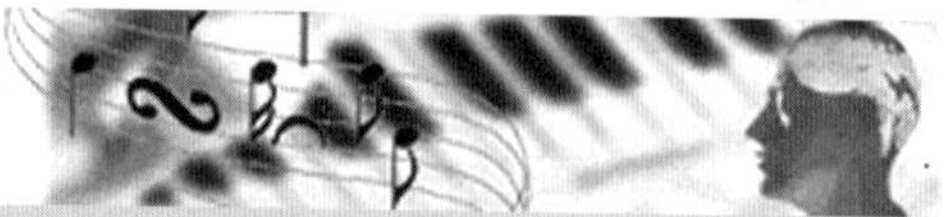

生活经历如何影响你的脑？

罗森茨韦格和其同事通过实验证明了生活经历对脑的影响，研究发现养在恶劣和优越环境下的大白鼠脑发育不同。恶劣环境是指把大白鼠单笼饲养，只是一个小小的笼子，除了食物和水没什么别的玩具。优越环境是指几只大白鼠生活在宽大笼内，多种玩具每天轮流放在笼中，让这些大白鼠共享。经不同时期，从数天到数月后，实验者分别检查两种环境下白鼠大脑的不同，结果生活在优越环境中的鼠脑，平均大脑皮质重量和厚度均大于恶劣环境生活的白鼠。这种测量差异十分明显，甚至与生活在优越环境下仅数天的鼠也不同。超过“儿童期”的鼠也会出现这种差异。这就是说，即使老年鼠也会因为生活在优越环境而受益。虽然这一研究是用大白鼠进行的，但研究者们相信，这一结果可以很好地用于人类被试。优越生活环境对脑的发育和脑功能一定会有好的影响。

引自《心理学与生活》

第二节 心理过程

心理过程(mental process)是指心理活动发生、发展的过程，也就是人脑对客观现实的反映过程，心理过程着重探讨人的心理的共同性。

一、认知过程

认知过程(cognitive process)是人们获得知识或应用知识的过程，也就是信息加工的过程，包括感觉、知觉、记忆、思维、想象和注意几种心理活动。

(一) 感觉

1. 感觉的概念

感觉(sensation)是人脑对直接作用于感觉器官的客观事物的个别属性的反映。

人们在日常生活中，时时、处处都在接触客观事物，与客观事物发生多种多样的联系。当客观事物的不同属性分别直接作用于人的不同感觉器官时，人脑会对客观事物的各个属性分别加以反映，产生各种不同的感觉。例如鲜花的某种颜色作用于人眼，人脑便产生了对该种颜色的视觉；食物的味道作用于人的口腔和舌部，便会产生相应的味觉等。不仅如此，人的感觉也能由人体内部的活动状态所引起。例如我们能感觉到自身的姿势、运动和身体内部器官的工作状况——舒适、疼痛、饥、渴等。

感觉的意义。感觉是一种简单的心理现象，又是一切较高级、复杂的心理现象产生的基础。首先，感觉是人们认识世界的开端。借助感觉，人们既能认识外界事物的颜色、明度、气味、软硬等个别属性，也能认识自己机体的状态，如饥、渴等，从而有效地进行自我调节。通过感觉获得的信息，人们可以进行更复杂的知觉、记忆、思维等活动，从而更好地反映客观世界。其次，感觉是维持正常心理活动的重要保障。实验表明，在动物个体发育的早期进行感觉剥夺，会使动物的感觉功能产生严重缺陷；人类也无法长时间忍受全部或部分感觉剥夺。

如果把感觉比作“婴儿”，心理过程和心理现象就是各种类型的“成年人”，感觉是心理的“胚芽”。因此，感觉是我们认识客观世界的最初源泉，是一切高级心理活动的基础。

经典实验

感觉剥夺试验（sensory deprivation）

1954年，加拿大麦克吉尔大学的贝克斯顿、赫伦和斯科特，首先进行了“感觉剥夺”试验（图2-1）：被试者是自愿报名的大学生，试验中被试者每天可得20美元报酬。试验中要求被试者安静地躺在试验室的一张舒服的床上，给被试者戴上半透明的护目镜，使其难以产生视觉；用空气调节器发出的单调声音限制其听觉；手臂戴上纸筒套袖和手套，腿脚用夹板固定，限制其触觉。被试者单独待在试验室里，几小时后开始感到恐慌，进而产生幻觉……在实验室连续待了三四天后，被试者会产生许多病理心理现象：出现错觉幻觉；注意力涣散，思维迟钝；紧张、焦虑、恐惧等，试验后需数日方能恢复正常。被试者参加完试验后，主试继续进行最终调查，发现被试学生在试验结束后，需要3天以上的时间才能恢复到原来的正常状态。

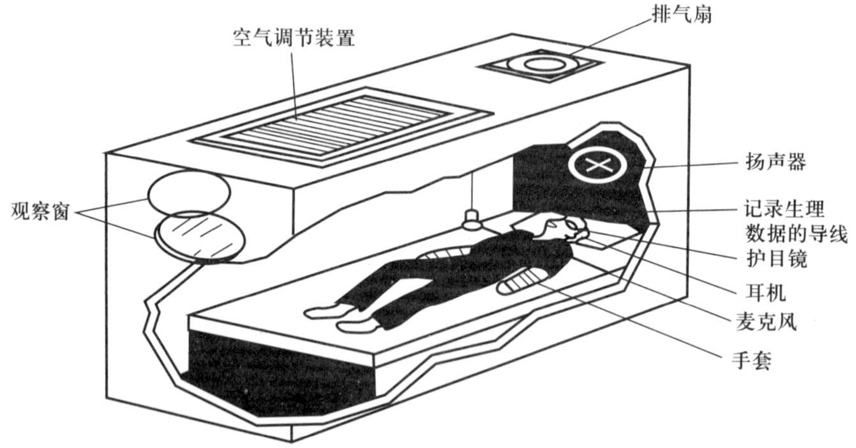

图2-1 感觉剥夺试验

这个试验（这种非人道的试验现在已经被禁止了）表明：丰富、多变的环境刺激是人生存与发展的必要条件，感觉是人们进行正常心理活动的必要条件。

2. 感觉的种类

根据刺激来自机体外部还是内部，将其分为外部感觉和内部感觉两大类。

（1）外部感觉：接受机体外的刺激，反映外界事物的个别属性，包括视觉、听觉、嗅觉、味觉、肤觉。

（2）内部感觉：接受机体内的刺激，反映身体的位置、运动和内脏器官的不同状态，包括运动感觉、平衡觉、内脏觉等。

3. 感受性及其测定

对刺激的感觉能力，叫感受性(sensitivity)。任何感觉的产生，必须具备两个条件：一是客观世界的刺激，并且要有足够的强度，为主体所能接受。并不是所有适宜刺激都能引起感觉。人的感官只对一定范围内的刺激作出反应，如人们觉察不到落在皮肤上的灰尘，听不见戴在手腕上的手表滴答声。只有刺激达到一定强度时才能引起人们的感觉。二是主体的感觉能力，即感受性。

感受性的大小用感觉阈限的大小来度量。每种感觉都有两种感受性和感觉阈限：绝对感受性与绝对阈限，差别感受性与差别阈限。

(1) 绝对感受性与绝对阈限：并不是任何的刺激都能引起感觉。过弱的刺激如落在皮肤上的尘埃通常觉察不到，只有刺激达到一定强度才能被觉察(absolute sensitivity)。那种刚刚能觉察到的最小刺激量称为绝对阈限(absolute threshold)；所谓绝对感受性指刚刚能够觉察出最小刺激量的能力。例如医生检查人的视力。被试者站在距离视力表 5 m 远的地方，分辨不同方向的图形，从最大的到最小的，直到不能辨认为止。一个人能够辨认的图形越小，说明他的视力越好。也就是说，绝对感觉阈限越低，绝对感受性越高，二者呈反比关系。

(2) 差别感受性与差别阈限：在刺激物引起感觉的基础上，并不是刺激量的任何变化都能被人们觉察。例如在原有 500 g 基础上再加上 1 g，一般觉察不出重量有所改变；可能加上 50 g 或更多，才能觉察出前后重量的差别。要引起一个感觉变化，刺激必须增加或减少到一定数量。能觉察出两个刺激的最小差别量称为差别阈限(difference threshold)或最小可觉差(just noticeable difference，简写为 jnd)。对两个刺激最小差别量的感觉能力，称差别感受性。但差别阈限是相对的。

不同人的感受性是不同的。年龄、身体状态、情绪状态等因素对感受性都有显著影响。感受性随年龄增长呈先上升后下降的变化，青年期达到高峰，老年期感受性逐渐下降，视、听、嗅、味的感受性逐渐降低，但痛觉、内脏觉等感觉的感觉性有所提高。老年期的病人往往对主体的变化较敏感。因此，对老年患者的护理工作更应体贴入微。

4. 感觉的特征

(1) 感觉适应：由于刺激对感受器的持续作用而使感受性发生变化的现象，叫感觉适应。例如人由明亮的室外，进入比较昏暗的室内，开始时什么也看不清楚，一段时间后，眼前开始逐渐能分辨室内物体的位置及轮廓，这种现象是视觉适应的“暗适应”。适应可使感受性提高或降低，这对于人适应外界环境变化具有重要的生物学意义。一般来说，嗅觉适应最为迅速，“入芝兰之室，久而不闻其香；入鲍鱼之肆，久而不闻其臭”正是嗅觉的适应现象。

(2) 感觉对比：感觉对比是同一感受器接受不同的刺激而使感受性发生变化的现象。感觉对比分两类：同时对比和继时对比。同时对比在视觉中表现得很明显，如把一个灰色小方块纸放在黑色背景上看起来灰色显得亮些，放在白色的背景上则显得暗。继时对比是由于同一感受器接受刺激的先后作用，从而使感受性发生变化的现象。如吃完苦药后再吃糖会觉得糖更甜，吃完糖后再吃苹果，会觉得苹果是酸的。研究感觉对比有重要的实践意义。例如护理工作中，护士在进行给药时，应充分考虑感觉对比现象，调整给药顺序，减轻患者的不良感受。

（3）感觉补偿：指某感觉系统的机能丧失后而由其他感觉系统的机能来弥补。例如盲人失去了视觉机能，能学会通过声音来辨别附近的建筑物、地形等，通过触摸觉阅读盲文等，其听觉、触摸觉较常人更敏锐。

（4）联觉：当某种感官受到刺激时出现另一感官的感觉和表象称为联觉，是感觉相互作用的特殊形式，联觉并不引起感受性的变化。最常见的是色听联觉，即一个生动鲜明的色彩形象，可以由某种声音引起，一般低音引起深色的感觉，高音引起浅色的感觉。不同的颜色能引起不同的心理效应，一般红、橙、黄等颜色往往引起温暖的感觉，故称暖色；而蓝、青、紫等颜色往往引起清冷的感觉，因此称为冷色。生活中在建筑设计和环境布置等方面应当考虑联觉。医院病房可根据联觉对不同病情起有益的影响。研究证明，粉色可引起温暖的感觉，有利于儿童患者尽快适应医院的环境；绿色对心理活动有缓和作用，因此在手术室的医护人员往往穿着绿色的衣服。联觉的表现因人而异，有些人的联觉非常鲜明并层出不穷，有些人则几乎没有出现过联觉。

（二）知觉

1. 知觉的概念

知觉（perception）是人脑对直接作用于感官的客观事物整体属性的反映。

当人直接接触周围世界时，不仅通过感觉来认识客观现实，而且通过知觉来获取关于客观世界的知识。日常生活中，我们很少意识到孤立的感觉，因为我们总是要把对事物的各种感觉信息综合起来，并根据自己的经验来解释事物。也就是说，我们通常是以知觉的形式来反映事物。例如对人的面孔知觉，人的面孔都是由耳、目、鼻、眉、嘴及脸的轮廓所组成。知觉不仅反映每个人有双目、双耳、双眉、一鼻、一嘴以及圆或方的脸型，而且更重要的是反映了每个人的目、耳、眉、鼻、嘴在不同脸型上的各种不同的空间关系。因此，知觉才把人从面貌上区别开来。

感觉和知觉的关系。感觉和知觉都是客观事物直接作用于感觉器官产生的，都属于对现实的感性认识形式，离开客观事物对感觉器官的直接作用，既不能产生感觉，也不能产生知觉。两者的区别在于感觉是对客观事物个别属性的反映，是通过某一感觉器官摄取事物单个属性信息的过程；而知觉是对客观事物整体属性的反映，往往是多种感觉器官联合活动，在头脑中把多种感觉信息整合为有意义的整体映象的过程。

感觉是知觉的基础。没有感觉对事物个别属性的反映，人们也就不可能获得对事物整体的反映，只有对事物的感觉越丰富，对事物知觉才能越完整。知觉以感觉为基础，但它不是感觉成分的简单相加，知觉需要借助个体的知识经验，对感觉信息进行组织和解释，形成更高层次的认识。

2. 知觉的种类

根据知觉对象的性质特性，可把知觉区分为空间知觉、时间知觉和运动知觉。

（1）空间知觉：反映事物的空间特性，一般是距离、方向、位置、深度等特性。如上下台阶、穿越马路、驾驶汽车等都是依靠空间知觉的判断。

（2）时间知觉：反映事物的延续性和顺序性。如对同一段时间，有人会觉得“光阴似箭”，也有人会觉得“度日如年”。

（3）运动知觉：指对物体的静止和运动以及运动速度的反映。包括个体乘车、乘船、骑车和行走等体验。

根据知觉中起主导作用的感觉器官，知觉可分为视知觉、听知觉、触知觉等。

知觉是由多种感官联合活动而产生的，但在某一项具体活动中，往往只有一种或两种感觉器官起主导作用。例如学生在上课时的知觉就是视觉（用眼睛观看黑板和演示等）、听觉（用耳朵倾听教师的讲解）、动觉（动手做笔记、翻阅教材等）的共同活动，其中起主导作用的是听觉。因此，可以说学生上课时的知觉是听知觉。

心理与生活

错　觉

错觉（illusion）是指对客观事物的一种不正确的、歪曲的知觉，包括几何图形错觉（高估错觉、对比错觉、线条干扰错觉）、时间错觉、运动错觉、空间错觉以及光渗错觉、整体影响部分的错觉、声音方位错觉、形重错觉、触觉错觉等（图2－2）。

人在一定条件下感知客观事物时，常常会发生各种错觉。例如"草木皆兵""杯弓蛇影"是在人的惊慌和恐惧的心理状态影响下的错觉。一般而言，当刺激模糊不清的时候，当信息缺失的时候，当一些元素以不常见的方式进行组合的时候，或当熟悉的模式并没有显现的时候，错觉就有可能发生。

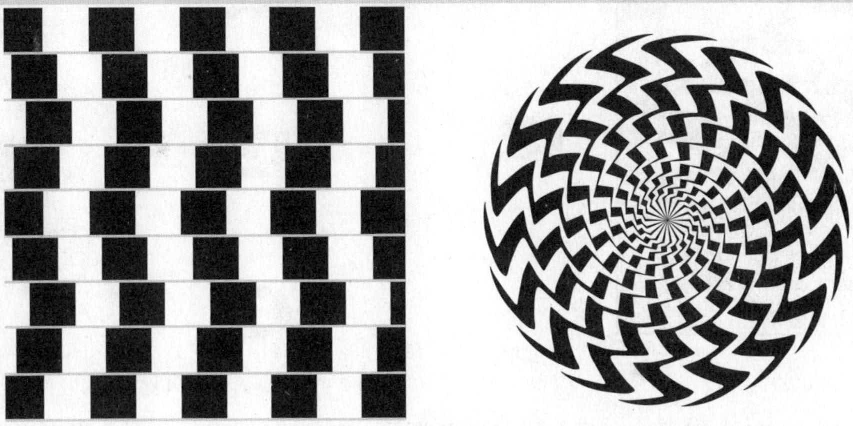

图2－2　错觉

3. 知觉的特征

（1）知觉的整体性：知觉的对象有不同的属性并由不同部分组成，但人们并不将其知觉为个别、孤立的部分，而总是作为一个整体来知觉。知觉对象的各种属性和各个部分在整体知觉中所起的作用不同。对象的关键性成分决定知觉的整体性。对象个别部分的知觉也依赖于对于对象的整体知觉。对象的个别部分与整体部分既相互联系又相互制约（图2－3）。

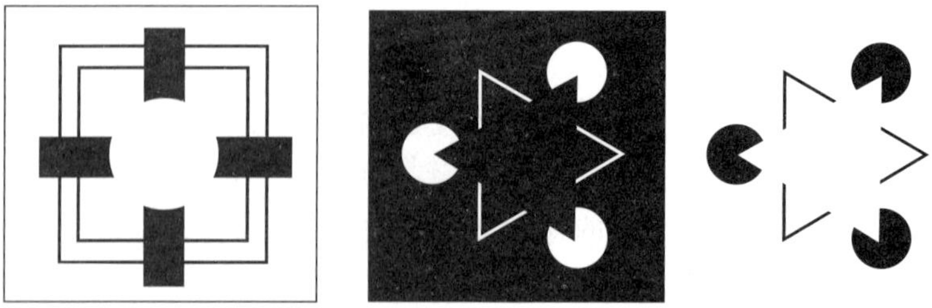

图 2－3 知觉的整体性

（2）知觉的选择性：感觉系统提供光、色、声、嗅、味和触等各种感觉信息，但人们知觉到的却是统一体或完整的具体对象。知觉的这种特性称为知觉的对象性。产生统一体的知觉，首先要把知觉对象从背景中区分出来。从背景中区分出知觉对象，依存于下列两个条件：一是对象与背景的差别，二者的差别越大，从背景中区分对象就越容易；反之，则越困难。二是注意的指向作用。当注意指向某个事物时，该事物便成为知觉的对象，而其他事物便成为知觉的背景（图2－4）。

（3）知觉的理解性：指人总是根据自己的知识经验对感知的事物进行加工处理，并用概念的形式把它们标志出来。这种知觉的特性称为知觉的理解性。例如我们非常熟悉的朋友，当遇到一个与之非常相像的人时，我们能很快地将二者区分开来，但陌生人往往很难进行快速区分。人的知识经验不同，知觉的理解性也不同（图 2－5）。

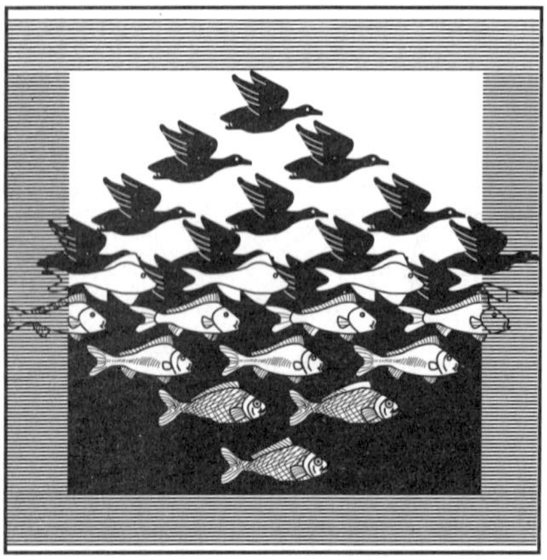

图 2－4 知觉的选择性

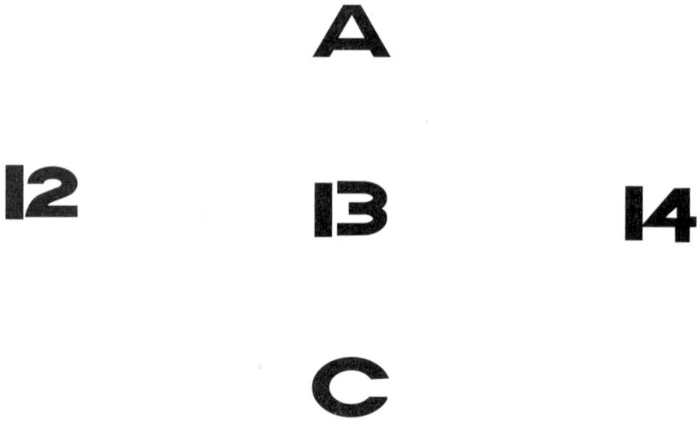

图 2－5 知觉的理解性

（4）知觉的恒常性：当知觉的客观条件在一定范围内变化时，知觉映象在相当程度上仍保持其稳定性，即知觉的恒常性，包括形状恒常性、大小恒常性、颜色恒常性等等，如从近到远看一个人，尽管人们的视觉投影有变化，但对这个人的知觉却仍保持原有的映象，而不是忽大忽小；站在房内的适当位置不动，观察房门从完全关闭到全部打开，房门随着转动角度的不同而改变着，但我们总是把它知觉为长方形（图 2－6）。

知觉的恒常性在实际生活中具有重要意义。它使人摆脱了单纯物理刺激提供的信息去知觉。恒常性使人们在不同条件下仍能按照事物的真实面目去知觉，从而保证人在丰富多彩而又不断变化的世界中能够稳定地反映客体，并根据事物的实际情况去适应环境。

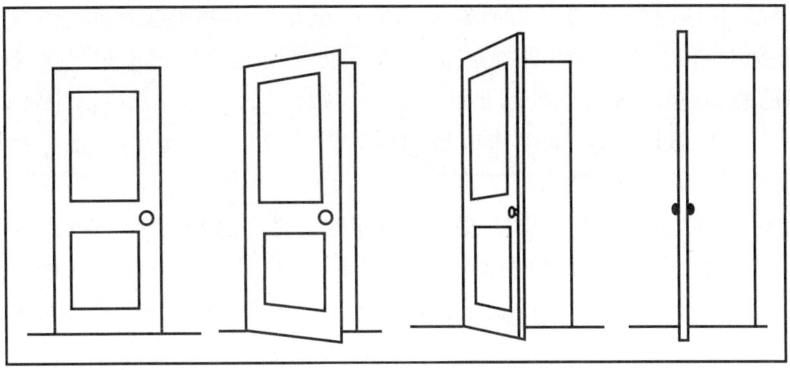

图 2-6　知觉的恒常性

（三）记忆

1. 记忆的概念

记忆(memory)是过去的经验在人脑中的反映。人们感知过、思考过、体验过和行动过的事物都可成为个体的经验。例如从前见过的人,现在不在面前,仍能想得起他的音容笑貌,见到他时能认出,这就是记忆。从信息加工的观点看,记忆就是人脑对输入的信息进行编码、储存和提取的过程。

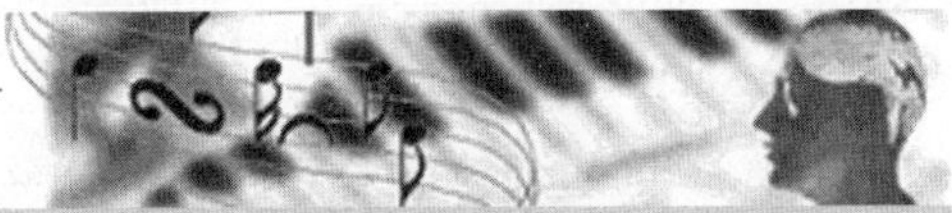

心理与生活

多巴胺与记忆力

多巴胺是一种神经递质,脑内多巴胺缺乏,就会出现震颤、僵直、运动迟缓等帕金森病症状。日本一项研究发现,多巴胺不仅会影响身体活动性,对于记忆力也有重要作用。

京都大学等机构的研究人员利用猕猴进行实验,先让猕猴注视目标图形,然后让猕猴从一组图形中选出目标图形,如果选对就给猕猴喝苹果汁作为奖励。观察发现,接下来如果给猕猴展示目标图形,由于会联想到苹果汁奖励,它脑内分泌多巴胺的神经细胞活动会增强,而在提示无关图形时,则没有明显变化。他们还发现,这类与记忆力有明显关联的神经细胞增强活动,只在大脑的特定部位出现,而其他部位分泌多巴胺的神经细胞,只在需要促进“行动欲望”时活动才会增强。研究小组由此认为,提高行动欲望和提高记忆力的多巴胺神经细胞分布在脑内的不同区域。人类大脑结构与猕猴类似,应该也有类似现象。这一研究成果部分解释了为何帕金森病患者及抑郁症患者常会并发认知障碍,这有助于对患者开展治疗。

美国《神经元》杂志网络版

2. 记忆的种类

记忆可从不同角度进行分类。

(1) 根据记忆的内容分类,可分为以下几种。

1）形象记忆：指以感知过的事物形象为内容的记忆。事物形象可以通过视觉、听觉、触觉、味觉和嗅觉而获得，而在大脑中形成记忆反映。幼儿期儿童以形象记忆为特征，记忆的主要内容是事物的感知特征，如对幼儿园小朋友面貌、对玩过的玩具以及生活中常见的事物。

2）运动记忆：指以过去做过的动作或运动作为内容的记忆。运动记忆一旦形成，保持的时间较长，如舞蹈、体操、游泳、骑自行车等。

3）逻辑记忆：指以要领和逻辑思维过程为内容的记忆。这种记忆所保持的不是事物的具体形象，而是反映事物本质或规律性的词语概念或数码、符号信息。例如临床护理时，对免疫力降低、病毒感染、意识障碍等概念的记忆都具有高度的抽象性，而不是具体形象。

4）情绪记忆：指以体验过的情绪或情感为内容的记忆。如朋友聚会时的欢乐、亲人离世的悲伤等。

（2）根据输入信息、编码、加工方式的不同和储存时间长短分类，可分为以下几种。

1）感觉记忆（sensory memory）：也称感觉登记，指外界刺激对感觉器官的刺激停止以后刺激物的映象持续极短时间即消失的记忆。人们的各种感官都可能产生感觉记忆，以视觉的感觉记忆为例，我们可通过以下实验体会到感觉记忆的存在：首先请闭上眼睛；然后，尽可能快地张开双眼再闭上。体会一下，在张开眼睛的一瞬间所看到的鲜明清楚的景象是如何消失的。

2）短时记忆（short – term memory）：指在感觉记忆基础上，信息能保持一分钟左右的记忆。例如我们打电话通过 114 查询，查到需要的电话号码后，马上就能根据记忆拨出这个号码，但打完电话后，刚才拨打过的电话号码就忘了，这就是短时记忆。我们听课时边听边记下教师讲课的内容，也是靠的短时记忆。

3）长时记忆（long – term memory）：指从几分钟前发生的事情直至许多年前，乃至终身的记忆。信息要进入长时记忆，首先要进入短时记忆，由于记忆活动的组块功能的作用，既可以经过复述加工存入长时记忆系统，也可以因识记材料印象深刻、意义重大、富有情感等特点，长时记忆一次形成。长时记忆的容量是没有限制的，它储存的信息时间长，可随时提取使用，与短时记忆相比，受干扰小。储存于长时记忆中的有组织的知识经验系统起着非常重要的作用，它不仅使人能迅速、有效地对新信息进行编码，而且能迅速、有效地提取（回忆与再认）脑中的信息（图 2 – 7）。

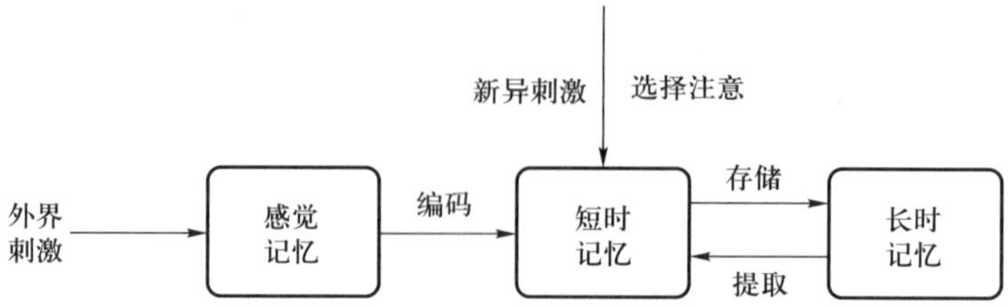

图 2 – 7　记忆系统

总结以上所述，记忆的程序是信息作用于感官，进行感觉登记，如果加以注意可进入短时记忆，再经过复述和编码转入长时记忆。感觉记忆、短时记忆和长时记忆这三个系统既相区别又相联系，区分只是相对的。

3. 记忆的过程

识记、保持和再现是记忆的 3 个基本过程。

(1) 识记(memorization):是识别和记住事物,从而积累知识经验的过程,是记忆的初始环节。

根据有无明确的目的,可将识记分为有意识记和无意识记。有意识记是有明确目的,需要意志努力而形成的识记。无意识记是没有明确目的,不需要意志努力而形成的识记。心理学证明,有意识记的效果优于无意识记。根据是否理解识记的内容,可将识记分为机械识记和意义识记。机械识记是依靠机械地重复进行的识记,意义识记是在理解的基础上进行的识记。

(2) 保持(retention):是把知识经验储存在头脑中的过程。保持是识记和再现的中间环节,它在记忆过程中有着重要的作用,没有保持也就没有记忆。

(3) 再现(reappear):是记忆过程的最后一个环节,记忆好坏是通过再现表现出来的。它有两种基本形式,即再认和回忆。

再认(recognition):人们对感知过、思考过或体验过的事物,当它再度呈现时,仍能认识的心理过程叫做再认。如多年未见的友人,一眼就能认出;故地重游,处处都有熟悉的感觉等。再认的效果随再认的时间间隔而变化,从学习到再认的间隔时间越久,再认效果越差。

回忆(recall):人们过去经历过的事物以形象或概念的形式在头脑中重新出现的过程叫做回忆。如考试时的论述题,考察的就是学生的回忆能力。回忆比再认复杂、困难。有些事情能够再认,但不能回忆。但二者没有本质的区别。

4. 遗忘及其规律

记忆的内容不能保持或提取时有困难就是遗忘。艾滨浩斯(H. Ebbinghalls)最先研究了遗忘的规律,发现遗忘在学习之后立即开始,而且遗忘的进程最初很快,以后逐渐缓慢,揭示了遗忘"先快后慢"的时间规律。遗忘进程不仅受时间因素的影响,还受到识记材料的性质与数量、学习的程度、识记材料的系列位置、识记者的态度等许多其他因素的影响(图 2-8)。

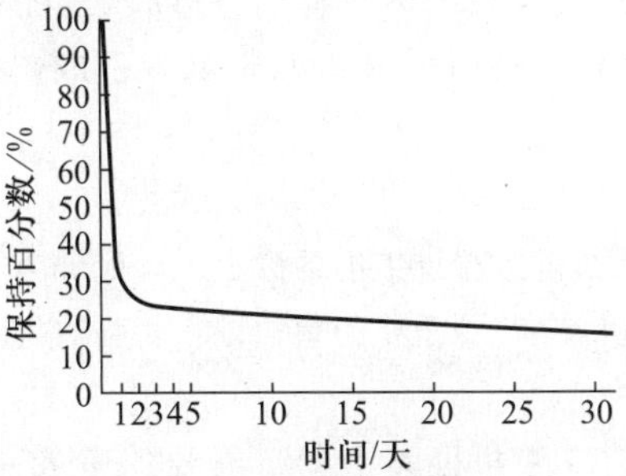

图 2-8 艾滨浩斯遗忘曲线

遗忘的原因主要有以下几种假说:① 衰退说,认为遗忘是记忆痕迹得不到强化而逐渐减弱,以致最后消退的结果。② 干扰说,认为遗忘是因为在学习和回忆之间受到其他刺激的干扰所致。一旦干扰被排除,记忆就能恢复,而记忆痕迹并未发生任何变化。③ 压抑说,认为遗忘由于情绪或动机的压抑作用引起,如果这种压抑被解除,记忆就能恢复。④ 提取失效,认为长时记忆中的信息不会随时间遗忘,之所以会想不起来,是由于没有恰当的提取线索。

心理与生活

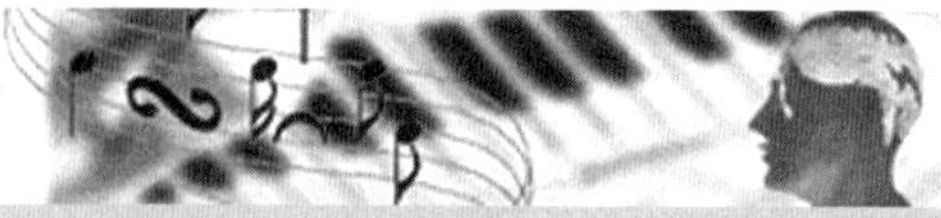

如何提高你的记忆力?

1. 做3个任务列表

美国蒙特非奥里医疗中心认知行为治疗中心主任西蒙·瑞金博士建议,做3个任务列表,可以帮助集中处理相似的事务。比如1号表格列出今明两天需要完成的工作,2号表格列本周内的任务,3号表格是随机任务(如定时查收电子邮件等)。先解决其中的重要工作,然后再处理琐碎的小事情。

2. 集中收发电子邮件

一会看看短信、一会看看电子邮件,会让人注意力变差。美国迈阿密大学米勒医学院精神病和行为科学教授戴维·洛文斯顿博士建议,每天在特定时刻查看并处理电子邮件,如10:00,15:00,21:00,可以保证不影响重要的工作。

3. 别被琐事分神

瑞金博士说,工作一会就刷刷微博、突然被叫出去分派一项新任务、跟同事计划中午吃什么……时间就在这些琐事中流失,注意力也会变得不集中。因此要工作就全神贯注,关掉浏览器和聊天工具,享受专注工作的乐趣。

4. 把事情分解成“能一口吃掉”的小块

瑞金博士说,在某个时间段内思考一件太过复杂的事情会让人紧张、焦虑,不如把事情拆分成一个一个简单明了的小步骤,再逐个思考解决办法。

5. 找一个安静的地方

瑞金博士建议,找一个自己习惯了的安静之处,在工作完成之前都别换地方,能帮助集中注意力。比如跟领导申请回家完成一项计划书,或者到经常去的那间咖啡厅整理稿件等。

6. 保持办公桌整洁

中国古话说得好,一屋不扫何以扫天下。整洁、干净的工作空间不仅能体现一个人的素质和能力,还可以帮人集中注意力。但记住,清理办公桌不是最优先的事情。可以在结束一天的工作后,抽出几分钟收拾一下桌子。

7. 学习放松技巧

洛文斯顿博士说,深呼吸、冥想等放松训练能帮你进入一个非常专注的状态。这相当于一个计算机“重启动”的过程,能帮你清空大脑,让更重要的事情进入大脑的“处理器”中。

8. 准备点小便笺

在会议或听取汇报时,可以在手机便笺上记下重要的事务,以便回去整理。还可以买一些不同颜色的便笺纸,分别记录不同项目。洛文斯顿博士说,如果被枯燥的会议弄得心烦意乱,在便笺上写写画画还可以帮你平复焦躁的心情。

摘自《生命时报》

（四）思维

1. 思维的概念

思维(thinking)是人脑对客观事物间接的、概括的反映。

思维是人类认识的高级阶段，它是在感知基础上实现的理性认识形式。通过思维，人们可以找出事物之间的本质联系和规律性。例如急诊护士发现某病人面色苍白、呼吸急促、四肢湿冷、脉搏细速，马上会想到病人可能休克了。虽然这时她并没有测血压，但她运用已有的知识经验(休克病人会有这些典型表现)，对感觉到的现象(面色、呼吸、皮温、脉搏)在头脑中进行加工、处理，提出假设，检验假设，推断出这个病人可能处在休克状态，这个过程就是思维。

思维具有间接性和概括性两个特征。思维的间接性是指人们借助于一定的媒介和一定的知识经验对客观事物进行间接的认识。俗语说"月晕而风，础润而雨"，是根据月亮周围有晕推知将要刮风，根据地砖潮湿推测将要下雨。

思维的概括性是指在大量感性材料的基础上，把一类事物共同的特征和规律抽取出来，加以概括。如文具这一概念可以概括为笔、墨、纸、砚、尺子、铅笔刀、圆规等，这些虽然都有各自的外形和用途，但它们共同的本质的特征是学习工具。

2. 思维的种类

(1) 根据思维的水平及其凭借的不同，可分为动作思维、形象思维和抽象思维：① 动作思维是以实际动作为支柱的思维。如手机不能接听，看看是否电池已经用完了，检查 SIM 卡是否安装正确等。动作思维的特点是以实际操作来解决直观的、具体的问题。② 形象思维是以事物的具体形象和表象为支柱的思维。例如在未动手重新布置房间前，我们想象着：电视机应摆在哪里，写字台应摆在哪里，书柜应摆在哪里，墙壁的某处应贴什么画……在思想上考虑着如何布置室内摆设的蓝图。③ 抽象思维是以抽象的概念和理论知识解决问题的思维。成年人的思维大部分是抽象思维，是由语言、符号参加的思维。例如科学定律、原理、理论等都是以抽象概念表现的，都属于抽象思维。

成年人进行思维时，通常不是单纯运用一种思维形式，往往是三种思维互相联系着来解决问题，但以某一种思维占优势。

(2) 根据思维探索答案的方向不同，可分为集中式思维和发散式思维：① 集中式思维又称聚合思维，是把问题提供的各种信息聚合起来，得出一个正确的或最好的答案。这是一种有方向、有范围和有条理的思维方式。例如医生根据病人的临床表现、体格检查、实验室检查的结果给病人诊断疾病的过程。② 发散式思维又称分散思维，根据已有信息，从不同角度、不同方向思考，寻求多样性答案的一种展开性思维方式。如一题多解，这种思维需重新组织现有的信息和记忆中储存的信息，产生多个可能的答案。例如护士为了给发热的病人降温，可以使用冰袋、酒精擦浴、灌肠等方法。

3. 思维的基本过程

思维的基本过程具体可分为分析与综合、比较与分类、抽象与概括、系统化和具体化。此处只介绍分析与综合、比较与分类及抽象与概括。

(1) 分析与综合：分析与综合是思维过程的基本环节。分析是在思考过程中将事物的整体分解为各个部分、个别属性或个别方面；综合是将事物的各个部分、个别属性或个别方面结合为一个整体。一切思维活动,从简单到复杂,从概念形成到创造性思维,都离不开头脑的分析与综合。例如在临床护理工作中,既要确定病人各个系统的患病情况,又要综合考虑各个系统的疾病状况,进行护理诊断,形成适合该病人的护理方案,促进疾病康复。

(2) 比较与分类:比较是对不同事物或现象加以对比,确定它们的共同点、不同点及其之间的关系,有比较才有鉴别,才能对事物的认识更精确。分类是在比较的基础上,在确认事物的主要特征、次要特征,共同点和不同点的基础上,把事物归入相当的属、种、类之中,揭示出事物之间的从属关系,使知识系统化。例如在临床护理中,护理人员注意比较不同疾病病人的心理特点,发现术前病人往往有焦虑情绪的出现,而术后病人也存在焦虑情绪,但引起二者焦虑的原因却不同,因此需采取不同干预方法进行治疗。

(3) 抽象与概括:抽象是在思想上抽出各种事物与现象的共同特征和属性,舍弃个别特征和属性的过程。概括是把同类事物的本质特征加以综合并推广到同类其他事物上的思维过程。通过对具体事物的分析、综合、比较,会获得一些感性认识;通过抽象与概括,上升到理性认识,得出事物的本质特征及其规律性的认识,并将其推广到同类事物上,使认识不断深入、完善。临床中同类病人的临床护理措施往往相似,就是抽象和概括在临床护理工作中的体现。

4. 解决问题的思维过程

解决问题的思维过程包括 4 个阶段:提出问题、分析问题、提出假设和检验假设。

(1) 提出问题:解决问题首先必须提出问题,发现问题是人的思维活动的积极表现。个人的知识水平和兴趣在发现问题中起重要作用。一般来说,越是熟悉某一领域的事物,越能发现这类事物的问题所在,而求知欲强的人能在别人司空见惯、不能发现问题之处提出问题,例如牛顿发现万有引力定律。

(2) 分析问题:分析问题即明确问题、揭露矛盾的过程,全面系统地掌握已知材料,区分主要矛盾,抓住问题的关键。分析问题在很大程度上取决于已有的知识经验。掌握的感性材料越丰富、实际已有知识经验越丰富,越容易从大量的事实中分析出问题。

(3) 提出假设:解决问题的关键是找出解决问题的方案,但不可能简单地立刻找到,而是先以假设的形式出现。假设的提出依靠对问题的明确程度和已有的知识经验,也依靠直观的感性形象和实际尝试。例如数学的反证法,即典型地提出假设再给予验证的方法。

(4) 检验假设:通过直接的实验或智力活动来检验假设是否正确。例如灯突然熄灭,可能是保险丝断了,停电了或灯泡坏了等,实际验证即可知道实情。通过实践检验假设成功,证明假设正确,问题就得到解决;如果检验失败,则证明假设错误,就要重新考虑解决问题的方法。

心理与生活

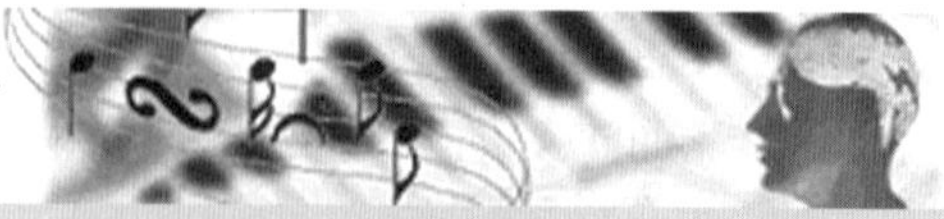

问题解决的影响因素

问题解决的影响因素,主要有以下几种。

1. 问题难度

一般认为问题的难度包括三个方面的因素:第一是问题的空间大小,问题的空间越大,搜索的路线越多,问题就越难;第二是问题本身的结构特点,问题的呈现方式越符合人们的知觉习惯,人们越容易知觉问题情境,问题解决越容易;第三是问题中所包含的无关信息的干扰,无关信息越多,问题解决越难。

2. 问题表征

问题表征是指问题状态在问题解决者的头脑中是如何呈现的。国内有关研究表明,正确的问题表征是解决问题的必要前提,在错误的或者不完整的问题空间中进行搜索不可能求得问题的正确解决。

3. 知识经验

具有专业知识的人比专业知识少的新手更容易解决问题。

4. 策略的选择

算法和启发法两种策略各有千秋,选择得当将会促进问题的解决。

5. 定势

定势是指心理活动的一种准备状态,它影响问题解决的倾向性,一般问题解决者习惯用过去解决问题的策略来解决相似问题。

6. 功能固着

功能固着是指一个人看到事物(或事物间)的一种惯常功用或联系后,就很难看出它的其他新用途,如果初次看到的功用越重要,也就越难看出它的其他用途。例如双绳问题(图2-9):屋顶上挂着两根绳子。需要被试者在不把绳子扯下来的情况下把两根绳子拴在一起。

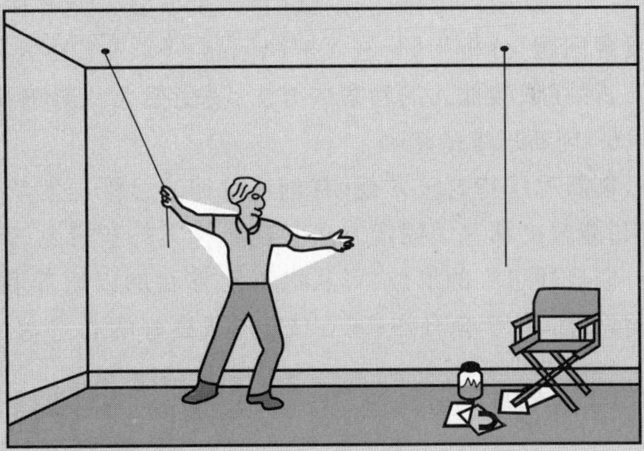

图2-9 双绳问题

7. 个性特征

个体的动机、人格差异也会影响解决问题的效率。

5. 思维的品质

思维品质又叫智慧品质,它虽是人们共有的心理特征,但不同的人之间存在差异。良好的思维品质主要有以下几个方面。

(1) 广阔性:思维的广阔性指一个人思维广度的特点。人与人之间在思维的广度上是存在差异的。有的人思维活动广阔,善于抓住问题的广泛范围,全面地考察问题,不遗漏问题的重要细节和主要部分,善于在不同的专业领域和知识领域中创造性地思考;有的人思维活动狭窄些,只依靠一点点知识或有限的经验去解决问题,往往阻碍问题的解决。

(2) 深刻性:思维的深刻性是指一个人思维深度的特点。具有思维深刻性的人在思维过程中,善于透过问题的表面现象,深入问题的内在核心,揭露现象产生的原因,善于发现重大问题,并探究出重要的实质和规律;而思维肤浅的人在思维过程中,容易被表面现象所迷惑,看不到问题的实质，对问题不求甚解，缺乏深思熟虑。思维的深刻性与思维的广阔性关系密切，只有把握广泛范围问题的本质和重要细节及事物间联系并全面地思考问题，才能揭露事物的本质及其规律。

（3）敏捷性：思维的敏捷性是指一个人思维迅速而灵活的特点。有的人思维既迅速又灵活，在解决问题时能够根据客观条件的发展变化做迅速的反应，及时修正和改变原有方案或方法；有的人思维既不迅速也不灵活，不善于及时地针对环境情况的改变做出反应，墨守成规或盲目套用已有方法。

（4）逻辑性：思维的逻辑性是指一个人思维的条理性。思维具有逻辑性的人提出的问题明确而不含糊，考察、推理问题遵循逻辑顺序，论证有理有据，结论有充分的说服力，表述时层次分明，井然有序。欠缺逻辑性的人在思考问题时，往往表现为思维无层次且不连贯，推理容易出现逻辑错误，表述时往往语无伦次。

（5）独立性：思维的独立性指一个人是否能够独立思考的特点。有的人善于独立思考，独立发现问题、分析问题，进而解决问题，不"人云亦云"，不盲目肯定或否定；而不善于独立思考的人，往往依赖他人的答案或方法，易受他人的影响和暗示，轻疑轻信，毫无主见。

6. 创新思维的培养

创新思维指打破常规、有创造精神的思维。创新思维在科学发明、社会改革中有很重要的作用，能解决那些无固定方法和现成答案的新情况、新问题。

创造性思维的形成，可从以下几方面加以培养和锻炼：① 突破定势；② 培养发散思维和逆向思维；③ 学会合作；④ 放松，形成良好的心态。

（五）想象

1. 想象的概念

想象（imagination）是人脑对已有表象进行改造，形成事物新形象的心理过程。

人在反映客观现实时，不仅能感知当前作用于人脑的事物或回忆过去经验过的事物，而且还能根据人的口头语言或文字描述形成从未见过的事物形象，甚至还能形成闻所未闻的事物的形象。例如科学幻想故事《阿凡达》《地心引力》《哈利·波特》等，都是通过人的想象反映遥远未来的形象。又如，我们没有去过草原，但当我们读到《敕勒歌》中的诗句"天苍苍，野茫茫，风吹草低见牛羊"时，头脑中就会浮现出一幅草原牧区的美丽景象：蓝蓝的天空，一望无际的大草原，微风吹动着茂密的牧草，不时露出牧草深处的牛羊。这幅我们从未感知过的图景，就是由我们所熟悉的蓝天、草地、微风、牛羊等记忆表象的组合构成的。

2. 想象的重要作用

想象在人们的日常生活、工作和学习中具有重要意义，科学发明创造更离不开想象力。爱因斯坦曾说"想象力比知识更重要，因为知识有限，而想象力概括着世界上的一切，推动社会进步，是知识的源泉。"严格地说，想象力是科学研究的实在因素。生活中人们欣赏文学、音乐、绘画等艺术作品时，都需要想象的参与。护士在临床护理工作中，对病人病情的了解不可能逐个亲自感知，常通过病案的描述、病人及医生的口头叙述，在头脑中形成有关病人病情的各种印象，对护士及时了解病人的病情，及时治疗护理具有重要的意义。

3. 想象的种类

根据想象产生时有无预定目的,可分为无意想象和有意想象两类。

(1) 无意想象:指无预定目的、不由自主地产生的想象,是一种自发、简单、缺乏自我调节控制的心理现象。例如触景生情,浮想联翩,把蓝天上的朵朵白云看成某种景象或动物,都属于无意想象。梦是无意想象的一个极端例子,它是一种无目的、不由自主的奇异想象。

(2) 有意想象:是根据一定目的自觉进行的想象。根据想象的独立性、新颖性和创造性的不同,又把有意想象分为再造想象、创造想象和幻想。

再造想象:是根据语言、文字的描述或图表、模型的示意,在头脑中形成相应的事物新形象的心理过程。例如通过阅读《红楼梦》的故事情节,大脑便随之产生荣、宁二府中各种人物形象及其活动的情景。

创造想象:是根据一定的目的,在脑中独立地创造出事物新形象的心理过程。创造想象比再造想象有更大的独立性、新颖性和创造性,比再造想象更复杂、更困难。例如文学家对于作品中人物形象和故事情节的构思;科学家对于科学研究的设计和研究成果的预见等,都是创造想象的过程。

幻想:是一种与人的生活愿望相结合并指向未来的想象,它是创造想象的一种特殊形式。幻想有积极幻想和消极幻想之分。积极幻想指符合客观发展规律、有社会意义的幻想,例如人们由于有了遨游宇宙、探索星球奥秘的幻想,才发明了飞机和宇宙飞船;消极幻想指完全脱离现实生活,违背事物发展规律,并且毫无实现可能的幻想。

(六) 注意

1. 注意的概念

注意(attention)是人的心理活动对一定事物的指向和集中。指向是指人的心理活动对一定对象具有选择性。人们可在十分嘈杂的环境中,十分清晰地感知某一对象的活动,而抛开其他无关的刺激,是因为选择了某一事物作为认识对象。集中是指人的心理活动比较长久地保持在某一被指向的事物上,以确保认识活动的完成。注意并不是独立的心理过程,而是伴随其他认识活动而出现的一种心理状态,贯穿于心理活动的始终。

2. 注意的种类

根据注意有无目的性,把注意分为无意注意、有意注意和有意后注意。

(1) 无意注意:也称不随意注意,指事先没有预定的目的。例如在安静的病房里,突然有一病人发出大声呼叫,病房里的人都会把目光投向呼叫的病人,这就是无意注意。另外,个体本身的一些因素,也能引起无意注意,如从事某种职业的人,一旦遇到与他工作直接相关的事物时,就会引起他的注意。

(2) 有意注意:又称随意注意,指有预定目的需要一定意志努力才能完成的注意。有些事物本来并不吸引我们,但由于它与个体的需要有直接关系,我们就去注意它。如护生在学习护理专业知识时,还不能进行真正的临床操作,主要依靠有意注意,克服外在环境的干扰,通过意志努力,完成护理理论知识和临床技能的学习。

(3) 有意后注意:又称随意后注意,指有预定目的,但无需意志努力的注意,称为有意后注意。例如护生在熟练掌握了静脉注射的操作技能后，在进行临床静脉注射时，往往是有意后注意的伴随，可以进行静脉注射的同时，安抚患者的紧张情绪。

3. 注意的品质

(1) 注意的广度：也叫注意范围，根据信息论的观点，指在注视点来不及转移的很短时间(0.1 s)内所能接受的同时输入的信息量。如成年人在0.1 s时间内，一般只能注意8～9个黑色圆点或4～6个没有联系的外文字母。当然注意广度受制于知觉对象的空间排列，对象排列越有规律、越集中，注意广度越大。同时还受制于个体的知识经验和任务的难度，任务越简单，经验越丰富，注意广度越大。

(2) 注意的稳定性：指人的注意长时间保持在感受某事物或从事某项活动上。注意的稳定性是保证顺利完成某项活动所必需的。注意的稳定性与人的主体状态、注意对象的特点有关。人在精力充沛时及看到丰富的活动的注意对象时，容易使注意保持稳定。当注意状态受无关刺激的干扰或者注意所关注的对象单调时，会出现同注意的稳定性相反的状态，即注意的分散，也称分心。

(3) 注意的分配：在很多情况下，人们需要同时注意几种不同的活动，要求人们把注意力指向不同的对象。如上课时，学生一边听课，一边记笔记。在同时进行的几项活动中，要想把注意很好地分配在不同的对象上，就必须有一项活动是个体非常熟练的，达到有意后注意的水平。

(4) 注意的转移：根据活动任务的要求，需要把注意从原来的对象转移到新的对象上，叫注意的转移。如要求学生根据教学内容的变化，从注意语文，转到注意数学上来。注意的转移与分散不同。注意转移是有目的的，主动地进行；而注意的分散是无目的的，被动地进行。

心理与生活

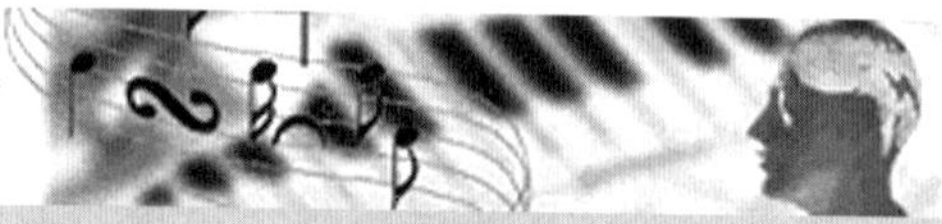

注意力与临床护理

随着计算机技术的发展，虚拟现实(virtual reality，VR)作为分散注意力疗法的一种，开始进入医疗领域，并被广泛应用于各种侵入性操作，如癌症患儿注射治疗、烧伤患者清创及康复训练、牙体修复、复杂性区域痛等。

VR为一个合成的计算机用户界面通过视、听、触、嗅等多种感知对现实进行模拟，通常由一个制作实时三维动画的电脑系统、一个配置了位置跟踪器的数据手套和头盔显示器组成。通过头盔显示器使患者的注意力集中到由电脑生成的画面和声音当中，产生一种身临其境的感觉，有效地将患者的注意力从对疼痛的关注中转移出来，从而减少对疼痛的感知。

熊晓菊等人的研究证明，通过虚拟现实分散患者注意力可舒缓拔牙所引起的疼痛，缓解患者焦虑的不良情绪。在医学领域多种分散注意力的方法已被广泛用于临床侵入性操作，如观看视频听音乐、触摸与抚触、吹泡泡等均被证实有一定程度的镇痛效果。

摘自《中华护理杂志》

二、情绪与情感过程

人的情绪、情感不同于其他心理活动,它具有丰富多彩、变化无常、起伏较大的特点,既有喜、怒、哀、乐、悲、恐等主观体验的形式,又有千姿百态、变化多端的外部表现行为。

(一) 概述

1. 情绪和情感的概念

情绪和情感(emotion and feeling)是人对客观事物的态度体验及相应的行为反应。如当人们看一场感人的电影时,会激动得落泪;回想往事的时候,有时会哑然失笑;遇到违背社会公德的人和事,会义愤填膺;经过艰苦的思索,攻克一道难题,就会满心欢喜。这种伴随着认识活动产生的喜、怒、哀、乐等心理现象属于人的情绪和情感过程。

2. 情绪情感的维度与两极性

情绪的维度(dimension)是指情绪所固有的某些特征,主要指情绪的动力性、激动性、强度和紧张度等方面。这些特征的变化幅度又具有两极性(two polarity),每个特征都存在两种对立的状态。

(1) 从性质上看,有肯定的情绪情感和否定的情绪情感:需要得到满足时产生肯定的情绪情感,如高兴、满意、爱慕、欢喜等;人们的需要不能得到满足时则产生否定的情绪情感,如烦恼、不满意、憎恨、忧愁等。肯定的情绪情感是积极、增力的,可提高人们的活动能力。否定的情绪情感是消极、减力的,会降低人们的活动能力。

(2) 从强度上看,各类情绪、情感的强弱不一样:例如从微弱的不安到激动,从愉快到狂喜,从微愠到狂怒,从好感到酷爱等。在强弱之间又有各种不同的程度。例如从好感到酷爱的发展过程是:好感→喜欢→爱慕→热爱→酷爱。情绪情感的强度决定于引起情绪情感的事件对人的意义大小,也与个人的既定目的和动机能否实现有关。

(3) 在紧张度上,情绪有紧张和轻松之别:紧张和轻松往往发生在人的活动最关键的时刻。紧张程度既决定于当时情景的紧迫性,也决定于人的应变能力及心理准备状态。通常紧张状态可导致人们的积极行动,但过度紧张则会令人不知所措,甚至使人的精神瓦解、行动终止。

3. 情绪与情感的区别与联系

情绪和情感是既有区别又有联系的两个概念。二者的区别表现在:① 情绪一般与某种机体需要是否得到满足相联系的体验,如冷暖、饥饱等等,而情感一般是与社会性需要是否得到满足有关,如人际交往的需要,求知欲等等。② 情绪具有情景性、激动性和暂时性,它往往随情境改变和需要的满足而减弱或消失;情感则具有稳定性、深刻性和持久性,是对人对事稳定态度的反映,一般来说情绪比情感强烈。③ 情绪是情感的表现形式,具有明显的冲动性和外部表现;情感常以内心体验的形式存在,比较稳定。情感在情绪的基础上形成,情绪的变化反映情感的深度,情绪和情感不可分割。

(二) 情绪的外部表现和生理变化

1. 情绪的外部表现

与情绪状态相联系的身体外部变化称为表情(emotional expression)。人类的表情具有适应意义，并通过遗传而保存下来。正因为动作具有生物学根源，所以基本情绪的外部表现，如喜、怒、悲、惧等原始表情是通见于全人类的。当然，人的表情也存在着不同民族、不同国度的社会性差异。对人类来说，表情已变成社会上通用的表达和交流的符号，成为和语言平行的交流手段。表情可分为面部表情、身段表情、言语表情。

2. 情绪的生理变化

在情绪活动中所发生的内心体验和外部表现，是与神经系统多种水平的机能相联系的。与情绪有关的生理反应是由内分泌系统和自主神经系统所控制，诸如伴随情绪发生的心搏加快、血压升高、瞳孔扩张、呼吸加速、脸色变化等。

（三）情绪理论与生理机制

情绪有许多理论，它们起源于种种假设，强调不同的问题，而且在形式的正规性和对实验事实的依赖性上各不相同。

1. 詹姆斯－兰格理论

詹姆斯（James W）提出情绪是对身体变化的知觉，是先有机体的生理变化，而后才有情绪。所以悲伤由哭泣引起，恐惧由战栗引起，并不是我们悲伤了才哭，生气了才打，害怕了才发抖。他的理论的核心内容是，由环境引起的内脏活动导致了情绪。兰格（Lange C）对情绪的发生提出了同样的解释，认为情绪是内脏活动的结果（图 2－10）。他尤其强调情绪与血管变化的关系，他说："血管运动的混乱，血管宽度的改变，以及各个器官血流量的改变，乃是激情的真正的原因。"

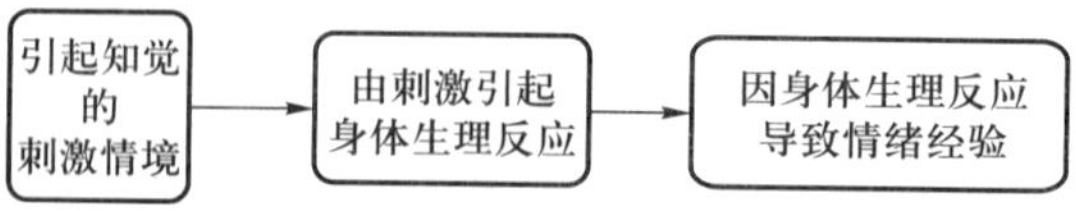

图 2－10　兰格理论观点

这一理论最先认识到了情绪与机体变化的直接关系，强调了自主神经系统在情绪产生中的作用。但这一理论忽视了中枢神经系统的调节控制作用，存在一定的片面性。

2. 坎农－巴德理论

坎农（Cannon W B）的理论曾被称作丘脑学说、应激理论或神经生理理论。坎农认为，情绪的中枢不在外周神经系统，而在中枢神经系统的丘脑，并且强调大脑对丘脑抑制的解除，使植物性神经活跃起来，加强身体生理的反应，而产生情绪（图 2－11）。1934 年，巴德（Bard P A）扩展了坎农的丘脑情绪理论。所以，人们通常把他们的观点合称为坎农－巴德理论。丘脑学说存在着历史局限性，它忽视了外周变化的意义以及大脑皮质对情绪发生的作用。

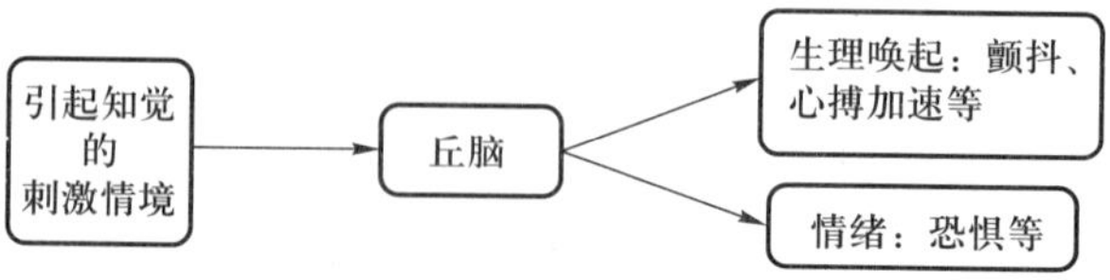

图 2－11　丘脑学说

3. 情绪的认知理论

美国心理学家沙赫特和辛格提出的。认为情绪的产生有两个不可缺少的因素：一是个体必须体验到高度的生理唤醒；二是个体必须对生理状态的变化进行认知性的唤醒。情绪状态是由认知过程、生理状态、环境因素在大脑皮质中整合的结果。这可以将上述理论转化为一个工作系统，称为情绪唤醒模型（图 2－12）。

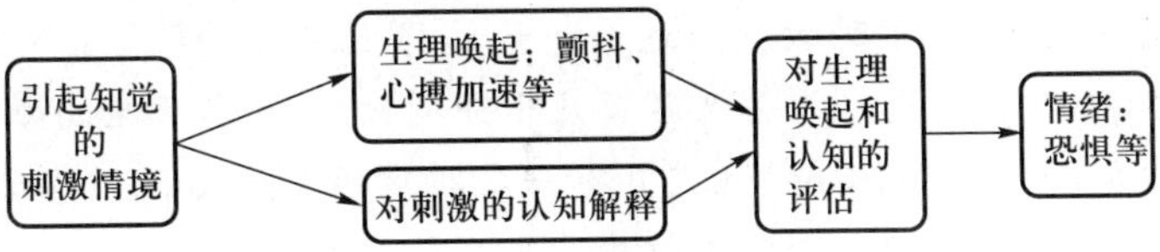

图 2－12　情绪唤醒模型

20 世纪 50 年代，阿诺德（Arnold M B）提出了情绪的认知评价学说，认为刺激情境并不直接决定情绪的性质，从刺激的出现到情绪的产生之间有一个对刺激情境的估量、评价过程。这种认知评价过程往往以过去的经验和情境刺激对个体的作用为依据，当机体对环境刺激的评估结果是"好""坏"或"无关"时，个体分别以趋近、回避或忽视的具体情绪做出反应。阿诺德强调这种评价过程发生于生理反应、情绪体验和行为变化之前。评估常以直觉和自然评估为主，以经过考虑的价值判断作为补充。因此，虽然属于同一刺激情境，由于对其认知、评价不同会产生不同的情绪反应。例如在深山老林中遇到一只虎，肯定会引起恐惧；而在动物园中观赏虎，则会感到很有趣。这正是由于对刺激情境的认知评价不同而引起的截然不同的情绪体验。

4. 情绪脑机制的有关理论

心理是脑的机能，情绪的产生和调节依赖于中枢神经系统复杂的生物学机制。继坎农的丘脑学说之后，许多心理学和生理学家开展了大量的有关中枢神经系统功能与情绪发生和调节关系的研究，认为脑的网状结构和边缘系统的功能特点与情绪、情感的联系密切。

林斯利（Lindsley D B）总结了前人在神经生理学方面的研究成果，提出了以网状结构为核心的情绪激活学说。他认为，脑干上行网状激活系统接受着来自外周和内脏的各种感觉冲动，经过下丘脑的整合之后，再弥漫投射到大脑，激活大脑皮质，调节睡眠、觉醒和情绪状态。

情绪的边缘学说是由帕佩兹（Papez J W）和麦克林（Maclean）提出的。他们认为边缘系统与情绪的自主神经系统反应和情绪体验关系密切，大脑的边缘皮质、海马、丘脑和下丘脑等结构在情绪体验和情绪表现中具有重要作用。

■ 经典实验

情绪生理实验——情绪与身心健康

现代科学不断证实情绪和健康之间存在着紧密的联系。美国生理学家艾尔马的实验研究：将人在不同情绪状态下（悲痛、悔恨、生气、心平其和等）呼出的气体（人呼出的气体含有一定比例的水分）分别进行技术性收集采样。然后，将这些汽水混合物依次放入实验基样中，进行技术性处理，有如下发现。

(1) 在心平气和的状态下呼出的气体冷却成水后,水是澄清透明的。

(2) 在悲伤状态下呼出的气体冷却成水后,水中有白色沉淀。

(3) 痛时呈白色;悔恨时呈乳白色,生气时呼出的"生气水"呈紫色。

(4) 在愤怒、生气状态下呼出的气体冷却成水后,将其注射到大白鼠身上,几分钟后大白鼠死亡。

通过以上的对比实验,爱尔玛教授经过分析计算得出结论:① 人生气时会耗费大量人体精力(生物能量)。② 生气时的人体生理反应十分剧烈,体内各种生物分泌物比其他任何情绪下所产生的分泌物都复杂、多样,且更具有一定程度的生物毒性。消极情绪长期存在,生理变化不能复原时,情绪压力就会损害健康。不良情绪长期存在与发展会转化成为心理障碍和心理疾病,所以人应形成主动调适情绪的意识。

(四) 情绪状态

情绪状态指在某种事件或情景的影响下,一定时间内所产生的情绪活动的综合表现。其中最典型的情绪状态有心境、激情和应激 3 种。

1. 心境(mood)

心境是指比较平静而持久的情绪状态。心境具有弥漫性,它不是关于某一事物的特定体验,而是以同样的态度体验对待一切事物。

心境的持续时间有很大差别,依赖于引起心境的环境和主体的人格特点。一般情况下,重大事件所致心境的持续时间较长,如失去亲人可使人产生较长时间的郁闷心境。同样,一个人取得重大成功,一段时期内会处于积极、愉快的心境中。人格特征也影响心境的持续时间,同一事件对有的人心境影响较小,而对另外一些人影响较大,前者事过境迁,而后者耿耿于怀,这都与人的气质、性格有一定关系。

心境的产生原因很多,生活的顺境和逆境、工作的成功与失败、人际关系是否融洽、个人的健康状况、自然环境的变化等,都可成为引起某种心境的原因。心境对人的生活、工作、学习、健康有很大影响。积极向上乐观的心境,可提高人的活动效率,增强信心,对未来充满希望,有益于健康;消极悲观的心境,会降低人的活动效率,使人丧失信心和希望,经常处于焦虑状态,有损于健康。人的世界观、理想和信念决定心境基本倾向,具有调节心境的重要作用。

2. 激情(affective impossion)

激情是指一种强烈的、暴发的、为时短暂的情绪状态。激情通常由对个人具重大意义的事件引起,如重大成功后的狂喜,惨遭失败后的绝望,亲人猝死所致极度悲伤,突如其来的危险造成的异常恐惧等,都是激情状态。

激情状态往往伴随生理变化和明显的外部行为表现,例如盛怒时全身肌肉紧张,双目怒视、怒发冲冠、咬牙切齿、紧握双拳等;狂喜时眉开眼笑、手舞足蹈;极度恐惧、悲痛和愤怒后,可导致精神衰竭、晕倒、发呆,甚至出现激情休克现象,有时表现为过度兴奋、言语紊乱、动作失调。

激情状态下，人往往出现“意识狭窄”现象，即认识活动的范围缩小，理智分析能力受到抑制，控制能力减弱，进而使人的行为失去控制，做出鲁莽的行为或动作。

激情具有积极和消极的两极性，积极的激情可促进个体工作积极性，如“神舟六号”成功发射时，国人兴高采烈的爱国主义情感，是激励人上进的强大动力；消极的激情则不利于个体健康。

3. 应激(stress)

应激是指人对某种意外的环境刺激做出的适应性反应。应激状态的产生与人们面临的情境及对自己的能力估计有关，当情境对他提出过高要求，而他意识到自己无力应付当前情境时，就会体验到紧张而处于应激状态。人在应激状态下，会引起一系列生物性反应，如肌肉紧张度、血压、心率、呼吸及腺体活动的明显变化，其变化有助于人们适应急剧变化的环境刺激，维护机体功能的完整性。

（五）情感分类

情感按其内容一般分为3个方面。

1. 道德感

道德感是指人在评价自己或别人的行为动机、行为倾向及具体行为的道德价值、道德意识和道德标准时所产生的情感体验。如责任感、义务感、荣誉感、友情感、同情感、人道主义情感等。

2. 理智感

理智感是指在人的智力活动中，即认识和探求真理时，能否满足求知需要所产生的情感体验。如惊奇感、怀疑感、自信感、充实感等。理智感与人的求知欲、认识兴趣、世界观、人生观等相联系，是在人的认识发展中产生和发展起来的，但又反过来推动人的认识进一步深入。

3. 美感

美感是指人对美的体验。美感是一种感受和体验，很难准确地描述美感概念的内涵和产生过程。不过，美感作为心理现象，是人为满足美的需要，按照个体所获得的美的修养与审美标准，对客观事物进行评价时所产生的情感。美感具有强烈的现实性、社会性，不仅物质形态美使人有美的体验，行为美、语言美、心灵美也都使人产生美的感受与体验。

三、意志过程

（一）概述

意志(will)是人自觉地确定目的，并支配行动去克服困难，以实现预定目的的心理过程。在人们的实践活动中，凡是基于某种愿望或需要，确定一个奋斗目标，通过自我调节其生理、心理活动，克服困难，努力实现预定目标的心理过程就是意志。

心理与生活

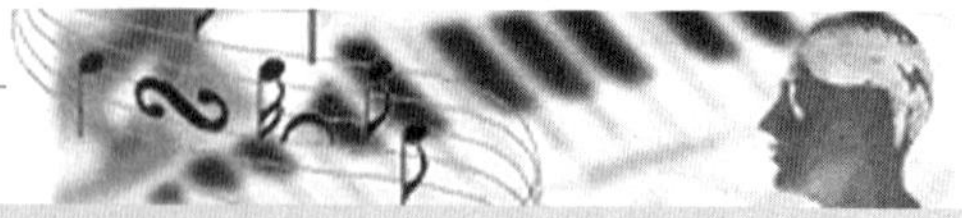

坚强的意志

相信很多人都看过《假如给我三天光明》，并被这样一部著作所感动。20 世纪，一个独特的生命个体以勇敢的方式震撼了世界，她就是海伦·凯勒——一个生活在黑暗中却又给人类带来光明的女性，一个度过了 88 个春秋，却熬过了 87 年无光、无声、无语的孤独岁月的弱女子。然而，就在这黑暗而又寂寞的世界里，她并没有放弃，而是自强不息，在导师的帮助下，海伦·凯勒用顽强的意志克服生理缺陷，学会了读书和说话，开始和其他人沟通，竟然以优异成绩毕业于哈佛大学德吉利夫学院，成为一个学识渊博的人，并用生命的全部力量处处奔走，建起了一家家慈善机构，为残疾人造福，被美国《时代周刊》评选为 20 世纪美国十大英雄偶像。创造这一奇迹，全靠一颗不屈不挠的心。海伦接受了生命的挑战，用爱心去拥抱世界，以惊人的毅力面对困境，终于在黑暗中找到了光明，最后又把慈爱的双手伸向全世界。

（二）意志行动的基本特征

1. 以随意运动为基础

意志行动以随意运动为基础，根据实践的目的去组织、支配和调节一系列的动作，组成复杂的行动，从而实现预定的目的。

2. 与克服困难相联系

目的的确立与实现过程中总会遇到各种困难，所以战胜和克服困难的过程，也是意志行动的过程。

3. 有自觉目的的行动

意志行动的目的性特征是人与动物的本质区别。人在活动之前，活动的结果已作为行动目的以观念的形式存在于人脑中。在活动中，方法选择、步骤安排等始终从属于目的，并以预先所确定的目的作为标尺评价自己的活动结果。因此，没有目的，就不会有意志行动。

（三）意志的基本品质及培养

有志者，事竟成。意志品质在人格中极为重要，它是一个人奋发前进的内部动力。在意志品质上，人与人之间存在差异。意志品质主要有以下 4 个方面。

（1）自觉性：意志的自觉性指行动者对自己行动所达到目的及其社会意义有正确、深刻的理解，并能主动支配自己的行动使之符合该目的的要求。一个具有自觉性品质的人，在行动中会不畏艰险，一往无前。与自觉性相反的是盲从和独断。盲从表现为缺乏主见，行动易受别人影响，所谓的“人云亦云，人行亦行”，正是盲从或受暗示的表现。独断则是不管自己行动的目的能否实现，一意孤行，刚愎自用，二者都是意志品质不良的表现。

（2）坚韧性：意志的坚韧性是指人能以充沛精力和百折不挠的精神克服一切困难和挫折，

坚决完成既定目标和任务。人是否坚强,事业的成与败,往往与此意志品质相关。

与坚韧性相反的品质是顽固和动摇。顽固执拗是不能分析实际情况,固执己见,执迷不悟,实际是意志薄弱的表现;动摇则是遇到困难就畏缩不前甚至妥协,不断改变或放弃自己的决定,这种品质与坚韧性不相容。

(3) 果断性:意志的果断性是指适时作出决断的意志品质。具有这种意志品质的人,善于分析判断,明察是非,并能迅速正确地作出决定。一个人在特殊场合下能当机立断,敢作敢为,即使面临危险甚至危及生命,也能挺身而出,大义凛然,此即意志果断的表现。

与果断性相反的意志品质是优柔寡断和武断。优柔寡断是一事当前,犹豫不决,患得患失,顾虑重重,耽搁许多大好时机;武断是不仔细分析具体情况,草率作出决定的鲁莽表现。

(4) 自制力:意志的自制力指善于克制情绪并能有意识地调节和支配自己的思想和行动的意志品质。意志的自制力主要表现在两个方面:一是善于迫使自己去执行所采取的决定;二是善于抑制与自己目的相违背的一切愿望、动机、情绪和行为。自制力是人的坚强意志的重要标志。

与自制力相反的品质是任性,表现为放纵自己,毫无约束,感情用事,任意而为的倾向,是一种不良品质,决不能让儿童从小滋长任性的习惯。批评与自我批评是预防任性的有效方式。

心理与生活

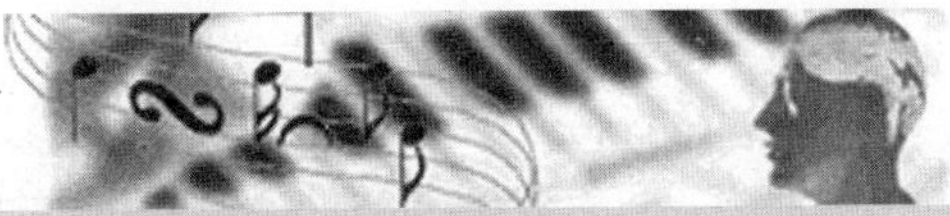

培养意志力的方法

1. 积极主动

主动的意志力能让你克服惰性,把注意力集中于未来。在遇到阻力时,想象自己在克服它之后的快乐;积极投身于实现自己目标的具体实践中,你就能坚持到底。

2. 下定决心

美国罗得艾兰大学心理学教授詹姆斯·普罗斯把实现某种转变分为 4 步:① 抵制——不愿意转变;② 考虑——权衡转变的得失;③ 行动——培养意志力来实现转变;④ 坚持——用意志力来保持转变。

3. 目标明确

不要说诸如此类空空洞洞的话:“我打算多进行一些体育锻炼”或“我计划多读一点书”。而应该具体、明确地表示——“我打算每天早晨步行 45 min”,或“我计划一周中一、三、五的晚上读一个小时的书”。

4. 权衡利弊

普罗斯教授对前往他那儿咨询的人劝告说,可以在一张纸上画好 4 个格子,以便填写短期和长期的损失和收获。假如你打算戒烟,可以在顶上两格填上短期损失:“我一开始感到很难过”和短期收获:“我可以省下一笔钱”;底下两格填上长期收获:“我的身体将变得更健康”和长期损失:“我将推动一种排忧解闷的方法”。通过这样的仔细比较,聚集起戒烟的意志力就更容易了。

5. 注重精神

法国17世纪的著名将领图朗瓦以身先士卒闻名,每次打仗都站在队伍的最前面。在别人问及此事时,他直言不讳道:“我的行动看上去像一个勇敢的人,然而自始至终却害怕极了。我没有向胆怯屈服,而是对身体说:“‘老伙计,你虽然在颤抖,可得往前走啊!’”结果毅然地冲锋在前。大量的事实证明,好像自己有顽强意志一样地去行动,有助于使自己成为一个具有顽强意志力的人。

6. 磨炼意志

早在1915年,心理学家博伊德·巴雷特曾经提出一套锻炼意志的方法。其中包括从椅子上起身和坐下30次,把一盒火柴全部倒出然后一根一根地装回盒子里。他认为,这些练习可以增强意志力,以便日后去面对更严重更困难的挑战。巴雷特的具体建议似乎有些过时,但他的思路却给人以启发。例如你可以事先安排星期天上午要干的事情,并下决心不办好就不吃午饭。

7. 坚持到底

俗话说“有志者事竟成”,其中含有与困难作斗争并且将其克服的意思。普罗斯在对戒烟后又重新吸烟的人进行研究后发现,许多人原先并没有认真考虑如何去对付香烟的诱惑。所以尽管鼓起力量去戒烟,但是不能坚持到底。当别人递上一支烟时,便又接过去吸了起来。

摘自《意志力训练手册》

第三节 人 格

一、概述

人格一词源于希腊语“persona”,原指演员戴的面具及扮演的角色。后来演变为心理学上的人格(personality),即一个人在人生舞台上的种种表现。人格目前尚无统一的定义,较常用以下定义:人格是一个人整体的心理面貌,是具有一定倾向性的,比较稳定的心理特征的总和。“一定倾向性”即指趋向和选择,即在日常生活、工作、学习中,个体经常表现出的某种选择和趋向,如个体要求什么,喜爱什么,憧憬什么或回避什么等。人格可表现人与人之间的差别。

(一)人格的结构与特征

1. 人格的结构

(1)人格倾向性:人格倾向性是人对客观环境的态度和行为积极性的特征,包括需要、动机、兴趣、信念和世界观等。

(2)人格心理特征:人格心理特征是在人格结构中,经常、稳定、具有决定意义的成分,包括能力、气质、性格等,即处理事物的水平、方式和方向。

2. 人格的特征

(1)稳定性与可变性:人格不是指一时的心理现象,而是在较长时间的社会实践中,在适应或改变客观世界的过程中经常表现出来的心理特征。正是人格的这种稳定性特点，才能把一个人与另一个人从心理面貌上区别开来。人格具有稳定性特点，并不排斥人格的可变性。人的现实生活是十分复杂多变的。因此，作为人的生活历程形成的人格特征，也必然随着现实的多样性和多变性而发生或多或少的变化。

（2）独特性与共同性："人心不同，各如其面"。人格表现是个别化的，具有独特性。这种独特性除了受生理活动、神经系统活动的影响外，也与接触的外界刺激的具体性有关。人的独特性并不排斥人与人之间心理上的共同性，诸如某一个群体、某一个阶级或某一个民族具有共同的典型的人格特征。这种心理上的共性是在一定的群体环境、社会环境、自然环境中逐渐形成的，并具有稳定性和一致性，它制约着个人的独特性特点。

（3）人格的整体性：虽然人格是由许多心理特征组成的，这些成分或特性是错综复杂地交互联系、交互制约而组成的整体。人格具有多层次性、多维度性、多侧面性，并有低级与高级、主要与次要、主导与从属之分，是一个复杂的系统。这种整体性首先表现为人格内在的统一，使人的内心世界、动机和行为之间保持和谐一致。其次，个别的心理特征也只有在人格的整体中，在与其他人格心理特征的联系中才有确定的意义。

（4）生物制约性与社会制约性：人格既有生物属性，也有社会属性。在考虑人格的本质是社会性的同时，也不能不考虑人格带有自身的生物学烙印。人的生物属性是人格形成的基础，影响着人格发展的道路和方式，影响着人格行为形成的难易。但也不能把人格完全归结为先天的或遗传的属性。如果只有人的生物属性而脱离人类社会实践活动，不可能形成人的人格。"狼孩"的例子就充分说明了这一点。

（二）人格理论

人格是研究个体心理差异的领域，有着异常复杂的心理结构。下面介绍几种有代表性的人格特质理论，这些人格理论从不同角度描述了人格的结构。

1. 奥尔波特的特质理论

奥尔波特（Allport G W，1897—1969）于 1937 年最先提出了特质理论，他把特质看成是心理学的基石，并将特质分为共同特质和个人特质。所谓共同特质是某一文化背景下的人所共有的特质。个人特质则是个人区别于他人的特质。在他看来，由于人具有共同特质，人们的行为才有了一致性。但奥尔波特更强调个人特质，强调人与人之间的人格差异。奥尔波特将个人特质分成三类：第一类是首要特质，第二类是中心特质，第三类是次要特质。首要特质是一种影响一个人的绝大多数行为的特质，例如一个从事学术研究的人希望在学术上不断取得新的成就，这就是他的首要特质；中心特质虽然不像首要特质那样具有普遍意义，但也是行为的决定因素，如这个人平易近人、善良诚恳等；次要特质是在某些场合下才出现的行为特质，它受情境制约，是对少数事物所产生的独特反应，如一个人喜欢吃什么食物、穿什么款式的衣服等，不具有普遍意义。

2. 卡特尔的特质理论

卡特尔（Cattel R B，1905—1998）也是个特质论者，但他的特点是运用因素分析的方法来研究人的特质。他把人的特质分成表面特质和根源特质。表面特质直接与环境接触，常常随环境的变化而变化，是从外部可以观察到的行为；根源特质则隐藏在表面特质的后面，通过表面特质而体现，是制约表面特质的潜在基础和人格的基本因素。

经过 20 多年的艰苦努力，卡特尔提出了 16 种基本的人格因素，并根据这 16 种特质编制了人格问卷(16PF)。

3. 艾森克的人格理论

艾森克(Eysenck H J)分析人格所采用的是两个维度，一是内外向，二是情绪稳定性。他认为，人的特性不是非此即彼的问题，而是多或少的问题，以这两个维度作分类标准，可将人分成四种类型：稳定外向型、稳定内向型、不稳定外向型、不稳定内向型。稳定外向型包括善交际、开朗、健谈、易共鸣、随和、活泼、无忧无虑、领导力 8 种特质；稳定内向型包括被动、谨慎、深思、平静、有节制、可信赖、性情平和、镇静 8 种特质；不稳定外向型包括敏感、不安、攻击、兴奋、多变、冲动、乐观、活跃 8 种特质；不稳定内向型包括忧郁、焦虑、刻板、严肃、悲观、缄默、不善交际、安静 8 种特质。通过对人的特质的评定，便可以知道人的人格类型。

二、人格倾向性

(一) 需要

1. 需要的概念

需要(need)是有机体内部的一种不平衡状态，它反映某种客观的要求和必要性，并成为个体活动积极性的源泉。

(1) 需要是有机体内部的一种不平衡状态。这种不平衡包括生理的和心理的不平衡，如血液中水分的缺乏会产生喝水的需要，血糖成分下降会产生饥饿求食的需要，失去亲人的孩子会产生爱的需要，社会治安不好会产生安全的需要等。当需要得到满足时，这种不平衡状态暂时得到消除，而当新的不平衡产生时，又会产生新的需要。

(2) 需要是人对某种客观要求的反映。这种要求可以来自内部，如饥渴的需要，也可以来自机体外部，如父母对子女的严格要求，当个体认识到这种要求的正确性和意义时，就产生了自身现实水平、条件与要求的不平衡，从而产生了求知上进的需要。所以，需要总是指向能满足某种需要的客体或事件，即追求某种客体得到需要的满足。没有客体，没有对象的需要是不存在的。

(3) 需要是人的活动的基本动力，是个体积极性的源泉。人的各种活动，从饥渴饮食到从事物质资料的生产、文学艺术的创作、科学技术的发明与创造，都是在需要的推动下进行的，是为了满足生存需要和精神需要而进行的。

(4) 需要是人和动物所共有的，但动物的需要和人的需要有本质的区别。人的需要主要由人们的社会生活条件决定的，具有社会的性质，并受意识的调节和制约；而动物则受本能的制约。另外，人的需要满足手段也与动物不同，要考虑到社会的影响、道德规范的制约，等等。

2. 需要的种类

(1) 按照起源，可分为自然需要和社会性需要。自然需要也称生物性需要，包括饮食、运动、休息、睡眠、配偶等需要，主要由机体内部某些生理的不平衡状态所引起的，对有机体维持生命、延续后代有重要意义。人与动物都有自然需要，但需要的内容、对象和满足的手段都不同。如人满足需要的客体可以通过各种产品，如某些机械来满足；在手段上，如一个饥肠辘辘的人也要考虑社会习俗礼仪，在大庭广众、宾朋满座的时候，决不会狼吞虎咽地进食。社会性需要是人类所特有的，如劳动的需要、交往的需要、成就的需要、爱的需要、求知的需要等，这些都反映了人类社会生活的要求，对维系人类社会生活，推动社会进步有重要的作用。

(2) 按照指向的对象，可分为物质需要和精神需要。物质需要是指以占有物质产品而获得满足，如对日常生活必需品的需要，对住房的需要，对工作和劳动条件的需要等。精神需要指占有社会精神产品，如文艺作品、阅读报刊、杂志、观看电视电影等以此获得需要的满足。在追求物质产品同时，也表现了某种精神需要，如要求整洁干净的住房，漂亮的衣裳；而精神需要的满足又不能离开物质产品，如满足艺术欣赏的需要，不能没有乐器、表演场地及表演者的服装等，所以我们应物质文明和精神文明同时建设，不能忽视任一方面。

3. 需要的理论

美国人本主义心理学家马斯洛(Maslow A H)按人类需要水平的高低排列成由低级到高级的五个需要层次。

(1) 生理的需要：是人类最原始、最基本的需要，包括衣、食、住、行等，是人类生存和繁衍的基本需要。

(2) 安全的需要：是在满足生理需要的基础上出现的如躲避危险的需要、防御侵袭的需要等。

(3) 归属与爱的需要：如社交的需要、归属的需要，对友谊、情感和爱的需要等，当生理和安全需要基本满足后，社会需要就成为强烈的需要。

(4) 尊重的需要：一方面指需要别人的尊重、赞许和对自己工作成绩的认可，需要威望与名誉；另一方面指需要有成就、有实力、有价值感，对环境有施加影响的能力。尊重的需要得到满足，就会使人充满自信，体会到自己生存的价值。

(5) 自我实现的需要：是指人们希望自己的潜力得到充分的发挥，实现个人的理想与抱负，成为所期望的人物(图2－13)。

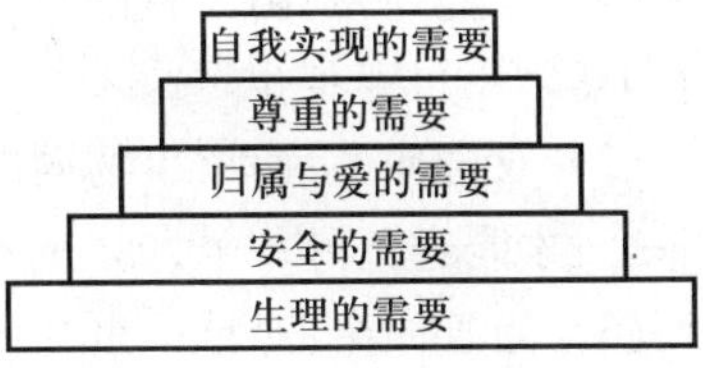

图2－13 马斯洛需要层次理论模型

马斯洛认为，需要是由低级向高级发展的，层次越低，力量越强，并且低级需要满足之后，高级需要才有可能出现，即"仓廪实而知礼节""衣食足而知荣禄"。这一理论有其合理价值：一是指出人的需要从低向高发展的过程，是符合人类需要发展的一般规律的。二是指出高级需要是人所特有的，注意动物与人的差异是可取的。三是认为需要产生和心理发展的水平有关。

但该理论也有其不足之处：一是把需要看成是个人先天潜能或内在价值的显露，过分强调遗传的影响，模糊了人的生物学需要与社会需要的差别，忽视了人的社会性质和后天生理的影响，如"自我实现"的概念、内容。二是关于需要是按阶梯逐渐实现的观点带有机械主义的色彩，忽视了个人主观能动性，没有看到人的理想、信念、世界观对需要的调节作用。

(二) 动机

1. 动机的概念

动机(motive)是推动人的活动并使活动朝向某一目标的内部动力。人的一切活动都是在动机的推动之下产生的，是建立在需要基础上的，但并非一切需要都能够引发人的动机，成为人动机的基础。只有经过大脑的分析评价，把一种或几种主要的需要上升为动机。所以说需要是个体为了生存、发展和延续后代所必需的事物在头脑中的反映，动机则是进行某种活动的内部动力。

2. 动机的功能

(1) 始动的功能：人的行动是由动机引起的，所以动机具有始动的功能，但需要一定的条件和目的。

(2) 维持调节功能：动机不只唤起行动，而且使行动具有稳固而完整的内容，始终走向既定的目标，如立志长远努力学习的人会一直如此，当实现目标后，又会产生新的动机。

(3) 指向功能：动机不仅能激发行为，而且能将行为指向一定的对象或目标。如在成就动机支配下，知识分子放弃舒适生活而去艰苦的地方工作。

3. 动机的种类

根据动机的性质，把动机分为生物性动机和社会性动机。生物性动机也叫生理性动机或原发性动机，是以人的本能的需要为基础的，如饥、渴等的需要。社会性动机也叫心理性动机或习得性动机，如初生婴儿不懂什么叫恐惧，也不要求获得赞许，在以后的成长过程中，逐渐学会了避免恐惧和获得的需要进而产生相应的动机、相应的行动。

4. 动机冲突

现实生活中，常同时存在着很多动机，这些动机的强度又是随时变化的。任何时候，驱动人的行动都是由动机结构中最强的主导动机所决定的。但是，主导动机的确立常常不那么顺利，其动机结构中可同时存在性质和强度非常相似或相互矛盾的动机，使人难以取舍，这就形成了动机冲突。动机冲突有三种基本形式。

(1) 双趋冲突：两个目的物有同样的吸引力，产生同等强度的动机，而只能选择一个，所谓“鱼和熊掌不可兼得也”。

(2) 双避冲突：两个事物同时对个人造成威胁、厌恶感，产生同样的逃避动机，但又必须接受一个，才能避免另一个，如“前有狼，后有虎”。

(3) 趋避冲突：对单一事物同时产生两种动机，好而趋之和厌而避之都有，如同事间、社团间既有竞争又有协作的局面。

(三) 兴趣

1. 兴趣的概念

兴趣(interest)是指人积极探究某些事物的认识倾向。它表现为个体对客观事物或对象的一种选择性的态度。兴趣是以人的需要为基础，并促使个体为满足自己对客观事物的需要或实现自己的目标而积极地作出努力。当个体对某一客体发生兴趣，能调动积极的心理活动，表现出主动地去关注和感知与这一客体有关的事物，以求对客体的深刻理解、掌握和研究。因此，兴趣有助于人们扩大知识面，丰富精神生活，提高活动能力。

2. 兴趣的种类

人的兴趣多种多样，可以根据兴趣的内容、范围、指向、稳定性、效能水平来划分。

(1) 根据兴趣的内容，可以把兴趣分为物质兴趣和精神兴趣。物质兴趣表现为对物质的喜爱、渴望和追求。如舒适的生活、华贵的衣着、富足的财物等。物质兴趣如不加节制地任意发展，就会走向贪得无厌、利欲熏心的歧途。精神兴趣主要指认识的兴趣，如对哲学、文学、生物学、艺术的兴趣。精神兴趣标志着个体发展水平的高度。精神兴趣广泛有助于扩大知识容量，提高自身素养。

(2) 根据兴趣指向的目标，可以把兴趣分为直接兴趣和间接兴趣。直接兴趣是指由事物或活动本身引起的兴趣，如对学习过程、劳动过程或创作过程等活动本身的兴趣。间接兴趣是指对活动过程结果的兴趣。例如对通过学习取得职业的兴趣，对工作取得报酬的兴趣。直接兴趣和间接兴趣正确的结合，能充分发挥一个人的积极性。

3. 兴趣的品质

(1) 兴趣的倾向性：是指个体对什么感兴趣。兴趣有高尚的和低级的倾向。兴趣的倾向性是人的生活实践和教育所造成的，并且受一定的社会历史条件所制约。

(2) 兴趣的广阔性：是个体的兴趣范围，有的人兴趣范围广泛，对许多事物和活动都兴致勃勃、乐于探索；有的人则兴趣范围狭窄，常常对周围一些活动和事物漠不关心。个人兴趣越广泛，知识越丰富，越容易在事业上取得成就。当然，兴趣应该既博且专，才会提高成功率。

(3) 兴趣的持久性：指兴趣稳定的程度。稳定的兴趣对一个人的工作和学习有重大意义，有了稳定的兴趣，才能经过长期钻研获得系统而深刻的知识。

(4) 兴趣的效能：指兴趣推动活动的力量。如果某种兴趣能够转化为一种力量，成为推动学习和工作的动力，并产生实际效果，这种兴趣就是有效能的；否则，仅仅是一种意向，没有付诸行动不能产生实际效果，那就是没有效能的兴趣。

三、人格特征

(一) 能力

1. 能力的概念

能力(ability)是指成功地完成某项活动所必需的心理特征，它直接影响活动的效率。

能力有两层含义：其一指已经表现出来的实际能力，例如会讲英语，会开车，可以做开胸手术等；其二指潜在能力，即尚未表现出来的能力，它是通过学习、训练后发展起来的能力。实际能力和潜在能力是不可分割的。潜在能力是一个抽象的概念，它只是各种实际能力展现的可能性，只有在遗传与成熟的基础上，通过学习才能变成实际能力。潜在能力是实际能力形成的基础，实际能力是潜在能力的展现。

能力与活动是紧密联系的。一方面，人的能力在活动中发展并在活动中得到表现。例如一位厂长的管理能力，是在长期的生产管理实践中锻炼出来的，也只有在管理活动中才能施展他的管理能力。另一方面，从事任何活动都必须有一定的能力作为条件和保证。例如一个人要从事绘画活动，他必须具备色彩鉴别、形象思维等能力。离开活动，人的能力不仅无法形成与发展，而且也失去它存在的作用和意义。

要成功地完成某种复杂的活动，只具备一种能力是不够的，通常需要多种能力相结合。多种能力的有机结合称为才能。例如一个作家要有敏锐的观察能力、丰富的想象能力和准确的语言表达能力，这些能力的有机结合就构成了作家的才能。才能的高度发展称为天才，它是多种能力最完美的结合，使人能够创造性地完成某种或多种活动。天才并非天生的，它是在良好素质的基础上，通过后天环境、教育的影响，加上自己的主观努力发展起来的。

2. 能力的种类

最常用的分类方法是把能力分为一般能力和特殊能力。

(1) 一般能力：是指在不同种类活动中表现出来的能力，如观察力、记忆力、抽象概括能力、想象力、创造力等，其中抽象概括能力是核心。一般能力就是我们平时所说的智力，指认识方面的各种能力的综合。

(2) 特殊能力：是指在某种专业活动中表现出来的能力，是顺利完成某种专业活动的心理条件，如画家的色彩鉴别能力、音乐家的音乐表达能力等。

一般能力是特殊能力的重要组成部分。特殊能力的发展又有助于一般能力的发展。

3. 能力发展的一般趋势与个别差异

(1) 能力发展的一般趋势：在人的一生中，能力发展的趋势大致如下：在12岁以前智力呈直线发展，即智力的发展与年龄的增长几乎是同步的；此后，随着年龄的增长，智力发展趋于缓慢；在20岁左右，人的智力发展达到顶峰，以后保持水平状态直到35岁；36岁以后智力开始缓慢下降，到60岁以后智力迅速衰退。

(2) 能力发展的个别差异。主要表现在3个方面。

1) 发展水平的差异：大致说来，能力水平分布表现为常态分布：两头小，中间大。智力发展低于平均水平的儿童称智力落后儿童，其特点是：知觉速度较慢，范围狭窄，内容笼统贫乏，对词和直观材料的记忆都差，再现时歪曲和错误较多；语言发展较慢，词汇量小，缺乏连贯性；在认识活动中缺乏概括力，严重的会失去生活自理的能力。智力高度发展的儿童称超常儿童，其特点是：观察事物细致、准确，注意容易集中，记忆速度快、准确而牢固；思维灵活，有创造性，不易受具体情景的局限。对前者应关心和帮助他们获得发展智力的机会，对后者应严格要求，创造条件使其顺利成长。

2) 表现早晚的差异：有的人能力发展较早，年轻时就显露出卓越的才华。如王勃10岁就能做赋；奥地利作曲家莫扎特5岁作曲，11岁创作歌剧。另一种是"大器晚成"，指智力的充分发展在较晚的年龄才表现出来。如达尔文年轻时被认为是智力低下，以后成为进化论的创始人。可见，人的能力发挥有早有晚，但就多数人来说，能力突出表现在中年，中年是成才和创造发明的最佳年龄。

3) 能力结构的差异：能力的不同成分按不同方式组合起来，由此产生结构上的差异，如有的人擅长想象，有的人擅长记忆，因而人们在能力方面表现出各有所长、各有所短。

情商与元认知

1. 情商

情商(EQ)又称情绪智力，是近年来提出的与智力和智商相对应的概念。它主要是指人在情绪、情感、意志、耐受挫折等方面的品质。情商水平的高低对一个人能否取得成功有着重大的影响，有时其作用甚至要超过智力水平的高低。

情商包括以下几个方面的内容：一是认识自身的情绪。二是能妥善管理自己的情绪。三是自我激励。四是认知他人的情绪。五是人际关系的管理。

情商水平高的人具有如下特点：社交能力强，外向而愉快，不易陷入恐惧或伤感，对事业较投入，为人正直，富于同情心，情感生活较丰富但不逾矩，无论是独处还是与许多人在一起时都能怡然自得。一个人是否具有较高的情商和童年时期的教育培养有着密切的关系。

2. 元认知

弗拉维尔认为，元认知的核心是对个人认知活动的监视和控制，通过元认知的知识、元认知体验、目标、策略的作用以及它们之间的相互作用而实现的。当人们完成一项任务时，首先是依据任务的要求和特征，运用元认知的知识选择可施行的策略拟订计划，进行活动。与此同时，亦即在执行计划、进行活动过程中，随之产生元认知体验，由于元认知体验可能引起修改甚至放弃原计划和目标，另确定新目标和计划。可见元认知体验是最活跃的因素。它既具有激发、指引认知调节、监控作用，同时又修正、丰富并发展元认知的知识。综上所述，可见元认知的各成分之间是相互联系、相互依存的，其中某成分功能的实现，往往需要其他成分的辅助和支持。

供元认知训练用的问题单

一、计划

1. 这个问题是什么？现在我们打算干什么？

2. 关于这个问题我们目前知道了些什么？已给了我们哪些信息？这些信息对我们有什么作用？

3. 我们的计划是什么？

4. 还有其他的办法吗？如果……将会怎样？

5. 下一步我们做什么？

二、监控

1. 我们遵照了我们的计划或策略吗？我们需要一个新计划吗？我们需要一个新的不同策略吗？

2. 我们的目标变了吗？现在的目标是什么？

3. 我们对问题的解决，是在正确的道路上进行着吗？我们正逐步接近目标吗？

三、评价

1. 哪些措施起了作用？

2. 哪些措施没有起作用？

3. 下一次我们应该有什么不同措施？

（二）气质

1. 气质的概念

气质(temperament)是一个人心理活动的稳定的动力特征。

气质特点总是以同样方式表现在各种心理活动的动力方面。它主要表现为个人心理活动过程的速度和灵活性(如知觉的速度、思维的灵活度、注意集中时间的长短等),心理过程的强度(如情绪的强弱、意志努力的程度等),以及心理活动的指向性(倾向于外部事物或倾向于内部体验)。但由活动的内容、目的和动机引起的心理活动动力性表现,则不属于气质的特点。气质具有明显的先天性,较多地受稳定的个体生物因素制约。这一点可以从婴儿身上发现,如有的总是喜吵闹、好动、反应灵活,有的却比较平稳、安静、反应缓慢。因为气质的心理活动动力特征不依赖于活动的时间、条件、目的和内容,所以它不具有社会评价意义。

气质与性格、能力等其他人格心理特征相比,更具有稳定性,俗语所谓"江山易改,禀性难移"即指气质具有稳定不易改变的特点。但气质在生活环境和教育的影响下,在一定程度上也会发生某些变化。

2. 气质的生理基础

苏联生理学家巴甫洛夫的高级神经活动类型说,对气质形成的生理机制作了较为科学的解释。

巴甫洛夫通过对高等动物的研究,发现神经过程(兴奋和抑制)具有 3 种基本特性:① 神经过程的强度,即神经细胞兴奋和抑制的工作能力和耐力。兴奋过程的强度表现在忍受强烈刺激的能力上;抑制过程的强度表现在忍受持续抑制状态的能力上。② 神经过程的平衡性,即兴奋过程与抑制过程的相对力量。两者力量大体相等,是平衡;否则,就是不平衡。③ 神经过程的灵活性,即兴奋过程与抑制过程相互转变的速度。兴奋与抑制相互转变迅速,为灵活;反之为不灵活。

巴甫洛夫根据神经过程的这 3 种基本特性进行分类。首先,按神经过程的强度,把动物高级神经分为强的和弱的;然后,按神经过程的平衡性,把强的又分为平衡的和不平衡的;最后,按神经过程的灵活性,把强而平衡的再分为灵活的和不灵活的。这样就得到了动物高级神经活动的四种基本类型:不可遏制型、活泼型、安静型和弱型。巴甫洛夫认为,从动物研究划分出的这四种基本类型同样适用于人类,人类的高级神经活动类型就是人类气质类型的生理基础。恰巧,这四种高级神经活动类型与传统划分的胆汁质、多血质、黏液质和抑郁质四种气质类型相互对应(表 2-1)。

表 2-1 高级神经活动类型与气质类型

神经过程的基本特征			神经类型	气质类型
强度	平衡性	灵活性		
强	不平衡		不可遏制型	胆汁质
强	平衡	灵活	活泼型	多血质
强	平衡	不灵活	安静型	黏液质
弱			弱型	抑郁质

3. 气质类型

气质类型是指在一类人身上共同具有的气质特性的有机结合。构成气质类型的气质特性有感受性、耐受性、敏捷性、可塑性、情绪的兴奋性和内外倾向性等。根据这些气质特性,对四种传统气质类型描述如下。

（1）胆汁质：反应速度快，具有较高的反应性和主动性。脾气暴躁、不稳重、好挑衅，但态度直率、精力旺盛。能以极大的热情埋头工作，并克服前进道路上的障碍，但有时缺乏耐心。当困难太大而需要持续努力时，容易意志消沉、心灰意冷。可塑性差，但兴趣较稳定。

（2）多血质：行动有很高的反应性，会对一切有吸引力的东西做出兴致勃勃的反应。行动敏捷，有高度的可塑性，容易适应新环境，善于结交新朋友。情感易发生，表情生动，言语具有表达力和感染力。具有较高的主动性，在活动中表现出精力充沛，有较强的坚定性和毅力等。但在平凡而持久的工作中，热情易消退，表现出萎靡不振。

（3）黏液质：反应性低，情感不易发生，也不易外露。态度持重，交际适度，对自己的行为有较大的自制力，心理反应缓慢，遇事不慌不忙。可塑性差，表现为不够灵活，能有条理地、冷静地、持久地工作，但容易因循守旧、缺乏创新精神。对外界的影响很少做出明确的反应。

（4）抑郁质：具有较高的感受性和较低的敏捷性，心理反应速度缓慢，动作迟钝。多愁善感，情绪容易发生，但表现微弱而持久，不善于与人交往。在困难面前常优柔寡断，遭受挫折以后常常心神不安。但往往富于想象，比较聪明，对力所能及的任务表达出较大的坚韧精神。

应当注意，在现实生活中并不是每一个人都能被归入某一气质类型。除了少数人具有典型特征外，大多数人都属于中间型或混合型。

4. 气质的意义

气质是人格赖以形成的条件之一，它体现了人格的生物学内涵。气质主要表现为心理活动的动力和方式，而不涉及其方向和内容。因此就一个人活动的社会价值和成就来说，气质无好坏之分。任何气质都有其积极方面和消极方面，任何气质类型的人都可以在事业上获得成功。所以，要注意发扬不同气质类型的积极面，克服消极面，不要以某种气质类型的人为依据取舍人才。

对于不同的职业来说，对从业者的气质有不同的要求。因此在特定的条件下，选择气质特征合适的人员从事某项工作，可提高工作效率，减少失误。这对于职业选择和工作调配等具有一定的意义。

（三）性格

1. 性格的概念

性格（character）是指人对现实的态度和行为方式中所表现出来的比较稳定、具有核心意义的心理特征。关于这一定义解释如下。

第一，性格表现在一个人对现实的态度和行为方式中。一般地说，人对现实稳定的态度和人的习惯化的行为方式是统一的。人对现实稳定的态度决定着他的行为方式，而人的习惯化的行为方式又体现了他对现实的态度。正是人对现实的态度和与之相应的行为方式的独特结合，构成了一个人的独特性格。

第二，性格是一个人比较稳定的心理特征。人的性格不是一朝一夕形成的，但一经形成就比较稳定，并且表现在他的日常行动之中。因此，人的一时性的、偶然性的表现不能代表他的性格特征。例如一个人经常表现得很勇敢，偶尔表现出胆怯，不能由此认为他是怯懦者；同样，一个人平时总是前怕狼后怕虎，在某种情况下也可能做出冒失的举动，也不能因此认为他是一个勇敢的人。只有当一个人的态度及其相应的行为方式不是偶然发生的，而是经常性、习惯性的表现时，才能认为是他的性格特征。性格是稳定的，但也不是一成不变的，性格是在主体与客体的相互作用过程中形成的，同时又在主体与客体的相互作用过程中慢慢地变化着。

第三，性格是具有核心意义的心理特征。人格的差异主要不是表现为气质、能力的差异，而是表现为性格的差异。性格具有直接的社会价值，不同性格特征的社会价值是不一样的。例如诚实、善良、节俭等性格对社会有积极作用，而虚伪、残忍、浪费等性格对社会有消极作用。性格的核心意义还表现在它对能力、气质的影响上。性格决定着能力的发展方向，一个品德高尚的人，才能越高对社会的贡献越多；一个心术不正的人，能力越强对社会的危害越大。性格可以改造气质，例如一个在严酷的生活环境中养成高度自制力的人，会善于控制自己易于冲动、脾气暴躁的气质特征。

2. 性格的特征

性格具有非常复杂的结构，它包含着许多特征，这些特征大体可以概括为以下 4 个方面。

（1）性格的态度特征：是指人在处理各种社会关系方面的性格特征。主要有：① 对待社会、集体和他人的态度。如公而忘私还是损公肥私，热爱集体还是自私自利，助人为乐还是损人利己，富于同情还是冷酷无情，诚实正直还是虚伪奸诈，文明礼貌还是粗暴蛮横等。② 对待工作、学习和生活的态度。如认真负责还是敷衍了事，刻苦努力还是贪图安逸，勤俭节约还是挥霍浪费等。③ 对待自己的态度。如自信还是自卑，谦虚还是骄傲，严于律己还是自由放任等。

（2）性格的理智特征：是指人在认识过程方面的性格特征。主要有：① 感知中的性格特征。表现为主动观察型与被动观察型，详细分析型与综合概括型，快速型与精确型，描述型与解释型等。② 记忆中的性格特征。表现为直观形象型与逻辑思维型，快速识记型与精确识记型，保持持久型与迅速遗忘型等。③ 想象中的性格特征。表现为主动想象型与被动想象型，狭窄想象型与广阔想象型，创造想象型与再造想象型，幻想型与现实型等。④ 思维中的性格特征。表现为创造型与保守型，分析型与综合型，深刻型与肤浅型，全面型与片面型等。

（3）性格的情绪特征：是指人在情绪过程方面的性格特征。主要有：① 情绪强度上的性格特征。有的人情绪表现强烈，对情绪的控制能力较弱，受情绪影响较大；而有的人情绪体验比较微弱，对情绪的控制能力较强，受情绪影响较小。② 情绪稳定性上的性格特征。有的人情绪比较稳定，波动起伏不大；而有的人情绪不太稳定，波动起伏较大，时而高涨、时而低落。③ 情绪持久性上的性格特征。有的人情绪持续时间较长，事后难以恢复平静；而有的人情绪持续时间较短，易生易逝。④ 主导心境上的性格特征。有的人朝气蓬勃、心情开朗、积极乐观；有的人抑郁寡欢、多愁善感、消极悲观。

（4）性格的意志特征：是指人在意志过程方面的性格特征。主要有：① 对行为目标的明确程度。有目的性还是盲目性，具有独立见解还是易受暗示等。② 在实现目标中的性格特征。坚定不移还是知难而退，持之以恒还是半途而废，是主动还是被动等。③ 在紧急情况下的性格特征。勇敢还是怯懦，坚决果断还是优柔寡断，是沉着镇定还是惊慌失措等。

3. 性格的类型

性格的类型是指一类人身上所共有的性格特征的独特结合。由于性格现象的极端复杂性，目前还没有一种有充分科学依据的并为心理学界所公认的性格分类理论。下面介绍几种较为有代表性的分类学说。

(1) 功能优势学说:英国心理学家培因(Bain A)等人根据理智、情绪和意志三种心理功能在性格结构中何者占优势,把人的性格划分为理智型、情绪型和意志型三种性格类型:理智型性格的人,通常以理智看待事物,并以理智支配自己的行为,理智功能在性格结构中占优势。情绪型性格的人,情绪体验深刻,言行举止易受情绪左右,情绪功能在性格结构中占优势。意志型性格的人,具有明确的行动目的,行为自制、坚定而持久,意志功能在性格结构中占优势。

(2) 内外倾向学说:瑞士心理学家荣格(Jung C G)依据“心理倾向”来划分性格类型,兴趣和关注点指向外部客体为外向型,兴趣和关注点指向主体自身则为内向型。荣格认为,任何人都具有外向和内向这两种特征,但其中一种可能占优势,因而可以确定一个人是内向还是外向。外向型的人,感情外露,自由奔放,当机立断,不拘小节,独立性强,善于交际,勇于进取,容易适应环境的变化,但也有轻率的一面。内向型的人,感情深沉,处事谨慎,深思熟虑,缺乏决断能力,但一旦下定决心总能锲而不舍,交际面窄,适应环境不够灵活。

(3) 独立顺从学说:美国心理学家魏特金(Witkin H A)提出一种构想,认为有一种连续体,属于连续体一端的人往往倾向于更多地利用内在参照标志,对外来信息主动加工,这种人叫做独立于场的人,也叫独立型人;而属于另一端的人则往往倾向于更多地利用外在参照标志,对外来信息不那么主动地加工,这种人叫做依存于场的人,也叫顺从型人。每个人在场依存性—场独立性连续体上都处于一定的位置。独立型的人,有主见,不易受外来事物的干扰,具有坚定的信念,能独立地判断事物,发现问题,解决问题,易于发挥自己的力量。顺从型的人,缺少主见,易受外界事物的干扰,常不加批判地接受别人的意见,对朋友和群体的依赖性较强,容易与人相处。

四、人格形成的影响因素

人格是在个体生物遗传的基础上,在一定的社会环境的影响下,通过实践活动逐渐形成和发展起来的。

(一) 生物遗传因素

生物遗传因素是人格形成和发展的自然基础。

首先,遗传基因影响人格。但遗传因素对人格各部分的作用不完全相同,如气质和智力受其影响大些,而价值观受其影响就小些。

其次,神经系统的特性不同,高级神经活动的类型不同,内分泌系统分泌激素的水平不同,都会使人的人格形成和发展显示出不同的特点。

此外,人的体态、体质和容貌,也是影响人格形成和发展的生物因素。例如有些人因容貌出众而自负,有些人因先天不足而自卑。但是,生物因素只为人格的形成和发展提供了一种可能性,不能决定人格的发展。

(二) 环境因素

环境是影响人格形成和发展的决定因素。这里所说的环境主要指社会环境,包括家庭、学校和社会文化环境等。

首先，是家庭影响，包括家庭经济条件和社会地位、家庭氛围、父母的教养方式与态度以及言行榜样所造成的影响。其中最重要的是父母对子女的教养方式。父母对孩子民主平等的态度、良好融洽的亲子关系，有利于培养儿童稳定的情绪，形成自尊、自信、友善等人格特点。过分溺爱、放任自流、封建家长式的教育妨碍儿童人格的正常发展，会形成自私、任性、自卑、孤僻、易激惹、攻击性强等人格特点。

其次，是学校的影响。人的一生有相当长时间是在学校度过的。课堂教学的内容、班级集体的气氛、师生之间的关系和教师的管教方式等，对人格形成和发展有着深刻的影响，其中管教方式的影响尤为深刻，如民主的管教方式，能造就情绪稳定、积极、友好等人格特征。

最后，社会文化环境也是影响人格形成和发展的一个重要环境因素，如电视、电影和文艺读物等潜移默化的影响是十分明显的。

（三）实践活动

个体从事的实践活动是制约人格形成和发展的一大要素。登山活动锻炼人的顽强性；救护活动锻炼人的机敏性；常年在田间劳作，使人懂得勤俭；某一特定的实践活动，要求人反复地扮演某种与这一活动相适应的角色，久而久之，便形成和发展了这一活动所必需的人格特点。不同的实践活动要求不同的人格特点，同时又造就和发展了人的人格。

（四）自我教育

人在实践活动中，在接受环境影响的同时，个人的主观能动性也起着积极的作用。环境因素必须通过个体的自我调节才能起作用。一个人在人格形成的过程中，从环境中接受什么，拒绝什么，或希望成为什么样的人，不希望成为什么样的人，是有一定的自主权的，这取决于每个人对自己采取怎样的自我教育。因此，从某种意义上说，人格也是自己塑造的。

心理与生活

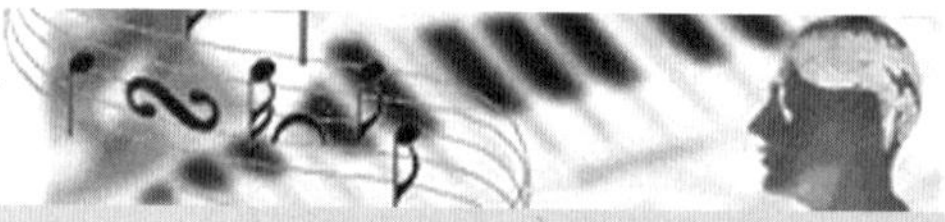

摩根：性格即命运

有位美国记者采访投资银行的一代宗师 J. P 摩根，问：“决定你成功的条件是什么？”老摩根毫不掩饰地说：“性格。”记者又问：“资本和资金何者更为重要？”老摩根一语中的答到：“资本比资金重要，但最重要的是性格。”确实，翻开摩根的奋斗史，无论他成功地在欧洲发行美国公债、慧眼识中无名小卒的建议大搞钢铁托拉斯计划，还是力排众议甚至冒着生命危险推行全国铁路联合，都取决于他倔强和敢于创新的性格，否则，有再多资本也无法开创投资银行这一伟大事业。

1998 年 5 月，华盛顿大学 350 名学生有幸请到世界巨富沃伦·巴菲特和盖茨演讲，当学生们问：“你们怎么变得比上帝还富有？”这一有趣的问题时，巴菲特说：“这个问题非常简单，原因不在智商。为什么聪明人会做些阻碍自己发挥全部工效的事情呢？原因在于习惯、性格和脾气。”

盖茨表示赞同，他说："我认为沃伦关于习惯的话完全正确。"

此地，两位殊途同归的好友道出各自的成功诀窍，比摩根更为详细一点：即性格中还包含脾气和习惯。当然，好脾气需要从小养成，习惯也需要日常训练。所以，许多成功的公司招聘雇员时，首先注重其人品和德行。

有性格缺陷者其在操盘中会遇到种种障碍，如缺乏自信而导致沉不住气，或过于自信而走向偏执；如不善于总结总犯同一错误，或轻易否定自己找不到坐标系等。选股和持股虽是两门专业性很强的学问，但与其说学识决定成败，还不如说性格决定效益。

无论政治、学习、技术和生活，都是性格决定命运，性格好比水泥柱中的钢筋铁骨，而知识和学问则是浇筑的混凝土。

成就伟大事业的性格要素很简单——需要耐心、理性、冷静。

（王丽娜　易巧云）

第三章 健康、疾病与心理社会因素

人类的健康状况不仅受生物因素影响，而且还与心理社会、文化因素密切相关。在心理社会、文化因素与健康的联系中，应激是十分重要的环节。因此，护理工作者必须了解应激、心理社会因素与健康的关系，从而为服务对象提供更全面的护理服务。

第一节 概 述

一、健康及其相关概念

（一）健康的基本观点

按照医学界的传统观念，一般从生物医学角度界定健康和疾病，生物学指标通常作为判断健康和疾病的最终标准。认为健康就是没有临床症状，以客观测量方法找不到身体某部分呈现病态的证据。认为疾病指身体内出现偏离正常值（生物学统计常模）的化学和物理变化，如体温升高至38℃以上。但上述健康、疾病的传统概念并不完整，未考虑个体心理特质、社会文化背景对人的健康的影响。例如大多数神经症患者，尽管其自感极为痛苦，但常因无体检和实验诊断的阳性结果而不被他人认同；又如很多病患早期无临床症状，一般常规检查也不易检出。此外，健康与疾病的标准受各国文化背景、社会道德规范和政治经济制度等影响，不同的社会人群，判断个体健康和疾病的标准不同。如美国有些州把同性恋者当作精神病患者，认为其需接受精神病专科治疗；有些国家则把持不同政见者当作精神病患。

1947年世界卫生组织（WHO）将健康定义为“健康不仅仅是没有疾病，而且是身体上、心理上和社会适应上的完好状态或完全安宁（complete well - being）”。主张除从生物医学角度，还要从心理学、社会学的角度综合考虑个体的健康问题。

1989年WHO所下最新健康定义为“生理、心理、社会适应和道德品质的良好状态”。此即较全面、科学、完整、系统的健康定义。

健康与疾病并非两个对立的概念，而是彼此相互依存、转化的统一体。从疾病的最严重状态到健康的最顶峰状态是生命的连续过程，它处于经常变化而非绝对静止状态，并呈现不同层次的适应水平。若个体与环境保持正常的适应，就意味其健康；若适应良好，即健康状态良好；若适应不良或陷入疾病状态，就意味其健康状况不良（图3－1）。

（二）心理健康的概念及标准

1. 心理健康的概念

心理健康是健康概念的重要组成部分。1946年第三届国际心理卫生联合会指出“所谓心

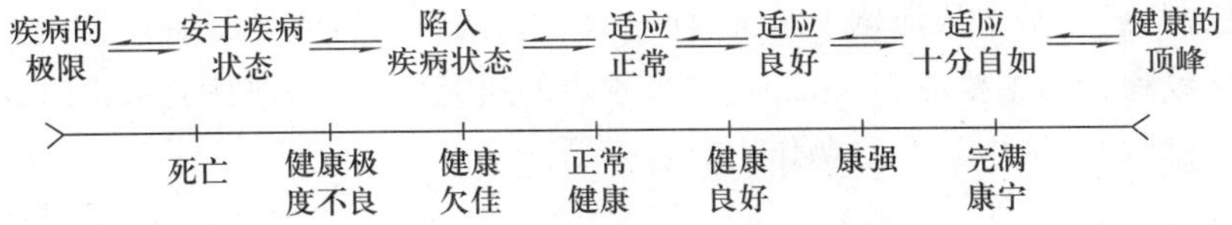

图 3－1　健康－疾病的连续过程

理健康，就是指在身体、智能以及情感上与他人心理健康不相矛盾的范围内，将个人心境发展成最佳状态。”1958 年心理学家英格利希(English H B)提出，心理健康是指一种持续的心理状态，当事人在那种情况下，有良好的适应能力，具有生命的活力，并能充分发挥其身心潜能。

目前，比较一致的观点认为，心理健康是指人的心理，即知、情、意活动的内在关系协调，心理的内容与客观世界保持统一，并据此促使人体内、外环境平衡和促使个体与社会环境相适应的状态，并由此不断地发展健全人格，提高生活质量，保持旺盛精力和愉快情绪。

2. 心理健康的标准

1946 年第三届国际心理卫生联合会曾提出心理健康的标准：① 身体、智力、情绪十分协调；② 适应环境，人际关系中彼此谦让；③ 有幸福感；④ 在工作和职业中，能充分发挥自己的能力，能够高效率地生活。

我国多数学者提出心理健康一般应具有如下标准。

(1) 有正常的智力水平：指人的观察力、注意力、思维力、想象力和实践活动能力的综合水平，智力正常是心理健康的基本条件。

(2) 有健康的情绪特征：心理健康的个体能经常保持乐观、自信的心境，热爱生活，积极向上；同时，善于调节和控制自己的情绪，使自己的情绪保持相对稳定。情绪健康是心理健康的重要指标。

(3) 有健全的意志：意志健全的标准是：行动具有自觉性、果断性、坚持性和自制力。心理健康的人总是有目的地进行各项活动；在遇到问题时能经过考虑而采取果断决定；善于克制自己的激情。

(4) 有完善的人格：人格完整的主要标志是：人格结构的各要素完整统一；有正确的自我意识和积极进取的信念、人生观作为人格的核心，并以此为中心统一自己的需要、愿望、目标和行为。不同年龄阶段的人各有其心理行为特征，心理健康者的心理年龄与多数同龄人保持一致，其心理行为也与其所扮演的社会角色相符。

(5) 有和谐的人际关系：心理健康的人，能以尊重、信任、友爱、宽容的积极态度与他人相处，往往既有广泛而稳定的人际关系，又有关系和睦的家庭；心理健康的人，常能有效地处理与周围现实世界的关系，能对社会现状有较客观的认识，观念、动机、行为能与时代发展基本同步，言行符合社会规范和要求，能对自己的行为负责，当自己的愿望与社会要求相矛盾时，能及时地进行自我调整。

二、心理社会文化因素对健康的影响

随着世界各国工业化进程加快、社会人口老龄化趋势以及人们面临的各种心理社会压力不断增加，如今威胁人类生命的疾病谱和死因结构已发生巨变。过去肆虐人类的众多传染病或得到有效控制，或已基本从地球上消失；而过去一直病因未明的心脑血管病、肿瘤、糖尿病等却成为当今导致死亡的主要原因。目前，越来越多的研究证实，心理社会文化因素在许多常见疾病的发生、发展和防治中具有重要作用。

（一）心理因素对健康的影响

心理因素对健康的影响是指影响人类健康和疾病过程的认知、情绪、人格特征、价值观念以及行为方式等，在人类健康和疾病的相互转化过程中具有重要作用。

1. 认知能力

个体认知能力不足、歪曲或认知障碍均可使个体不能对外界刺激作出现实的评价，不能作出合理的决定，从而难以采取有效的处理手段，使挫折机会增加，导致其健康状况恶化。

2. 情绪状态

愉快、平稳而持久的积极情绪可使人的大脑及整个神经系统处于良好活动状态，有利于人的潜能发挥，活动效率倍增，同时也有利于其保持身体各器官系统功能正常，使之身心和谐，促进身心健康。反之，消极的情绪可对人的身心产生不利影响，损害人的身心健康。如愤怒、焦虑、恐慌等负性情绪易造成机体的心血管功能紊乱，而发生高血压、冠心病；长期压抑、悲伤，易导致胃肠神经功能紊乱，从而发生溃疡病或慢性溃疡性结肠炎。沃尔夫（Wolff）对胃造瘘伴有胃黏膜疝的患者进行观察，发现其情绪愉快时，胃黏液分泌及血管充盈增加、胃壁运动增强；而其悲伤、自责、沮丧时，胃壁黏膜苍白、分泌减少。

3. 人格特征

人格特征对人的身心健康影响亦很大。研究结果表明，一些心身疾病具有其独特的人格特征。如与哮喘有关的人格特征是：过分依赖、幼稚、希望受人照顾、暗示性高；与癌症有关的人格特征是：自我克制、情绪压抑、倾向于防御与退缩反应等。以下介绍与人的健康关系密切的几种人格类型。

（1）A 型性格：指个体具有争强好胜、追求成就、攻击性强、缺乏耐心，常感时间紧迫、醉心于工作，时常感到有压力以及急于求成等一组行为特征。1959 年，美国学者弗里德曼（Friedman）和罗森曼（Rosenman）发现具有 A 型性格特征的成年男性高发冠心病。进一步研究发现，A 型性格者的胆固醇、三酰甘油、去甲肾上腺素、促肾上腺皮质激素等水平均偏高，因而易引起冠状动脉粥样硬化，导致冠心病的发生。

（2）B 型性格：表现为安于现状、缺乏主见、心境平和、随遇而安，不争强好胜，做事不慌不忙，不常看手表，其冠心病发生率显著低于 A 型性格者。

（3）C 型性格：被称“忍气吞声型”，个体往往过度克制自己，压抑自己的悲伤、愤怒、苦闷等情绪，不易发泄。其主要特点包括：① 过分压抑自己的负性情绪；② 行为退缩，由于负性情绪不能及时宣泄，而导致一系列退缩表现，如屈从于权势、过分自我克制、回避矛盾、姑息迁就、忍耐、谦让、宽容、依顺、合作性强，为取悦他人或怕得罪人而放弃自己的需要等；③ 易出现无助、无望的心理状态，因经常无力应付生活压力而感到绝望和孤立无援，往往表现出过分的社会化，如惯于克制、谨小慎微、顺从等。具有此类性格者的癌症发生率是正常人的3倍以上，故医学专家以英文cancer（癌）的第一个字母“C”为这种性格命名。

(4) D型性格：即“孤僻型”，往往沉默寡言，消极忧伤，易患心脏病和肿瘤。

综上所述，人格特征与个体的健康状况、疾病联系密切，它既可作为疾病的发生基础，又可改变疾病的发展进程。

（二）社会因素对健康的影响

社会因素是指与人类健康有关的社会环境中的各种事件，包括社会政治、经济、工作生活状况、医疗条件等。对于不同个体，“社会”的概念不同，内容、性质也不同。如婴儿的社会主要是母亲温暖的怀抱；幼儿的理想社会是快乐家庭；成年后个体则需面对复杂的整个社会，涉及家庭、学校、单位等社会各个方面。个体接触社会的方面越多，所面对的社会因素就越多。

1. 社会环境的动荡和变迁

政治动荡、战争、经济变革、医疗制度改革等事件，均将涉及社会的每个成员，对人的健康有直接影响。

2. 生活事件

个人生活中可对个体健康产生很大影响的事件、情境、变故等均称为生活事件（life events），包括负性事件和正性事件。负性事件如意外事故、患病、死亡、失业等；正性事件如事业成功、晋升、获奖、结婚等。正性事件一般较负性事件利于个体健康，但若个体应对不当，也可产生不利健康的后果，如范进中举后乐极生悲，便是正性事件处理不当产生的不利健康的后果。美国精神病学专家霍尔姆斯（Holmes）和雷赫（Rahe）1967年根据对5 000多人的调查结果，对生活事件进行定性和定量分析，编制了社会再适应评定量表（social readjustment rating scale，SRRS），该量表包含43个生活事件，以生活变化单位（life change units，LCU）为计量单位，并在一项研究中发现LCU与10年内的重大健康变化有关，LCU一年累计超过300者，则次年患病可能性高达70%；若一年LCU在150～300者，次年患病可能性为50%；而一年LCU小于150者，次年大多健康平安。但此类分析未考虑其他影响因素，如个体的认知评价、应对方式、人格特征和生理素质等，有一定的片面性、绝对化倾向。

3. 社会支持

社会支持指个体处于危机情况时，得到源自不同群体的帮助和关心，如家庭成员和朋友的支持。一般认为，社会支持可有效缓冲各种外界刺激所致的紧张，但如果使用不当，则可起相反作用。在医院环境中尤应注意：① 物质支持要恰当，不恰当的物质支持可加重患者的心理负担；② 注意社会认可性，如多数癌症患者刚入院时不愿过多地与人谈论病情，不愿病情公开化；③ 忌损伤患者的自尊心，只有受支持者的人际关系足以让他人参与时，社会支持才能发挥作用，而当其人际关系受危机影响变得非常脆弱时，需慎重选择社会支持的方式。

心理与生活

经济发展与健康的关系

经济发展使以前的一些健康问题得到解决的同时，也带来新的健康问题。

1. 现代社会病的产生

在社会现代化、物质文明高度发展的同时伴随着相关疾病的出现。如在物质丰富、生活水准不断提高、饮食质量不断改变、体力活动不断减少的同时，高血压、冠心病、恶性肿瘤、肥胖症、糖尿病等疾病的发病率增加，另外还出现空调综合征、电脑综合征和一些化学过敏性疾病等。

2. 心理障碍因素增加

经济发展促进社会生活方式的改变和高技术的运用，生产的专业化和自动化程度提高对劳动者的素质要求，工作上的快节奏、高效率，人际关系的复杂化和应激事件的增加使人们心理压力过重，造成心身疾病。

3. 环境污染的出现

环境污染逐步破坏生态平衡和人们正常的生活条件，对人体健康产生直接、间接或潜在的有害影响。

（三）文化因素对健康的影响

每个社会成员都在一定的社会文化环境中生活，面对众多社会文化因素，要求每个成员做出应对和选择，适应者保持健康，反之有碍健康。主要文化因素包括：① 社会道德规范、行为准则；② 社会的不同观念，如守旧与创新、落后与先进、代沟现象等不同的价值观；③ 改变语言环境；④ 异地的风俗习惯、生活习惯；⑤ 不同的宗教信仰，如贫困地区人口进入沿海发达城市务工、出国留学生随其生活环境的转移，一些个体面临大量文化因素的挑战。

心理与生活

风俗习惯与健康的关系

——库鲁病案例

风俗习惯对健康的影响，贯穿于人们的衣、食、住、行、娱乐、体育、卫生等各个环节。

场景：新几内亚高地的丛林中，妇女和孩子们正坐在火边，吃一种看上去非常像大脑的东西。这不是普通的一餐，这是在为一位非常聪明的女人举行死后的守丧仪式，妇女和孩子们正在吃的就是死者半熟的脑组织。

库鲁病只在新几内亚南部福雷族中被发现。库鲁病攻击神经系统，导致运动麻痹，3 个月到1年之内可导致死亡。此病只在妇女、儿童间流行，很少感染成年男子，因为他们的生活与妇女儿童是隔离的。其次,妇女们会在某个聪明女子死后举行仪式性食人活动,她们吃死者半熟的身体,特别是脑组织,而成年男子并不参与此活动。

一个研究组发现,库鲁病最早出现于1910年左右,几乎与南部福雷族人所采纳食人行为同时发生。然后,解释就很清楚了:当妇女们吃掉库鲁病患者半熟的脑组织时,她们无意中感染库鲁病毒。男人们因不参加这种仪式性的食人活动,其生活也与妇女和儿童隔离开来,所以他们免于感染此病。

在政府的压力下,南部福雷族人于20世纪60年代放弃了食人仪式,库鲁病的发病率显著下降。

第二节　挫折与心理防御机制

一、挫折

(一)挫折的概念

挫折是指在有目的的行为情景中,个体在趋向目标的过程中遇到了不可克服的障碍,使行为进程受阻或被延搁而产生的紧张状态与情绪反应。

(二)挫折的原因

形成挫折的原因较多,可归纳为客观外界因素和主观内在因素。

1. 客观外界因素

(1) 自然环境因素:包括很强的噪声水平,很低的照明水平,极其恶劣的气候条件、时间和空间的限制等。如病房噪声过大致患者无法好好休息;天灾致农民庄稼歉收;许多事情想到要做时因时光飞逝、年龄过大而无法如愿……无数的遗憾,都与自然环境因素有关。

(2) 社会环境因素:如在异国他乡无法克服的语言障碍;由于种族差异而受到歧视等。此类社会环境的限制,使个体实现动机和需要的目标局限在某个范围,由此而产生的心理挫折远多于自然环境所致,影响也大得多。

2. 主观内在因素

主观内在因素也称个人起因的挫折,主要涉及个人的心理和生理条件,由于某些条件的限制,致使个人的目标无法实现。

(1) 心理条件:包括个体的能力、人格、动机、需要等因素致其目标无法实现。例如智力低下者想成为杰出科学家;人格极端内向者想成为优秀公关人员;对所司职岗位毫无兴趣者,想成为优秀职业人等均属于非分之想。上述列举所定目标均超出其个体的心理能力,难免发生心理挫折。

(2) 生理条件:指由于个人的体能、容貌、身材以及某些生理缺陷的限制,导致个体不能正常生活或不能胜任工作、生活或工作中遭到失败等。例如色盲者欲报考飞行院校、青霉素过敏者长期从事其药剂配置、五音不全者想成为歌唱家等,均可因其生理条件遭遇挫折。

（三）对挫折感受的影响因素

每个人都体验过心理挫折的感受，只是程度不同，这主要与个人的抱负水平和挫折容忍力有关。

1. 抱负水平

抱负水平是指一个人对自己所要达成目标预计的期望水平。预计的期望水平高，抱负水平就高，如果个体抱负水平过高，超出其实际水平追求无法实现的目标，难免产生严重的心理挫折。一般而言，抱负水平高者比抱负水平低者更容易体验到挫折。如两位准备高考的高三学生，甲立誓考重点大学，乙却对考专科学校都没把握，当两人同时被普通大学录取时，乙感到心满意足，甲则视为失败。

2. 挫折容忍力

挫折容忍力是指个人承受挫折的能力。有人能忍受严重挫折，毫不灰心丧气，保持心理平衡；有人则遭遇轻微挫折便意志消沉、颓废沮丧、一蹶不振，甚至出现行为失常或心理障碍。个人对挫折的容忍力主要受其生理条件、过去遭受挫折的经验以及个人对挫折主观判断的影响。

（1）生理条件：高级神经系统功能强、平衡、灵活型的人比弱型者忍受性要强；身体强壮者比体弱多病者更能忍受挫折。

（2）过去遭受挫折的经验：有人历尽生活艰辛，饱经人间风霜，久经各种各样困苦的磨炼；另一种人虽无实际生活体验，但从小受过良好的家庭、学校教育，经过一定的挫折训练。上述二者均可掌握处理挫折的技巧，对挫折的忍受力较高。反之，有人从小受到过多的保护，在其后来生活中太过于一帆风顺，故缺乏受挫折的体验；还有的人虽不断地遭受各种挫折的打击，但因不善总结经验，常陷入困境久久不能自拔，这后两种人的挫折忍受力较差。

（3）个人对挫折的主观判断：同样的挫折情境，一个人可能视为严重挫折，另一个人则可能视为无关紧要，其差异是因为二人对挫折情境的主观评价不同。一般而言，心理健康者都能视挫折为现实生活中的正常现象，并勇于面对，尽可能地予以克服，且从中获得处理挫折的宝贵经验，从而使自己具有更好的适应力，维持其身心健康状态。

（四）心理挫折的常见行为表现

受到挫折后，个体会产生一系列的生理、心理与行为变化，其反应因人而异。挫折后常见的心理与行为反应如下。

1. 攻击

攻击包括直接攻击与间接攻击。直接攻击即指个体在受挫后，将愤怒直接导向造成其挫折的人或物，表现为对他人讥讽、谩骂或者拳脚相加以及损坏物体。间接攻击指个体受挫后，由于某些因素的限制（比如障碍物不明确或太强大，或不符合社会常规等，如果直接攻击会造成更大的损失），个体不能将愤怒情绪直接导向造成其挫折的人或物，而只能转向自己或第三者，向“替罪羊”发泄受挫的情感。正如一幅“迁怒图”所示：老板训斥雇员，雇员不敢反击，雇员回家与妻子吵架，妻子就打儿子，儿子转身踢小猫。这种间接攻击行为可能引发很多社会问题，如父亲打儿子，儿子迁怒社会，造成儿童行为问题甚至犯罪；学生考试不及格，迁怒于他人，造成人际关系紧张。

2. 退行

退行是指有时当个体受到挫折后，会显现与其年龄不相符的幼稚行为，如恢复其童年的习惯与行为方式，以幼稚简单方式应付当前的挫折。幼儿对问题的反应直接、简单，哭是其最常用"武器"。随着个体成长，便会逐渐抛弃其幼儿的行为方式，学会以成熟、理智、社会化的方式解决问题，但当个体遭遇重大挫折，已习得行为方式不再奏效时，其行为又会恢复为不成熟的行为模式，如成年个体遇到极伤心的事，会号啕大哭，"哭得像个孩子"。如夫妻间吵架，妻子因无法化解矛盾，一赌气回娘家，就像其孩提时有事解决不了找妈妈一样。

3. 固着

固着是指个体在受挫后，"以不变应万变"，采取刻板方式、盲目地重复某种无效动作，而不能用更恰当行为反应所取代。固着表现是行为凝固化，但不同于习惯。习惯可因行为无效或被惩罚而改变，固着却不会因挫折、无效、惩罚而改变行为，被视为变态的固执。如宅第失火时，被困室内的人拼命地推门，虽然推不开，他仍固执、反复地去推，便可因此而延误逃生机会；或许他稍微改变行为方式，轻轻拉一下门，就会发现原来"门朝里开"。固着的行为反应，通常由于挫折可降低人们的判断能力和学习新问题的能力。

4. 冷漠

冷漠是指个体遭受挫折后表现出对挫折情境漠不关心、无动于衷的态度。冷漠通常在个体长期遭受挫折而无法攻击引起其挫折的对象，又找不到适于发泄的替罪羊，且看不到改变处境的希望时发生。这是比攻击更复杂的反应，是由经验造成的习得性无助。

■ 经典实验

挫折的实验研究

在动物实验中，将狗放入仅一边有电击栏杆的笼子，狗能学会跳过另侧无电栏杆，避免电击；但若笼子两边都有带电栏杆时，狗无论怎样做都要遭受电击，它在多次尝试失败后，就不再做任何反应，而是被动地忍受电击。再如把人类作为实验对象，在实验前先让被试者回答一些问题，将被试者分为3组，给予不同难度的问题：① 能解决问题组；② 不可解决问题组；③ 无问题组。在后来的实验中，让被试者听一个很刺耳的噪声，并被告知按一个按钮就可终止噪声，①、③ 组被试者很快做出反应，终止了噪声；而第② 组则不作任何反应，被动忍受。

一般认为，如果个体每当遇到挫折，采用攻击方式就能克服挫折情境，以后他便多采用攻击方式；若其采用攻击方式不仅未克服挫折，反而带来更大挫折，那么日后就多采取逃避方式，如果不能逃避，就只能听之任之——呈现冷漠反应。但冷漠反应只是暂时、表面的，当情境改变时，冷漠反应会发生转化。其实个体在冷漠反应期间，也不能排除其心理上存在攻击与压抑之间的冲突。

是否引起冷漠反应，除与个体的学习经验有关，也与挫折本身的特点有关。容易引起冷漠反应的挫折有：长期的挫折；强大、不可克服、无希望的挫折；对于人的生存有直接威胁（可造成心理、生理的痛苦）的挫折；有攻击与压抑的冲突的挫折情境，更易导致个体的冷漠反应。如在第二次世界大战期间，被关押在纳粹集中营的很多人出现冷漠反应。

二、心理防御机制

（一）概述

1. 防御机制的概念

防御机制（defense mechanism）的概念最初由弗洛伊德（Freud）提出。弗洛伊德认为“自我防御机制是自我用以应付本我和超我压力的手段。当自我受到本我和超我的威胁而引起强烈的焦虑、罪恶感时，焦虑将无意识地激活一系列防御机制，以某种歪曲现实的方式保护自我，缓和或消除不安和痛苦。”时至今日，防御机制已成为精神分析心理学的核心概念。多数学者将其定义为：人们面对应激情境时，无意识采取的手段。正确理解防御机制的概念，应注意以下3点：① 防御机制属于精神分析理论的内容，是个体无意识采取的应付应激情境的手段；② 防御更多地取决于人体自身的心理特点（特别是人格特征）；③ 对同一个体，所使用防御机制具有相对稳定的特点，较少随情境而发生大的变化。

2. 防御机制的特征

（1）防御机制的作用在于减弱、回避或消除消极的情绪状态。它们对维持个体的心理健康常态起着重要作用。防御机制本身不是病理性的，但若正常防御功能的作用改变可引起心理病理状态。

（2）防御机制通常不是人们有意运用的，而是无意识或是部分无意识的。尽管有时人们会做一些有意识的努力，但真正的防御机制是无意识进行的。

（3）防御机制通过自我肯定支持自尊，保护并防护自己免于伤害。它常常涉及对现实的歪曲，因此自我防御机制需借歪曲知觉、记忆等以完全阻断某一心理过程而使自我免于焦虑。实际上，防御机制也是一种心理的自我保护。

（4）防御机制可同时以两种或两种以上方式共同发挥作用。例如某公司职员受到上司的批评后说：“我才不在乎呢！”随后便在工作中有意无意地摔打办公用品来发泄其心中的愤怒，此即合理化与迁怒的双重防御机制作用。

（二）心理防御机制的分类

弗洛伊德最初提出9种防御机制，近些年哈佛大学成人发育研究所所长乔治－威廉特（George E Vaillant）对防御机制进行了研究，他通过系统观察和统计分析，总结了18种防御方式，分成自恋型（精神病型）、不成熟型、神经症型和成熟型4个层次。他认为，这4个层次不仅可反应个体防御机制从小孩到成年人的发展过程，也是一个人从病态到健康转变的连续体。威廉特的防御机制分类如下。

1. 自恋型心理防御机制

婴幼儿常采用这种防御机制，正常成年人多暂时使用，因精神病患者常极端地采用，故又称精神病型。包括否认、曲解和外射等。

2. 不成熟型心理防御机制

这种防御机制多发生于幼儿期，也常被成年人采用。包括内射、退行和幻想等。

3. 神经症型心理防御机制

少儿时期得到充分采用，成年人常采用，但神经症病患者常极端地采用，故称神经症型。包括合理化、转移、反向、抵消、补偿、隔离和压抑等。

4. 成熟型心理防御机制

这种防御机制出现较晚，是一种很有效的心理防御机制，成熟的正常成年人经常采用，包括幽默、升华和压抑等。

（三）主要心理防御机制

1. 压抑（repression）

压抑是一种最基本的心理防御机制，指一个人把不能被社会道德规范或自己意识所接受的冲动、欲望、情感等不知不觉地压抑到其潜意识中，使自己意识不到而致内心保持心境的安宁。日常生活中，人们常常选择性地“遗忘”痛苦的事情。但这种遗忘并非真正的遗忘，而是将一些痛苦的事情转入个体的潜意识领域，它们仍然有机会逸出，如“触景生情”。被压抑的内容人们平时虽然意识不到，但在特殊情况下会影响人们的日常行为，例如梦境、笔误、口误等或许就某种程度地反映个体压抑的动机和冲动。根据精神分析的观点，人们压抑在潜意识的冲突内容过多，超过自我的控制能力，就可能从其他途径显现，表现为心理障碍、心身障碍或精神疾病等。精神分析治疗的目标就是挖掘患者潜意识的冲突即致病情结，并设法将其带到意识领域，最终消除疾病症状。

2. 否认（denial）

否认是一种较原始、简单的心理防御机制，指个体拒不承认现实的某些方面，以减轻焦虑和痛苦的心理防御机制。例如明明心爱的人已亡故，却仍然坚信他还活着，甚至还想为他做些什么。即使一个癌症患者本人就是通晓该疾病的医生，也会否认自己患有难以治愈的疾病并迫近死亡。犹如鸵鸟把头埋在沙里就意味其无法接受的东西不存在了，否认正是这种逻辑。这个过程可使个体逐渐地接受现实，缓冲坏讯息所造成的巨大痛苦，从而暂时维持心理平衡。故否认是一种具有保护性质的正常防御，只有当其被过于频繁使用而干扰人们的正常行为时才是病态的。

3. 投射（projection）

投射是一种常见的基本心理防御机制，指个体将自己内心某些不能为社会规范或自我良心所接受的感觉、态度、欲望、意念等转到外部世界或他人身上以掩饰自己，逃避或减轻内心的焦虑与痛苦的做法。人们常说的“以小人之心，度君子之腹”就是典型的投射表现。使用投射式人格测验，让患者把真实想法投射到测验中，主试者即可借助此类测验发现患者真实的内心世界。

4. 反向（reaction）

反向是由于社会道德与规范的制约，个体将潜意识中不能直接表达的欲望和冲动通过截然相反的方式呈现，以减少其焦虑，维护安宁。这是一种“矫枉过正”的防御方式。如日常生活中，有人明明非常需要得到某件东西，却非要把它让给别人；又如住院患者明明非常担心自己的病情却故意装出无所谓的态势等现象，均属于反向的防御方式。

5. 转移(displacement)

转移是个体由于受各种条件的限制,把对某一对象的欲望、情感或行为意向不自觉地转向其他可替代的对象,以减轻自己的心理负担。例如一个孩子犯错误被其母亲处罚后,满腔愤怒又难以顶撞,转而踢倒身边板凳,把对妈妈的怒气转移至身边的物体。此时虽然孩子发泄冲动的客体有所改变,但冲动的性质和目的均未发生改变。

6. 抵消(counteraction)

抵消是一个人以象征性的动作、语言和行为,抵消已发生的不愉快事件,弥补其内心的愧疚,解除焦虑。如随口说了不吉利的话就以“吐口水”或说句吉利话抵消其晦气或不吉祥的感觉。又如有人除夕夜不小心打碎了碗,赶紧按习俗说句“岁岁平安”;有人为缓解丢失钱财的懊恼就以“破财消灾”自我安慰等。

7. 合理化(rationalization)

合理化是一个人遭遇挫折后,为自己的行为或处境寻找自我认可的理由(即使有时理由实际上站不住脚)以摆脱其焦虑或痛苦状态的做法,又称文饰作用。如有人体罚儿童可说成“玉不琢不成器,树不伐不成材”“棍棒底下出孝子”等。合理化常有两种表现:一是酸葡萄心理,即把得不到的东西说成“不好的”。伊索寓言中曾讲一只非常爱吃葡萄的狐狸,看见葡萄架上挂满了葡萄,很想吃,可就是够不着。狐狸不愿承认其没能力吃到葡萄,反说葡萄酸,自己压根不想吃。二是甜柠檬心理,即当得不到甜葡萄而只有酸柠檬时,就说柠檬是甜的。两者均是企图掩盖其错误或失败,以保持内心安宁的表现。日常生活中,人们也经常使用合理化机制。

8. 升华(sublimation)

升华是一个人把因社会不能接受而被压抑的本能欲望导向更高级、人们所接受的活动。使用升华机制的例子不胜枚举,例如歌德一生经历过很多次失恋,他却因此创作出包括《少年维特的烦恼》在内的许多佳作。因升华不但能使人的内心冲动得以宣泄,而且可使个人获得成功满足感,常被认为是最具有积极意义的建设性防御机制。

9. 倒退(regression)

倒退是当一个人遇到困难或挫折时,放弃已学到的较成熟的应对策略和方式,反而使用早先较幼稚的方式应付困难或满足己欲,也称退行。退行现象常见于儿童,也常发生于成年人。例如当一个成年人遇到困难无法应付时,便觉得自己的“病”加重了,需要休息,以此退回儿童时期被人照顾的情境中,此即无意识地使用倒退的防御机制。运用倒退的防御机制主要为争取别人的同情和关心照顾,以减轻其心理的压力和痛苦,如有些病人经手术后,已完全康复也不愿出院,这表明病人的心理发生倒退,想尽量避免其担负的成年人责任以及随之而来的恐惧和不安。临床上使用倒退行为的常见于癔症(歇斯底里)和疑病症患者。

10. 幻想(fantasy)

幻想是一个人遇到困难时,利用幻想方式,使自己脱离现实,从幻想境界中获得内心满足。其实“白日梦”就是一种幻想。儿童的幻想大多是正常现象;正常成年人偶尔为之,也可暂时缓解其紧张状态。但若成年人经常采用幻想方式,特别是分不清幻想与现实时,即可能为病态心理。如一名体弱儿童受到年长孩子的欺负时,就幻想自己变成个大力士,使所有人都怕他,这便是正常儿童的常见心理;但若成年人常出现与其类似的幻想,则多为病态表现。

11. 幽默(humor)

幽默是当自己处于困境时,以说俏皮话等幽默的方式加以处理,从而帮助自己摆脱困境。幽默是一种积极而成熟的心理防御机制,对个体心身健康颇有益处。

12. 代偿(compensation)

代偿又称补偿,指一个真实或幻想的躯体或心理缺陷可通过补偿而得到非常有效的纠正,从而可解除由某些缺陷所致的内心痛苦,且为一个有意识或无意识的过程。如有些残疾人可通过惊人努力而成为世界著名的运动员,有的口吃者可经勤学苦练成为说话流利的演说家,双目失明者可成为优秀音乐家等。代偿本身是一种较为成熟的防御机制,它可以帮助个体克服人生遇到的种种挫折;但若过度使用而成为过度代偿则属病态。如有些自卑感很强的个体由于过度代偿,显现自以为是、攻击好斗等特征,即属于心理异常。

第三节 应激与应对

一、应激概述

(一)应激概念

加拿大生理学家塞里(Selye)认为:应激是人或动物有机体对环境刺激的一种生物学反应现象,并且是非特异性的。塞里的应激学说被称为一般适应综合征(general adaptation syndrome,GAS)。20 世纪 50—60 年代,美国心理学家拉扎勒斯(Lazarus)强调认知因素在应激反应中的中介作用,他把应激看做是个体与环境间失衡而产生紧张的一种主观能动的过程,给应激概念注入了新的内涵。

对应激的界定,虽然不同学者、理论模型持各自见解,但目前大家普遍认为,应激是个体"察觉"各种刺激对其生理、心理及社会系统构成威胁时出现的整体现象,所引起的反应可以是适应或适应不良。此定义把应激看做一个连续的动态过程,它既非简单刺激,也非简单反应,而是受多种中介因素影响的动态过程。其过程既包括作为应激源的刺激物,也包括应激反应,更重要的是还包括有机体与刺激物或环境之间的互动作用。

(二)应激的理论模式

应激的理论模式指解释应激发生、发展过程的理论体系。借助于以下理论模式,可以更好地理解应激的内涵。

1. 应激的生理模型

应激的生理模型也称为"生理应激理论""应激的反应模型"和"一般适应综合征",由塞里首先提出。它把应激分为警觉反应期、抵抗期和衰竭期 3 个阶段。当生物体遭遇到体内或体外应激源时,就会发生警觉反应。由此而引起一系列防御反应。主要表现为心搏加快,心肌收缩加强;汗液增加;呼吸频率增加,为身体提供更多的氧气;消化系统的活动减少等。如果这种反应有效,警戒就会消退。否则,就会进入应激的抗拒期。此期,人体内还会出现各种复杂的神经生理变化,以使机体可动员全身资源抗拒应激源。如果应激源仍然存在,就会进入衰竭期。此时人体的能量已耗尽。表现为焦虑、头痛、全身不适、精神紧张持续加重,不久后即可能衰竭死亡。

塞里认为,应激是非特异性的,即尽管环境刺激或需求可能多种多样,但有机体的生物学反应却相对不变。例如寒冷、酷热、灾难、疾病、人际冲突等均能产生相同的生理反应。

2. 应激心理模型

我国学者姜乾金提出认知心理应激作用过程模型(图 3－2)。在此模型中,生活事件、认知评价、应对方式、社会支持、个性、心理反应、行为反应以及生理反应等都是应激的相关变量,可分别从应激源(刺激物)、应激中介变量、应激反应 3 方面来认识。

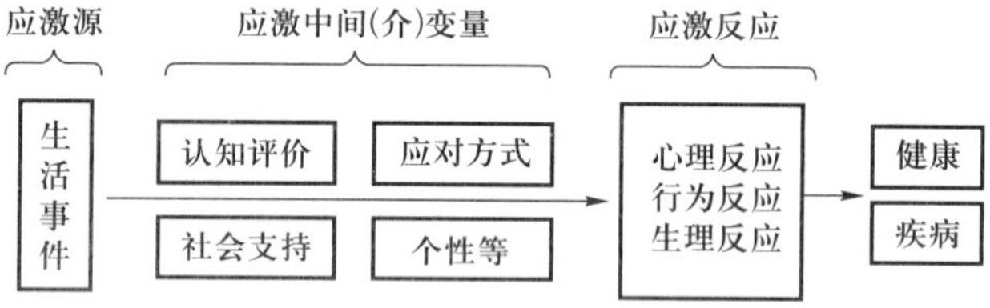

图 3－2 认知心理应激作用过程

二、应激心理模型解读

根据心理应激作用过程,应激心理模型可以从应激源(刺激物)、应激中介变量、应激反应和应激结果 4 方面来解析。

(一) 应激源

1. 应激源的概念

应激源(stressor)是指能够引起个体产生应激的各种因素。应激源既包括客观刺激,也包括人的主观评价。例如两个人的高考成绩相同,其中较容易满足者认为其成绩不错,没有任何应激;而另一个追求完美、对自己期望值较高者则认为自己考得太差,需面对很大应激。

2. 应激源的分类

(1) 根据应激源的性质属性:应激源可分为四类。

躯体性应激源:指直接作用于躯体而产生应激的刺激物,包括理化因素、生物因素和疾病因素等,例如冷、热、噪声、机械损伤、细菌、病毒、放射性物质等均属于躯体性应激源。

心理性应激源:主要指导致个体产生焦虑、恐惧和抑郁等情绪反应的各种心理冲突和心理挫折。心理冲突是一种心理困境,因个人同时有两种动机却无法同时获得满足而引起的冲突。心理挫折指个体在从事有目的的活动过程中,遇到无法克服的障碍或干扰,致使个人动机无法实现、个人需要不能满足的一种情绪状态。日常生活中,人们随时随地都可能遭遇挫折的情境,因而产生挫折。例如因患重病而不能工作,婚事遭到父母反对,经济困难而不能上学等。

社会性应激源:社会性应激源范围极广,日常生活中大大小小的事,诸如战争、动乱、天灾人祸、亲人去世、子女生病、家庭冲突等都属于此类。社会性应激源是人类生活中最为普遍的一类应激源,它与人类的许多疾病有着密切的联系。

文化性应激源:指一个人从熟悉环境到陌生环境中,由于生活方式、语言环境、价值观念、风俗习惯的变化所引起的冲突和挑战。文化性应激源对个体的影响持久且深刻。

(2) 根据事件的现象学:应激源可分为:① 工作相关因素;② 家庭和婚姻问题;③ 人际关系问题;④ 个人健康问题;⑤ 自我实现和自尊因素;⑥ 经济问题。

(3) 根据事件对个体的影响:应激源可分为:① 正性生活事件,即个人认为对自己的身心健康具有积极作用的事件;② 负性生活事件,指个人认为对自己产生消极作用的不愉快事件。

(4) 根据事件的主客观属性:应激源可分为:① 客观事件,即不以人的意志为转移的事件,如生老病死和天灾人祸;② 主观事件,即以个体主观因素为主的事件。

(二) 应激中介变量

应激中介变量指机体将应激源的输入信息转化为输出信息(引起的应激反应)的加工过程。中介变量是介于应激源和疾病之间起调节作用的因素,现代心理应激理论认为,中介变量分两大类:第一类是生物因素,包括躯体素质、生理状态、遗传特性和自然环境等;第二类为心理社会中介变量,主要影响因素有认知评价、应对、人格和社会支持等。下面主要介绍第二类中介变量。

1. 认知评价

认知评价是影响应激反应的一个重要中介因素。认知评价指个体根据自身情况对应激源的性质和意义所做出的估计。对同样的应激源,认知评价不同,所引起的应激反应也截然不同。例如某武术冠军路遇一个强盗,他会认为强盗未对他造成任何威胁,甚至他还可趁机教训强盗。此情况下,“路遇强盗”几乎未引起武术冠军的应激反应。但若普通人路遇强盗,其应激反应就会比较强烈,原因在于其自认“势单力薄、被强盗抢走财物,甚至危害其安全等”,他必须迅速作出战斗、逃跑或屈服的决定。许多研究表明,认知评价在疾病尤其是心身疾病的发生、发展以及康复中具有重要的意义。

但认知评价并非是完全独立的因素,它既受其他因素的影响,又影响其他因素。首先,个体人格特征可在一定程度上影响其认知评价。例如对同样的生活事件,乐观者往往比悲观者做出更积极的认知评价。其次,社会支持也在一定程度上影响个体的认知评价;受认知评价影响较为明显的因素是应对方式。例如当人们认为某应激源可控制时,往往会以问题应对的方式应付应激源;而如果认为某应激源不可控制时,往往会以情绪应对的方式应付应激源。

2. 社会支持(social support)

社会支持是指个体与社会各方面包括家庭、亲朋、同事、组织和社团等精神上、物质上的联系,具有缓冲应激的作用,能减缓心身疾病的发生和发展。它是个体可利用的外部资源,是个体影响应激反应的外部中介变量。它与应激反应程度呈负相关,对健康具有保护性作用。研究证明,得到较多社会支持的个体具有较高的心身健康水平,个体遭受的生活事件刺激越少,应激过程的心身反应越弱。

社会支持与疾病关系的机制存在两种假说:① 独立作用模式,认为社会支持对健康具有直接的保护作用,不需要在心理应激条件下才发挥作用,而是通过社会支持本身的作用维护个体良好的情绪,促进健康;② 缓冲作用模式,认为社会支持本身对健康无直接影响,而是通过提高个体对生活的应对能力和适应性而起到对健康的保护作用。

社会支持对应激的缓冲作用主要体现在以下几方面:① 具有减轻应激事件反应的作用;

② 能改变个体对应激事件的认知评价，提高对再次应激的预测力和耐受力；③ 有助于角色的转变，并调整个体的言行；④ 影响个体内部的应对策略，恰当运用防御机制和宣泄，使被支持者的行为向更为有效活动的方向转变；⑤ 减少应激事件对个体自尊和自控感的损害，重建自信心；⑥ 对个体适应应激环境有直接作用，能消除某些应激源，解决应激事件造成的不良后果。

前沿与动态

社会支持分类

研究者从各自理论和研究目的出发，运用多种方法对社会支持进行了划分。Obb(1979)将社会支持区分为情感性支持、网络支持、信息性支持、物质性支持、工具性支持和抚育性支持6种。House(1981)将社会支持行为划分为情感支持、帮助、信息共享和工具性支持4种。我国学者肖水源经总结文献，将社会支持分为3类：① 客观、实际或可见的支持，包括物质的直接帮助和社会网络、团体关系的存在和参与；② 主观体验到的或情绪的支持，指个体感到在社会中被尊重、支持、理解的情绪体验和满意程度，与个人的主观感受密切相关；③ 个人的利用度，指个体遇到生活事件时，能够利用别人的支持和帮助的程度。但有些人在遭遇生活事件时虽可获得支持，却拒绝别人给予的帮助。他还根据这种分类编制了社会支持量表，此量表在国内已得到推广使用。

前沿与动态

社会支持影响心理健康的机制

目前学术界关于社会支持影响个体心理健康的机制尚有分歧，存在两种不同的观点和假设模型。

一种观点是独立作用假说，也称为主效应模型(the main - effect model)。该理论认为，无论生活事件存在与否，个体是否处在压力状态下，社会支持始终具有一种潜在的维护身心健康的作用。由于此结论源自研究的统计结果，因统计结果仅发现社会支持对个体身心反应症状的主效应，而未出现社会支持与不良生活事件之间的交互作用，故称为主效应模型。

另一种观点是缓冲作用假说，也称为缓冲器模型(the buffering model)。这种观点认为社会支持对健康的影响在于其可缓冲生活事件对健康的损害，但其本身对健康无直接影响。缓冲作用主要体现在两个方面：其一，社会支持可影响个体对潜在应激事件的认知评价，即由于个体认识到社会支持存在，不会把潜在应激源评价为现实应激源。其二，应激源产生后，足够的社会支持可帮助个体消除或减弱应激源的影响，并对应激源进行再评价，从而缓解应激反应症状。

3. 人格与应激

英国心理学家Bright(2002)指出，人格因素影响个体对应激源的反应。这种情况发生在人格缓和应激源与应激反应的关系的情形下，可称之为缓和效应。例如韧性(hardness)较强的个体在同样应激情境下较少出现应激反应。在此机制中,人格不但可直接缓冲应激反应,还通过人格影响包括认知评价、应对方式、社会支持等在内的其他应激因素实现其缓冲效果。

人格特征主要通过以下几种途径对应激与心身疾病的发病过程产生影响:① 人格特征决定个体的行为类型、生活方式和生活习惯;② 影响个体对社会、心理、生物刺激物的认知评价,甚至决定生活事件的形成;③ 影响个体对外部环境刺激、挑战、竞争的应对方式、适应能力及其效果;④ 影响个人同他人的人际关系,从而决定社会支持的数量和质量;⑤ 人格与应激反应的形成和程度相关。

4. 应对方式及处理方法

(1) 应激的应对方式

1) 应对的概念:指个体为管理超出自身资源的需求所做出的认知和行为上的努力。

2) 应对的分类:根据其研究提出应对方式的3种类型。① 积极的认知应对,指个体希望以一种自信有能力控制应激的乐观态度评价应激事件,以便在心理上有效地应对应激。② 积极的行为应对,指个体采取明确的行动,希望以行动解决问题。③ 回避应对,指个体企图回避主动对抗或希望采用间接方式如过度饮食、大量吸烟等方式缓解与应激有关的情绪紧张。

3) 应对方式的测量:应对方式的测量主要有3种方法。① 心理生理和表情测量法;② 行为观测法;③ 自我报告法。心理生理和表情测量法需要一些较为精密的仪器作为测量工具,在具体操作过程中存在一定困难,故采用这种方法测量应对方式的研究较少。行为观测法指通过观察一个人在应激情境下的所作所为推测他的应对方式。例如对接受心脏导管插入治疗的患者进行研究,把患者坐立不安等行为作为指标。但由于选取应对行为指标的困难以及这种方法的成本较高,行为观测法的使用也很有限。自我报告法是当今使用最为广泛的方法,在自我报告法中使用最广泛的是问卷法。

(2) 应激的处理方法:应激的处理方法涉及可利用资源及处理策略(图3-3)。

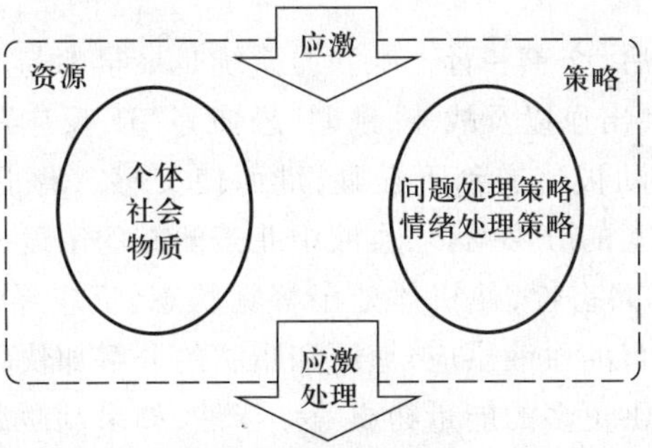

图3-3 应激处理

1) 资源:指用以处理应激的基本材料,包括个体资源、社会资源和物质资源。个体资源包括一些有助于个体处理应激的特点或态度,如自尊、自信、自谦、信念、价值、控制感和自我效能等。这些人格特点都是影响应激反应的重要因素。社会资源指个体的密切关系和扩展网络,即通常所说的社会支持,它具有屏障作用,可有效防止个体受应激的消极影响,也是最重要的应对资源和缓解应激反应的中介因素。物质资源包括满意的健康、足够的体力,还包括实际的资源,如住房和金钱等。

2）策略：分为问题处理策略和情绪处理策略。

问题处理策略：包括：① 解决问题，许多事情之所以是应激源，是因为人们不具备解决问题的能力。当问题解决后，应激便随之消失。所以，学习具体问题的解决策略，提高解决问题的能力，是最直接的应激处理策略。例如学生处理考试类应激的最有效方法就是牢固掌握知识，具有通过考试的信心，应激即不存在。② 社会技能，日常生活中的许多应激源由人际关系不协调引起，故加强社会技能的训练，例如有效的人际沟通、适当的自我暴露等可大大减少源自人际关系的应激源。③ 寻求信息，未来处境的不确定性往往给人们造成较大应激，使用寻求信息的技能可帮助人们最大限度地降低不确定性以及由此引发的应激。④ 应激监督，指个体对其身边可能出现的应激源进行监督。

情绪处理策略：包括：① 紧张消除，是最常用的技能。消除紧张的方法很多，Matheny 小组发现放松是最常用的治疗步骤，并且有最大的积极应对效果。② 认知重组，指一种十分常见的积极应对策略。其重要性在于能改变个体对某个事件和情境的评价，从而消除或减少应激。③ 积极转移，也称为注意转移，指以建设性活动把注意力从痛苦思绪中转移。例如当遇到令人沮丧的事情时，读书、参与体育锻炼或看电影等都可起到转移注意力的效果。④ 自我暴露或宣泄，自我暴露指能向他人交流思想和感情；宣泄指释放或澄清情感。⑤ 逃避和退缩，指个体以身体或心理离开特定环境以寻求消除应激源。如某学生因怕听到上次考试成绩差而选择逃课。

（三）应激反应

应激反应（strain）指个体由于应激源存在而导致的各种生理、心理、行为等变化。人在应激源的刺激作用下，会产生各种各样、涉及多个层面的应激反应。一般说来，应激反应可分为以下两种。

1. 应激的生理反应

首先，应激源作用机体后，交感－肾上腺髓质系统是最早参与应激反应的系统之一。坎农认为，当有机体遇到寒冷、大出血以及战斗、逃避、恐怖等“3F 反应”（flight，fight，fright reaction）时，刺激物所引起的神经冲动被传递到下丘脑，继而使交感－肾上腺髓质系统发生兴奋。此时，肾上腺素和去甲肾上腺素的分泌增多，血液中儿茶酚胺的浓度也大幅度上升。儿茶酚胺作用于中枢神经系统，提高其兴奋性，使机体处于警觉状态，反应灵敏；心搏加快使心排血量增加，有利于改善周围组织器官的血液供应；糖原和脂肪的分解加快，使血糖、血浆游离脂肪酸浓度上升，以便向组织细胞提供更多的能量物质等。当然，如果刺激源的刺激强度过强或时间过久，也会造成副交感神经的紊乱或相对增强，表现为低血糖反应及休克等。

其次，应激的生理反应的发生机制可用塞里的“一般适应综合征”（GAS）理论解释，即当有机体受到创伤、失血、感染、中毒、缺氧、剧烈的环境温度变化以及精神紧张等刺激时，神经冲动会作用于神经系统不同部位，最后将信息汇集于下丘脑促肾上腺皮质激素释放因子（CRH）神经元，从而引起 CRH 分泌。CRH 通过脑垂体门脉系统作用于腺垂体，促使腺垂体释放促肾上腺皮质激素（ACTH），进而促进促肾上腺皮质激素特别是糖皮质激素可的松（cortisone）和氢化可的松（hydrocortisone）的合成与分泌，从而引起一系列生理变化，例如血糖上升，蛋白质和脂肪代谢增快，水、电解质代谢加快等。

最后，当一个人长期处于应激源刺激下，还会损害人的免疫系统，这是通过“下丘脑－神经途径”和“下丘脑－垂体途径”作用于免疫系统所致。当有机体长期处于应激源刺激下，下丘脑受到损害。神经系统通过儿茶酚胺及阿片类物质作用于胸腺、淋巴结等免疫细胞的受体，从而影响这些免疫细胞的免疫因子合成和释放。另外，下丘脑还通过垂体释放ACTH、β－内啡肽，两者均可作用于淋巴细胞表面受体，影响机体免疫功能。短暂且微弱的应激一般对机体免疫功能不构成损害，只有当应激持续几周甚至几个月以上，才会减弱免疫系统的功能，使机体在各种疾病面前变得脆弱不堪。因此，长期处于应激状态下，可增加人的患病机会。

2. 应激的心理反应

应激的心理反应分为认知反应、情绪反应和行为反应3种。

（1）认知反应：应激引起的认知反应可分为积极、消极两种。适当的应激水平可引起积极的认知反应，例如警觉水平提高，注意力集中，观察更加细致，记忆效果更佳，思维更加敏捷等。但如果应激水平较高或长时间处于高应激状态，就会引起消极的认知反应，包括注意力范围缩小，注意力更容易分散，难以较长时间保持聚精会神的状态；短期和长期记忆力减退，记忆范围缩小，对非常熟悉的事物的记忆、辨别能力下降，且经常遗忘正在思考或谈论的事情；组织能力和长远规划能力退化；错觉和思维混乱增加；客观公平的评判能力降低等。

（2）情绪反应：认知引起的情绪反应也有积极、消极之分。适度的应激水平会使人保持适度的紧张和焦虑，从而有助于完成任务。但当应激水平过高时，身体和心理的紧张则迅速增加。伴随着高强度应激，人变得非常焦虑和恐惧。抑郁也是高强度应激的表现，它是包含悲哀、痛苦、羞愧、寂寞、孤独等多种情绪反应的复合性负性情绪。另外，高强度应激还会使人变得多疑、过分敏感；甚至人的性格特征变化，如由热心到冷漠，由民主到独裁；感情爆发的次数增多；经常出现悲观失望的心理；自我评价迅速降低，无能力、无价值的感觉增强等。

（3）行为反应：高强度应激所致行为反应包括：语言问题增加，如口吃出现或加重；工作热情降低，迟到和旷工次数增加，一向对工作认真负责者也会如此；对原来兴趣浓厚之事感到索然无味，如原来非常喜欢打球的人不愿玩球；吸烟、饮酒以及滥用毒品、药物现象增加；睡眠质量下降甚至失眠；以玩世不恭的态度对待别人委托的事情；往往忽视一些新信息，难以注意细节问题；工作出现失误时将责任转嫁于他人；解决多数问题采取事不关己，高高挂起的态度；出现离奇古怪的行为，如经常自言自语、独自发呆或者做白日梦等；严重者还会出现自杀倾向。

应激的生理、心理、行为反应均因人而异，并非每个人都出现以上所有应激反应。

（四）应激结果

在每个人的一生都有可能遭遇应激，但应激结果却因人而异，有个体产生积极性的改变，也有的人却出现了严重的身心功能障碍。造成差异的原因与个体的自身条件、社会文化背景、个体对应激的主观评价和应激源的性质等有关。一般而言，适度的应激对人的健康和功能活动有促进作用，使人产生良好的适应，而长期、超强度的应激则使人难以适应，最终损害个体健康。

(1) 积极影响:适度的应激使机体维持一定的唤醒水平,可以排除寂寞与无聊,调动个体的能动性,从而增强工作效率。如在感觉剥夺和单调的环境中,人们的注意力不能集中,情绪不稳定,甚至会出现精神病理现象。而且成长过程中的应激体验,也可以提高以后的应激适应能力。如果在青少年的成长过程中,过分给予保护,长大后很难独立地进行社会活动和生活。

(2) 消极影响:应激的消极影响主要指高强度的或者持续时间长的应激源。近几年来研究集中在以下几方面。

崩溃:这是一种由于强烈的工作应激而带来的一种无助、无望的情感。往往由于逐渐累积的繁重职业应激源所致,是一种体力与情绪的耗损,人们常会表现为"生活很累"。随着社会节奏的加快和竞争的剧烈,这类应激将逐步增加。主要表现为失眠、不安、焦虑;疲乏、淡漠;严重者出现慢性抑郁、心身疲惫,极端者有可能产生自杀念头。

延缓应激反应:是指在高度应激情境下,当时不发生应激反应,而是在事后一段时间才体验到应激反应。如战争、地震、空难、洪水、火灾等灾难事件之后。所以,延缓应激反应又称"创伤后应激障碍"。据报道,越战中目睹严重轰炸的幸存者中约 1/3 的人员有此反应,主要表现为夜惊、疲劳、焦虑、难与人相处、注意力不集中、性功能低下、情感缺失等。

三、突发灾难事件的心理危机干预

(一) 突发灾难事件概述

WHO 的培训手册将灾难定义为"一种严重的生态学和心理社会学破坏",它是极其复杂、具有多个维度的现象,涉及生态学、经济学、物质、心理学、社会学、情绪和政治方面的含义,它极大地超出受累人群的应对能力。遭遇灾难的人们常伴有极其痛苦的内心体验,大多数人的最初反应是震惊、诧异、愤怒、无助和慌乱等情绪表现特征。随着时间流逝,初期的情感特征可逐渐减弱、消失。但某些幸存者的应激反应会比较持久,甚至可导致各种形式的精神疾病、行为改变或身体健康状况的变化。国内张本等人 1999 年对唐山大地震人群的创伤后应激障碍(posttraumatic stress disorder,PTSD)患病率进行了专门调查,发现时隔 20 多年后,灾区人群的患病率仍然较高,个体远期心理健康水平较低。因而,仅仅关注经历灾难人群的躯体创伤还不够,还需关注他们的心理状态,进行心理危机干预,真正地帮助他们安度危机。

灾难与危机过后,需要危机干预的人群包括 6 级:一级指直接卷入灾难的幸存者,他们对灾难的感触最深,受到的影响最大,心理应激最强烈;二级指与一级受灾者有密切的个人和家庭联系的人群,他们可能也同样承受着悲哀与内疚的反应;三级指从事援救搜寻的工作者与社区成员,他们也是心理援助的对象,因为他们需要较长时间地面对幸存者甚至罹难者,他们所承受的心理压力甚至大过罹难者亲属;四级指受影响区域以外、向受灾者提供援助的成员;五级指临近灾难场景时心理失控的个体;六级为不同人群的混合。目前,由于人力、物力的限制,我国的灾后危机干预主要涉及前三级。

我国重大灾难后的心理危机干预于 2002 年 5 月大连空难后开始步入系统化轨道;2003 年的 SARS 期间,进一步得到政府和相关部门的重视;2008 年四川汶川大地震,政府把对灾民实施心理援助、心理干预作为抗震救灾重要工作予以高度重视,心理学家、社会学家、教育工作者深入到抗震救灾现场,对受灾群众实施心理干预,对缓解和消除灾民的应激反应发挥了重要作用。

（二）突发灾难事件的心理危机干预原则

个体遭遇突发性异常事件时，常表现为现实感丧失，对过去和现在有不恰当认识，对前途也不抱希望，绝望感、无助感使其情绪自控能力降到最底线。因此，心理干预工作者在对其进行危机干预时应把握以下基本原则。

1. 正常化原则

该原则强调在应激干预活动中，建立心理创伤后调整的一般模式，涵盖在该模式中的任何想法和情感均属正常，尽管有时是痛苦的情感体验。干预者必须建立起"合理即正常"的理念。只有"正常"，才意味着一切应激反应都在干预者的掌握中，当干预者向当事人解释为什么其反应为正常的同时，被干预者已主动参与到自己的情绪调整过程中了。

2. 协同化原则

干预活动的双方关系必须是协作式，最好建立一个联盟或俱乐部，对自尊感和安全感降低的个体要适当地授权，让其恢复自我意识。此原则对目睹亲朋好友遇难的创伤场景者尤为重要，一些极端残酷的创伤场景可使目击者的自我意识和生存价值感下降，严重者可导致精神分裂状态。

3. 个性化原则

个体受到突发事件应激后康复通道具独特性，Weybren 等人早在 1967 年就指出，人类应激反应非常复杂，个体反应就如其手印一样与众不同。此原则给予的启示在于，当个体受到各种突发事件应激时，其独特通道应被期待和重视，干预者在遵循解决问题的一般指导原则的同时，也要估计到个体的特殊性，应与当事人共同面对问题，一起寻找适合他们的个性化调整模式。

（三）突发灾难事件心理干预的一般方法

1. 认知干预

研究表明，个体对紧张性应激的理解和评价以及采取的具体应对措施与个体出现的应激反应程度有关。因此，提高个体对急性应激的认知水平，与求助者共同寻找科学依据，纠正其不合理思维，有助于其提高应对生理、心理的应激能力。

2. 社会支持

社会支持包括家庭、社区、自助群体等社会支持干预系统。家庭支持的治疗效果最为显著，治疗者应正确评估当事人的家庭支持能力，并帮助强化其能力。家庭治疗的关键条件是引起创伤的紧张性刺激需清晰，问题要指向全家，而非完全由当事人承担。

3. 药物干预

传统的药物干预主要以减轻应激/焦虑反应为主的对症处理。目前较合理的药物干预包括两个环节。

（1）减轻棘手的急性症状，以促进心理干预效果和采取新的应付方式。

（2）生物治疗：研究表明，三环抗抑郁剂和单胺氧化酶抑制剂临床效果较好。

另据研究报道，选择性五羟色胺再摄取抑制类药物有较好的干预效果。目前提倡采取药物干预的同时，需辅以心理治疗和心理社会康复治疗，强调急性应激干预的多维性。

急性应激的特殊干预模式和方法

1. 关键事件应激报告(critical incident stress debriefing, CISD)

CISD是1983年米切尔(Mitchell)在吸取“及时、就近和期望”军事应激干预原则经验的基础上，提出的为维护受自然灾害、事故等重大事件应激的紧急救护工作者身心健康的干预措施，后被多次修改、完善并推广使用，现已用于干预遭受各种创伤的个人。CISD分为正式援助和非正式援助两种类型，非正式援助指受过CISD训练的专业人员现场进行的急性应激干预，大概需要1 h。正式援助共分7个阶段进行干预，通常在伤害事件24 h内进行，一般需2～3 h。具体步骤是：① 介绍，介绍对建立援助的信任氛围至关重要。除介绍小组成员和CISD的过程、方法，还要寻求降低阻抗并激发当事人讨论敏感问题。② 发现事实阶段，要求参与的所有成员描述其各自在事件中的角色和任务，并从其观察角度出发，提供所发生事情的一些具体事实。③ 想法阶段，小组指导者询问当事人有关事件发生最初和最痛苦的想法。将事实转向思维，开始将事件人格化，使之表露情绪。④ 反应阶段，是当事人情绪最强烈的阶段，干预者依据现有信息，挖掘其最痛苦的一部分经历，鼓励其承认并表达各自的情感。⑤ 症状阶段，要求小组谈论其各自在事件中的情感、行为、认知和躯体经历，使小组转而更深刻地认识事件。⑥ 指导阶段，此阶段要强调某些反应属正常范围，非常符合严重压力下的症状，并为其提供如何促进整体健康的知识。⑦ 再进入阶段，结束报告并总结修改计划。CISD模式对减轻各类事故引起的心灵创伤，保持内环境稳定，促进个体躯体健康恢复等有重要意义。

2. 消融干预(defusing intervention)

消融干预模式是干预紧急事件的救护者(消防员等)应激的主要方法，是心理卫生工作者给救护人员提供表达思想和情感的机会，以减轻其因灾难事故造成伤亡而引起内疚感的沟通过程。消融干预分6个阶段进行：① 接触阶段，以非正式谈话形式开始，避免陈述使求助者难堪或人格受损的问题。② 评估阶段，评估个体从创伤情境转移的能力和意愿，并逐渐转入正常的治疗谈话。③ 收集事实阶段，此阶段非常重要，是尽快筛选可能处于危机状态者的有效手段，主要收集求助者是否曾暴露于威胁生命的创伤情境、有无异乎寻常的经历及其他创伤性应激。④ 了解求助者思维活动阶段，依据求助者已提供的描述性事实，以问题形式了解求助者在事件发生时联想的内容。⑤ 了解求助者情感体验阶段，依据第4阶段求助者提供的内容，询问其情感体验，要谨慎提问，避免引发求助者其他负性情绪体验。⑥ 支持、保证、提供信息阶段，此阶段虽列在最后，实际应贯穿全程，通过积极倾听、给予信息支持和实际措施，可帮助求助者应付由灾难事件所致心理的孤立、无助和失控情绪，向求助者保证其反应的“正常性”可减轻求助者的自责和担忧。

突发灾难后心理干预

1994 年 12 月 8 日，新疆克拉玛依市友谊宾馆发生火灾，造成 323 人死亡。北大精神卫生研究所与烧伤等科室共同组成抢救组，对伤亡者家属的心理危机进行了为期两个月的干预。从那时起，河北省张北地震的现场、我国南方水灾灾区、河南洛阳大火的废墟等灾害现场，都活跃着精神卫生工作者的不倦身影。

2002 年 8 月，北大山鹰社登山队在攀登西藏希夏邦马西峰的过程中遭遇雪崩，5 名学生不幸遇难。一位农村学生的母亲躺在招待所的床上，几天不吃、不喝、不说话，在心理干预人员的劝慰下终于哭出了声，诉说孩子的不容易，上大学后每年暑假都要外出打工挣够下学期的费用，“孩子在我们这个家没享过一天福”。一位遇难学生的父亲坚决要求政府继续搜救，他说他儿子身高一米八，带着 20 多千克的食物，还有铁锹等物，即使陷进雪里，也会在雪里挖一个坑，吃着东西，喝雪水，等着救他，政府不能不管。其实此时已发生山难 20 天，他这是一种愿望，是不愿意承认孩子已经遇难的现实。心理专家耐心地听家长讲完后，轻声问他：“你估计再过多长时间，孩子就会背着包、拿着铁锹出现在家门口，站在您面前呢？”家长一下子就哭了，边哭边说：“除非观音菩萨显灵。”这才把内心深处的真实情感宣泄出来。

2004 年 8 月，十多名心理医生赴浙江省临海市对云娜台风后的灾民进行心理危机干预，11 天夜以继日地为 400 多人实施了干预。一个月后回访，发现接受过干预者效果很好，有个小伙子，爸爸、妈妈、弟弟、奶奶均已罹难，全家仅剩他一人，他接受干预后很快从痛苦中解脱，投入灾后重建中。一位女性未接受干预，丈夫罹难后，她只蜷缩在床，天天哭泣，沉湎于对其夫的怀念之中，一个月后见到心理干预者时仍然大哭不止。

汶川地震心理干预案例

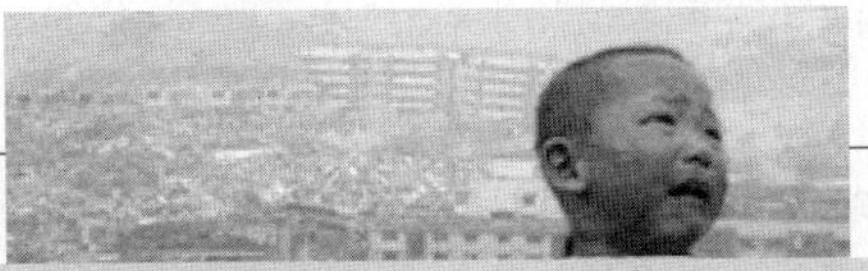

[案例 1：渴望快点长大的中学生]

小黄，男，19 岁，高一学生。地震时在绵阳上学，没受伤。父母在地震中死亡，成为孤儿。我们见到他时，他在帐篷里坐着，郁郁寡欢。头发凌乱，低头不语。他表哥说当他得知父母在震中死亡后，就没好好吃一顿饭，希望我们能帮帮他。

我主动坐在小黄身边，问他：“你最想干什么？”他说：“快点长大！”我抚摸着他的手，他慢慢流出了眼泪。

征得他表哥同意，我把他领回驻地。一方面让他散散心，一方面驻地有成都某大学的学生，年轻人可以交流交流。回到驻地，我拿出 3 张纸，引导他画出了下列 3 幅画。第 1 幅：画一张自画像；第 2 幅：画一棵树；第 3 幅：画一棵树、一间房子和一个人的结构图。

画到房子时，他开始话多了。他说，“我们未来的新北川肯定好漂亮。小时候我妈就让我画画，她让我学计算机和设计。”我肯定了他所画的，说他有设计天赋，肯定能成为新北川的设计者时，他难得地笑了。从画中可以看出，他经历了创伤，还没有从失去家庭的创伤中走出来，渴望和外界交流。

然后，我给他引见了几位大学生，他们玩得很开心。我就把他送回了他的帐篷。第二天见到他时，他已理了发，洗了澡。恢复正常生活了。经过三天的回访，他有规律地生活了，有了明确的目标：考设计系，做设计师（小黄原来的目标只是快快长大）。

[案例 2：不敢独处的研究生]

郑某，男，27 岁，未婚，某重点大学在读研究生。入院诊断：右下肢骨折，目前住院由哥哥陪伴。住院之后，不敢一人躺在病室里，总需要有人陪伴，一听说有余震就要求家人用担架把他抬到楼外的草地上去，经常在脑中闪现地震当时的情景，非常害怕，尤其不敢一人躺在病室内。对于他的恐惧情绪及一个人独处的不安全感，我们做如下处理。

治疗师：你好，我们是卫生部派来的心理救援人员，我们想配合这儿的医生一起帮助你快点儿恢复健康。

郑某：哦，谢谢你们。

治疗师：你叫什么名字？多大了？从哪来的？

郑某：郑××，27 岁，在四川某大学读研究生。

治疗师：你哪儿受伤了？

郑某：右腿骨折了。

治疗师：你的右腿是怎么受的伤？

郑某：5 月 12 日下午 2 点多钟地震的时候，我当时一人待在宿舍里，突然感觉床在摇、楼在晃，马上预感到可能是地震，这时脑子在飞快地想，是躲在桌子下面还是铁床下面，并赶忙钻进桌子下面，但又想桌子不结实，躲在下面不安全，于是从二楼窗户跳出去，把腿摔骨折了。

治疗师：你现在对跳楼逃生后悔吗？

郑某：虽然摔伤了，但我不后悔。

治疗师：你的家人还好吧？

郑某：他们都没事。

治疗师：你家的房子怎么样？

郑某：房子也没事。

治疗师：地震这事对你现在的情绪有什么影响？你的身体有什么不舒服吗？

郑某：我现在经常不由自主地想起地震当时的场景，我在宿舍里来回跑动，最后跳出窗外的情景像是过电影一样，一想起就紧张、害怕、心烦，甚至心慌出汗，而且自己无法排解，只能眼睁睁地看着天花板。尤其是一个人时，这种感觉更明显，要是再发生地震时都没人可以商量，我现在总让我哥哥陪着我，那天电视台预报成都地区 19 至 20 日可能有 6～7 级余震，我就让哥哥把我抬到楼外的草地上睡了一宿。

治疗师：看来你现在对地震有明显的恐惧感，一个人待着有强烈的不安全感，而且这种恐惧感对你的睡眠和日常生活已经产生明显的影响。其实，在地震这样破坏性的灾害发生时，每个人都会害怕恐惧，你现在的感觉是正常的，许多人都是这样。我认为你当时作出跳楼的决定没有错，你现在也没有感到后悔这很好，你是最坚强的、最棒的。至于你的骨折我想通过医生的手术会慢慢好起来，不会有事的。

［**案例 3：团体咨询**］

5 月 29 日，小黄（案例 1 中的）主动召集了 7 位初中和高中同学（5 男 2 女），他们的家人都有在震中死亡的。他们普遍情绪低落，意志消沉，无所事事。小黄的意思是让我们心理疏导疏导他们。

我们一起做了 3 次团体咨询，每次一个半小时。

第一次：破冰活动。

组织者：小许。

助手：2 名助手（某大学学生）。

材料：10 张卡片，彩笔 1 盒。

内容：要求每人取 1 张卡片。在卡片上写上以下内容：

1. 姓名，曾用名，年龄和生日，属相，身高、体重。
2. 自己的名言。
3. 自己的偶像。
4. 自己的理想和目标。

体会：每个人认真填写完自己的卡片后开始分享，这样大家就互相认识了。有的人羡慕别的同学，有的人分享了震中死去的父母以前对自己的要求。有 2 位同学痛哭流涕，我特别给予关照。

第二次：（5 月 30 日）感恩父母。

组织者：小许。

助手：2 名大学学生

材料：10 张卡片，彩笔 1 盒。

内容：要求每人取 1 张卡片。在卡片上写上以下内容：

1. 父母的名字、生日。
2. 父母的身高、体重和鞋号。
3. 父母年轻时的理想。
4. 父母期望自己成为什么样的人？
5. 父母不喜欢自己的方面。
6. 父母最喜欢吃的东西。

体会：通过本活动，每位同学都重新认识了自己的父母，以前不理解的现在接纳了父母；有 3 位同学特别提到要多谢自己的父母。每人都表示要努力向上，报答父母养育之恩。

第三次：（5 月 31 日）伸手活动。

大家围成一圈，把两只胳膊抬起与肩持平。

引导语：通过几次活动，大家互相认识成为好朋友。在震后的今天，每个人都有了新目标。目标的达成最需要的是：坚持。今天我们就做伸手活动。保持这个姿势 10 min，坚持到最后的有 7 位同学。

体会：3 min，5 min，9 min，坚持到最后：大家都有何体会。大家纷纷发言。有的同学羡慕其他坚持到底的同学，后悔自己没坚持到底。有的同学谈了自己如何疼痛难忍，坚持下来了，很是高兴。

（刘　彦　武绛玲）

第四章　临床心理评估

临床心理评估是了解病人心理,实施心理干预的基础和前提。通过临床心理评估,护士可以收集病人的心理资料和行为表现,对病人的心理活动及其干预效果作出客观正确的判断。临床心理评估通常包括行为观察法、访谈技术、心理测验三类主要方法,在心理护理实践中,可根据需要选择不同的方法,也可将这三类方法联合使用,相互取长补短,以对病人的心理和行为作出全面准确的评估。

第一节　概　　述

一、临床心理评估的基本概念

心理评估(psychological assessment)指通过应用多种方法所获得的信息对个体某一心理现象作全面、系统和深入的客观描述。心理评估在心理学、医学、教育、人力资源、军事、司法等领域有较广泛的应用,用于临床时则称之为临床心理评估(clinical psychological assessment)。

二、临床心理评估的主要功能

临床心理评估对护理实施及质量有指导意义,是护理过程不可缺少的环节。护理过程中,临床心理评估主要有以下功能。

(一)筛查心理护理对象

大多数患者都伴有不同程度的心理问题,通过心理评估,可筛查出患者心理问题的程度,并予以主动及时干预,帮助患者恢复心理健康。

(二)提供心理护理实施依据

通过临床心理评估,可把握患者心理问题的轻重缓急,进一步了解引发原因,了解主要影响因素,为针对性实施干预措施提供依据。

(三)评估实施效果

临床心理评估的另一个重要功能是评价心理护理效果,了解心理问题是否解决及恢复程度。

三、临床心理评估的实施原则及注意事项

(一)实施原则

1. 动态性原则

患者的心理活动受疾病进程、环境等因素影响而不断变化。临床心理评估必须因时而异，动态评估患者心理状态。

2. 综合性原则

了解量表评估的局限性，不宜将量表评估结果绝对化，需结合其他方法和诊察结果，综合评定。

（二）注意事项

1. 主试者

（1）主试者需经过严格训练，有一定心理学基础，熟悉测验的内容、功能、适用范围、优缺点。

（2）必须按标准化程序操作。

（3）应热情、耐心、细致，尊重被试者。

（4）操作熟练，仔细观察被试者的表情和反应，搞好关系，以便密切配合。

2. 被试者

（1）意识清醒，能控制自己的情绪和行为以适应测验要求。

（2）精力充沛，自愿合作。

（3）符合测验所规定的其他要求。

3. 时间

一般选择被试者精神状态最佳的时候，上午最好，以不超过 1 h 为宜。

4. 环境

安静清洁，室内布置不应新异华丽，以免分散被试者的注意力。

第二节 临床心理评估的常用方法

一、行为观察法

（一）行为观察的概念

行为观察法是指在完全自然或接近自然的条件下，对个体的可观察行为进行有目的、有计划的观察记录。其目的是描述临床现象、评估心理活动、监测行为变化，提供客观依据。

行为观察法是临床心理评估最常用的方法之一。由于人的心理反应通过其行为显现，因此护士对病人行为进行客观准确的观察，可据其观察结果实施有效的心理护理。

（二）行为观察的特点

行为观察法与其他心理评估方法相比，具有自身的优势和不足。

1. 结果比较客观真实

护士在病人不知情的自然情况下进行观察活动，病人的行为表现比较真实，护士可据其判断推测病人的心理活动，为心理评估和制定干预计划提供依据；还有助于对测量法所获得的有关被观察者的心理行为特征，如焦虑、抑郁、恐惧等进行评估和验证。

2. 简便、易于操作

行为观察法是一种不受时间、地点、仪器设备限制和制约的方法，对一般病人或是语言障碍、发育迟缓、盲聋哑残等特殊群体均适用，只要护士掌握一定的原则和技巧、善于根据观察的目的和要求即可实施。

3. 应用范围广泛

行为观察法可在较自然状态下，在生活环境和就医环境中随时观察病人的行为方式，对其家属或他人提供的观察对象的心理特征和状态进行客观验证。

4. 受护士自身能力的制约

行为观察结果的客观性、准确程度，受实施观察护士的临床经验和观察能力的制约，如不同护士因病人行为表现的敏感程度、观察视野、认知评价、临床经验等因素的影响，其行为观察结果有所差异。

5. 观察指标不易定量

行为观察法也存在一定的缺陷和不足，其观察指标不易定量、标准难以统一，如沮丧、孤独等行为表现的程度难以用定量的指标衡量；不同观察者得到的结果差异较大，故观察结果具有表面性。

（三）行为观察的设计

行为观察的设计是确保行为观察结果科学性、客观性、准确性的重要前提和保证，在观察方案的设计时要考虑以下因素。

1. 确定观察行为

（1）观察内容：对病人行为进行观察的内容包括仪表、身体状况、言谈举止、个性特征、疾病认知及态度、应对方式和应变能力等。

（2）以观察目标的行为与评估目的密切联系的行为特征进行观察，即每次观察确定其中几项观察内容，分清主次，而不是全面观察其所有行为，以免顾此失彼，达不到观察效果。

（3）明确每个准备观察目标的操作定义，以便准确地观察和记录。

（4）确定观察行为时，首先要考虑行为的可观察性，有些行为易于观察，如坐立不安、沉默不语、双手颤抖等；某些行为隐匿，不易观察，如平静卧床休息的患者，其内心却可充满极大恐惧感和轻生念头。若两种行为对观察者具同等意义，可考虑选择易于观察的行为作为观察内容。

（5）考虑有关行为的关键性反应属性。

（6）区别搜集资料的目的。有时搜集资料用于描述的目的，只要观察行为所需即可。若要设计一个护理干预方案，就必须观察、记录其所有反应，进行细致的分析。

2. 确定观察情境

行为观察可在完全自然的情况下进行，也可在实验室情境下进行，还可在特殊环境下进行，如在医院中观察病人等。确定观察情境时，应坚持观察的可行性：一是护士观察的位置能保证观察的现象全部清晰地落在视野以内。二是保证不影响被观察者的常态，同时还应了解同一被观察者在不同情境下所表现行为的不同。

3. 确定观察方式

根据观察目标行为的需要，选择确定适宜的观察方式。使用连续性观察还是轮换性观察，直接观察还是隐蔽性观察等，均需与所设计观察目标相呼应。如连续性观察适宜对少数病人或单个行为的严密细致观察；轮换性观察则可用于多个病人同类问题的综合归纳观察；为防止病人察觉被观察后出现行为掩饰（增强或减弱某些行为），可采用隐蔽性观察等。

4. 确定观察指标

观察指标包括确定观察期限、间隔时间和总的持续时间等。若观察期限较长（数天）时，每天观察的时间、次数应保持一致；若 1 天内需多次观察，则应分布在不同时段，以便较全面观察病人的不同情境、不同时段的行为特点及其规律。直接观察的时间一般持续 10 ~ 30 min；若需要延长连续观察时间，可通过一些间接手段如录音、录像、单向玻璃等监测观察，每次观察的具体时间需依据观察方法、手段、目标不同进行确定。

5. 确定观察的记录方法

（1）叙述记录法：采用速记法在现场作连续记录，也可以用录音机、摄像机等将观察到的情况摄录下来。这种方法除记录观察到的行为，有时还需推理判断。

（2）事件记录法：在一次观察期间内的目标行为或事件发生的频率，又称事件样本。患者在疾病诊疗过程中，经常遭遇一些特殊事件，使其心理活动及其行为受到不同程度的干扰，如病情突然加重、亲人出现意外、因病情变化需支付高额诊治费用等事件在一个病人身上发生时，护士应记录其特殊事件的概况及其对病人行为所产生的影响（图 4－1）。

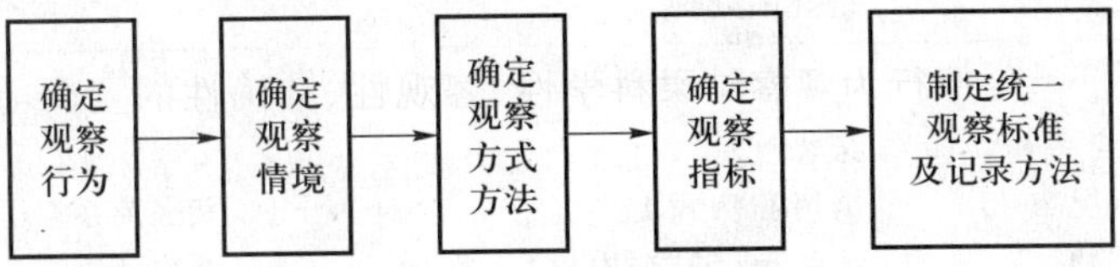

图 4－1 行为观察法实施流程

（四）行为观察法的注意事项

（1）尽可能客观、完整和准确地观察事件或目标行为。

（2）注意被观察者的行为，如何被他人的语言、非语言因素以及周围的环境所影响或改变。

（3）记录某一事件的发生及其全过程；观察记录中尽量使用日常用语；采用描述记录时避免使用解释方式。

（4）评估过程中观察者要有明确的角色意识，对自己在被观察者心中的印象有正确认知，以及这种印象对观察结果所产生的影响。

（5）对于观察者与被观察者年龄及时代背景相差悬殊者，观察者应在分析结果时尽可能从被观察者的角度理解其行为。

二、访谈技术

（一）访谈的概念

访谈是护士与病人所进行的有目的会晤。访谈是心理评估收集资料的重要技术，也是护患沟通的必要技能。一方面，通过访谈可以了解病人的一般情况，接受访谈目的和可能存在的问题,建立起初步的护患关系。另一方面,访谈可获得其他途径无法得到的信息。访谈过程中,护士可观察到病人具有特殊意义的行为、自我特征及其对疾病状况的反应和态度。

具体地说,访谈的重要目的有 4 个方面。

1. 收集用其他方法难以获得的信息。
2. 与被访者建立起良好关系,以便获得信息。
3. 在访谈过程中,双方对被访者有问题的行为逐渐达成一致的理解和看法。
4. 帮助被访者认识他们的问题行为,并为解决这些问题提出指导和给予支持。

(二) 访谈内容

为弥补观察和访谈法的不足,临床工作者发展了一种半定式的访谈方法,访谈者可根据自己的需要编制半定式访谈检查表。Gart. Gmarntat 认为,一个有关疾病病史的半定式访谈表至少应涵盖以下几方面问题(表 4-1)。

表 4-1 半定式访谈表的主要内容

有关障碍(问题)的情况:		
对问题的描述	强度和时间长度	首次发作
以前的处理	发生频度的变化	为解决问题做了些什么
诱因及其结果	正规的处理	
家庭背景:		
社会经济水平	文化背景	父母职业
父母目前健康状况	情绪和疾病史	家庭关系
婚姻状态	生长地(城市/农村)	家族结构
个人史:		
1. 婴儿		
发展里程碑	早期疾病史	家庭气氛
大小便训练	与父母接触的密切程度	
2. 儿童		
在学校的适应性	与同学的关系	学业成绩
与父母的关系	爱好/活动/兴趣	生活的重要改变
3. 青少年		
"儿童"标题下的各项内容均应包括		出现有关法律、性、药瘾行为否
出现这些行为的时间		青春发育期的反应
4. 成年和中年		
专业和职业	婚姻情况	人际关系
疾病和情绪变化史	生活目标的满意度	与父母的关系
5. 老年		
疾病史	对于能力下降的反应	自我的完整性
经济收入的稳定性		
其他:自我概念(喜欢/厌恶)	躯体化症状(头痛、胃病等)	
最幸福和悲伤的记忆	最早记忆引起愉快和悲伤的事件	
害怕	值得注意的梦和再现的梦	

根据表4－1,使用者可自编一些问题,对各方面情况进行检查,例如有关被访者的情况可以设计如下提问。

(1) 你现在有哪些主要问题和麻烦?

(2) 你能检查一下这些问题的最主要方面吗?

(3) 你的这些困难是什么时候开始出现的?

(4) 它经常发生吗?

(5) 这些问题发生后还经常变化吗?

(6) 出现这些问题后还有别的问题及其他改变吗?

在对被访者进行评估性访谈时,在一般问题和病史访谈后,根据需要,可进行心理(精神)状况检查,主要对包括感知觉阶段思维障碍、智力、定向、注意和记忆、情绪表现、行为方式和仪表、自知力等方面的精神状况进行检查。

(三) 访谈的技巧和策略

访谈包括3种形式:一是非结构式访谈,即开放式谈话,病人较少受约束,能自由地表述见解,交谈气氛较轻松,但话题比较松散、费时。二是结构式访谈,即根据特定目的预先设定谈话的结构、程序,并限定谈话内容,具有省时、高效、凝练、切题等优点,但过于程序化,易于将相关信息遗漏、忽略。三是半结构式访谈,即介于非结构式和结构式访谈之间,具有两种方法的优点,又能较好地克服不足和缺点,是近年来应用较多的一种访谈法。

1. 倾听

耐心、专注、诚恳地倾听病人表述是访谈取得成效的关键。倾听时应把握4个要点:距离、姿态、举止和应答。适宜的角度和距离,身体稍前倾的姿势,适时地点头微笑、注视,简短赞许和肯定性语言等,由此体现访问者对病人的接纳、肯定、关注、鼓励等感情。一名好的倾听者不仅注意到被访者说了“什么”,而且还能够通过声音、表情和姿势注意到被访者如何说,并以此察觉他们尚未说出的问题。访谈中访问者要不断反省自己,调整思维、感觉和行动,使访谈过程轻松融洽。

倾听中要注意被访者的非语言行为。常见的非语言行为及其意义见表4－2。

表4－2 非语言行为及其意义解释

非语言行为	可能表明的意义
1. 直接的目光接触	人际交往的准备就绪或意愿、关注
2. 注视或固定在某人或某物上	面对挑战、全神贯注、刻板或焦虑
3. 双唇紧闭	应激、决心、愤怒、敌意
4. 左右摇头	不同意、不允许、无信心
5. 坐在椅子上无精打采或离开访问者	悲观、与访问者观点不一致、不愿继续讨论
6. 发抖、双手反复搓动不安	焦虑、愤怒
7. 脚敲打地面	无耐心、焦虑
8. 耳语	难以泄露的秘密
9. 沉默不语	不愿意、全神贯注
10. 手心冷汗、呼吸浅、瞳孔散大、脸色苍白、脸红、皮疹	害怕、正性觉醒(兴趣、感兴趣)、负性觉醒(焦虑、窘迫)、药物中毒

2. 提问

访谈者在提问时，要使用被访者易于理解的语言，避免使用模棱两可的词语、双关语和专业术语；询问时应表述清晰准确、简洁易懂，谈话要遵循共同的标准程序，避免只凭主观印象。此外无论用开放式提问或封闭式提问，均要避免使用引导式和问句式问法，以免影响回答的客观性，如“你对手术是否感觉到很紧张？”就具引导性，如改为“手术前你最突出的感受是什么？”这样的中性词，受访者的回答则不易被引导。

3. 不要偏离主题

访谈时应注意围绕访谈主题展开，避免访谈者和访谈对象之间毫无目的、漫无边际的交谈。若出现跑题时应及时巧妙地回到主题；重建和分享经验，可让受访者对过去的相关经验做整理归纳，而不是重述当时的情况；访谈时还可与其做相关经验分享，增加双方的熟悉程度，以保证访谈顺利进行。

4. 理解和记录的技巧

（1）理解肢体语言的含义：对受访者肢体动作和面部表情的变化，应了解其内容含义，这将有助于资料的正确分析。

（2）相信直觉：访问时，若觉得哪里有问题，可凭直觉作判断。

（3）使用访员手册：将访员手册带在身旁，一旦有问题，可随时翻阅参考。

（4）详细记录，保持客观：无论有否录音录像，访谈者都要做详细的现场笔录。不论现场记录还是后记，访谈者都要注意尽量使用受访者自己的语言和说话的方式，不要任意诠释，不要将访问者的个人看法加到资料中，以免影响资料收集的客观性。

（5）勿强化其回答：对受访者谈话内容的记录，勿强调、加重其个人的叙述内容，客观说明即可；使用照相机、摄像机和录音机（笔）前须征得受访者同意，并尽可能不要干扰访谈的气氛。

（四）访谈的信度和效度

由于访谈法主要通过交谈获取研究资料，评价访谈的信度与效度的方法如下。

1. 访谈稍后的片刻，将问题的形式稍作改动，重复发问，再根据回答，判断其一致性。
2. 在另一个时间，重复访谈，这是判断答案一致性的另一个办法。
3. 由多人进行访谈，也可获得较高的信度。
4. 由两位评分者分别对同一访谈录音评分，计算其相关性。

访谈的效度指受访者的谈话与其真实的态度、情感、知觉的一致性，所表述事实的客观性。这是个很难把握的问题，我们常说“眼见为实，耳听为虚”，虽然通过谈话可能洞察某个人的做法和对世界的看法，但一个人所说与其真正所做的可有很大不同，一个人在访谈时所说的，不一定代表他在其他情景下的真实所想、真实所为。访谈的设计、访谈的技巧、访谈者与受访者的关系等因素，都影响访谈的效度。如果访谈根据审慎设计的结构，或确实能引出重要的研究资料，其效度较大。

总之，访谈法是获取第一手资料的重要途径，若运用得当，可弥补问卷法之不足，扩展资料的层面和加深资料分析的深度，发挥访谈法的各项优点；反之，在某种程度上会导致访谈结果的无效信息。作为一种谈话的形式，访谈者至关重要，访谈者的态度是否客观、眼光是否敏锐、是否有真知灼见对访谈结果有直接影响。至于访谈的程序，仍具有专门性，缺乏经验的研究者难以胜任。

三、心理测验

（一）心理测验概念

心理测验是指依据一定的心理学理论，使用一定的操作程序，给人的行为确定出一种数量化的价值。即通过观察人的少数具代表性的行为，对贯穿在人的全部行为活动中的心理特点，作出推论和数量化分析的一种科学手段。

首先，心理现象与物理现象不同，看不见、摸不着，无法直接测量。只能通过一个人对测验题目的反应推论其心理特质（在遗传与环境影响下，个人对刺激作反应的内在倾向，是个体特有、稳定、可辨别的特征，是一种抽象的产物）。如一个人喜欢为别人修理各种器械，喜欢阅读机械杂志，我们即可推论此人具有机械兴趣的特质。所以，心理测验具有间接性。

其次，心理测验具有相对性。心理测验量表属于次序量表，即没有绝对标准，没有零点，只是一个连续的行为序列。测验就是看每个人处在某序列的什么位置。个体的智力高低、兴趣大小，都是与所在团体大多数人的状况比较而言的。

再次，心理测验具有客观性。即测验的标准化问题，在测验的刺激、反应的量化、分数的转换与解释方面都经过标准化，结果客观，比较可信。

心理测验可用于测量个体间差异或同一个体在不同场合下的反应。在选拔人才、就业安置、临床诊断、心理咨询和人格评价等方面都有较大作用。但切不可将测验结果绝对化，解决实际问题时，应注意心理测验的结果不是充分条件，只是一个要考虑的因素。必须结合其他方面的信息作为必要的参照。

（二）常用心理测验分类

心理测验的数目很多，据统计，以英语发表的测验已有 5 000 余种。从不同的角度、以不同的标准可划分出心理测验类型。常用的心理测验有如下分类。

1. 个别测验和团体测验

个别测验是在某一时间内由一位主试者测量一名被试者，其优点是对被试者观察详细，提供的有关信息准确，容易控制施测过程，临床上主要采用这种测验。团体测验是在某一时间内由一位或几位主试者同时测量多名或几十名被试者，其优点是主试者可在较短时间内搜集较多信息资料，适用于群体心理的研究。

2. 言语测验和非言语测验

言语测验又称语文测验或纸笔测验，指测验的项目以言语或文字材料提出刺激，被试者必须用言语或文字材料做出反应，其优点是比较方便易测，应用广泛，能测量高层次的心理品质。非言语测验又称作业测验或操作测验，指测验的内容以图画、仪器、模型、工具、实物为材料，被试者用操作或辨认作答，其优点是不受文化程度的限制。

3. 结构测验和无结构测验

结构测验指测验中提出的刺激词句、图形等意义明确，只需受试者直接理解的都属于有结构的测验,如智力、记忆、特殊才能测验等。无结构测验又称投射测验,指对受试主观的刺激没有严谨结构,如一句未完成的句子,一幅模糊的墨迹图,或主题不清楚的图画。

4. 能力测验和其他测验

根据测验的目的,主要有下列几类。

(1) 能力测验:包括智力测验、发展量表和特殊才能测验等。智力测验是测量人的一般能力,在临床上用途很多,不仅在研究智力水平,而且在研究其他病理情况(如神经心理)时都是不可缺少的工具;发展量表主要指儿童智力发展测量表;特殊才能测验主要是为升学、职业指导以及一些特殊工种人员的筛选所使用的测验,如音乐、美术、机械技巧,以及文书等方面的能力测验。

(2) 人格测验:这类测验是用于评定被试者的性格、气质、情绪、动机、兴趣、态度和价值观等人格方面的特点。人格测验因测试内容不同而有多种量表,如艾森克人格问卷(eysencke personality questionaire,EPQ)、16项人格因素问卷(16 personality factor questionaire,16PF)、加州心理调查表(california psychological inventory, CPI)等;明尼苏达多相人格调查表(minnesota multiphasic personality inventory, MMPI)属于人格测验,但临床上被广泛应用于病理性人格测试。

(3) 记忆测验:用以测验被试记忆功能的量表。如韦克斯勒记忆量表(wechsler memory scale,WMS)、临床记忆量表等。

(4) 神经心理测验:主要用于评估正常人和脑损伤病人脑功能状态的心理测验,在脑功能的诊断及脑损伤的康复与评估方面发挥重要作用。

(5) 适应行为评定量表:这类评定量表主要指个体有效地应对生活事件能力和顺应自然及社会环境的水平。在自然和社会环境中,人们既需要自身的独立生活和维持生命,又需要满足个人和社会所提出的文化要求,故适应行为包括多方面的因素。

(6) 精神病学评定量表:这类评定量表的目的是评定精神病症状,多为精神病科医生、医学心理学工作者以及精神科其他专业人员所使用。

(三) 标准化心理测验的基本特征

标准化是心理测验的最基本要求。只有通过一套标准程序,具备主要的心理测量技术指标,并达到国际公认水平的测验,才能称为标准化测验。标准化的要求表现在多方面,其中最重要的包括两方面的含义:一是测验的编制、实施的过程、计分方法和测验分数的解释,都有明确一致的要求,如统一的指导语、测验内容、评分标准和常模材料;二是在实施过程中,不论谁使用测验量表,都要严格按照同样的程序进行。心理测验的标准化,既要排除无关因素对测验结果的影响,保证测验数据的准确性和客观性,又要能够对不同被试者测出的分数进行有效的比较。

标准化测验的主要技术指标有以下几个。

1. 常模(norm)

常模是一种可供比较的某种形式的标准量数。某人在某项测验的结果只有与这一标准比较,才能确定测验结果的实际意义。而这一测验结果是否正确,在很大程度上取决于样本的代表性。

（1）样本（sample）：这里指标准化样本。为保证常模样本的代表性，取样时要考虑影响该测验结果的主要因素，如样本的年龄范围、性别、地区、民族、教育程度、职业等，再根据人口资料中相关因素的构成比，采用随机方法获得常模样本。如果样本取自全国，可制定全国常模；如果仅代表某地区，则建立区域常模。

（2）常模形式：常模有多种形式。

均数：这是常模的一种普通形式，是标准化样本的平均值。某被试者在测验中直接得分（粗分或原始分）与之相比较时，才能确定其成绩的高低。

标准分：原始分的意义非常有限，各测验成绩之间不具有可比性，而标准分具有可比性。另外只看均数，不注意零散情况所得到的被试者信息也很有限。标准分可说明被试者的测试成绩在标准化样本的成绩分布图上所居位置，可提供更多的信息。标准分（z）等于被试者成绩（x）与样本均数（$\bar{x}$）之差（即 $x-\bar{x}$）除以样本成绩标准差（s），简化成 $z=(x-\bar{x})/s$。这样，不仅可说明被试者的成绩与样本比较在其上或在其下，还能说明相差几个标准差。在标准分常模的基础上衍化出 T 分常模、标准 20 常模和标准 10 常模。

百分位常模：一般将成绩差的排列在下，好的排列在上，计算出常模样本分数的各百分位范围。将被试者的成绩与常模比较。如果被试者的成绩相当百分位为 25（P_{25}），说明其成绩相当标准化样本的第 25 位，也就是说样本中 25% 的成绩在他之下（或一样），75% 在他之上，以此类推。

划界分常模：在筛选测验和临床评定量表中常用。如学校教学常用的 100 分制，60 分为及格，60 分即划界分。

比率：或称为商数常模，如智力测验中的比率智商。

2. 信度（reliability）

信度指测验或量表的可靠性和稳定性程度，用信度系数（coefficient）表示，其数值在 $-1\sim+1$之间。绝对值越大，说明一致性越高，测验结果越可靠；相反则信度低。此外，信度的高低往往与测验性质有关。通常能力测验的信度（0.80 以上）高，人格测验的信度（0.70 以上）低。

检验信度的方法很多。通常有如下几个指标。

（1）重测信度（test-retest reliability）：对同组被试者在两次不同的时间作同一套测验所得结果的相关性检验。有许多因素可影响被试者两次测验成绩的差异，此处只提出两次测验的间隔时间长短。一般间隔时间长的比短的两次成绩差异大，特别在幼年被试中更加如此，故评价该分数大小时需考虑间隔时间。

（2）分半信度（split-half reliability）：将一套测验的各题目先按难度排序，再按奇偶序号分成两半，对所测结果进行相关性检验。这里无时间稳定性问题，因为一次性测验，是说明测验内部各项目之间的稳定性。

（3）正副本相关：有些测验编制正副两个平行本，在性质、形式、难度上均有很高的一致性。对同一被试者，一次做其中的一套测验，另一次做另一套，将其结果相关。此法得到的相关分数有两个意义，一个是不同时间的稳定性，；另一个是对不同项目做回答的一致性。

3. 效度（validity）

效度指测验结果的有效性，即某种测验是否测查到所要测查的内容，测查至何种程度。效度越高则表示该测验测量的结果所能代表要测量行为的真实度越高，能够达到所要测量的目的;反之则相反。

反映测验效度高低的主要有以下三种具体指标。

(1) 内容关联效度(content-related validity):指测验的项目反映所测查内容的程度。例如一个算术测验,所选测验题目一定要能反映受试者的算术能力水平,要检查这项测验的内容效度,通常通过专家(如数学专家)评审的方法进行。

(2) 效标关联效度(criterion-related validity):指将测验结果与某一标准行为进行相关检查。例如智力测验常选用学业成绩作为效标、临床评定量表常选用临床诊断作为效标等。

(3) 结构关联效度(construct-related validity):反映编制的测验与所依据理论的相等程度。例如编制一个智力测验,必定依据有关智力的理论,那么该测验反映所依据的智力理论程度,可用结构效度程度检验。

第三节 临床常用量表

一、人格测验

人格测验(personality test)有许多种,大体上可分为两大类。一类是结构不明确的投射测验,主要是所使用刺激为意义不明确的各种图形或墨迹,如文字联想测验、洛夏墨迹测验、主题统觉测验、画人测验及视觉运动完形测验等;另一类是结构明确的问卷或调查表,如 EPQ、MMPI、16PF 等。以下主要介绍艾森克人格测验(EPQ)。

EPQ 是由英国艾森克(Eysenck H J)在其前几个人格调查表基础上发展而来,由 E 量表(外向和内向)、N 量表(神经质)、P 量表(精神质)、L 量表(掩饰性)4 部分组成。分为儿童(7~15 岁)和成年人(16 岁以上)两套。中国龚耀先根据英国版作了修订,并制定了儿童和成年人两套全国常模。

测试后,根据各量表的计算标准评分并参照相应的常模解释。4 个量表的意义简要说明如下。

1. E(外向和内向)

测试人格的外倾或内倾。得分高者表示外倾,可能好交际,渴望刺激,易冲动,反应迅速;得分低者则表现安静,内省,除亲密的朋友,对一般人较冷淡,生活有秩序等。

2. N(神经质)

测试一个人的情绪稳定性。得分高者往往表现焦虑、担忧,常常郁郁寡欢,受到刺激后情绪反应强烈;得分低者则情绪反应一般弱而迟钝,表现稳定。

3. P(精神质)

测试人的一种潜在精神质,该特质常与精神病发病有关。P 分高的成年人可能孤独,不关心他人,缺乏同情心,常有麻烦,在哪里都不适应,喜欢干奇特的事,难以适应环境;P 分高的儿童,古怪孤僻,对同伴和动物缺乏人类感情,缺乏人类是非感。P 分低者无上述情况。

4. L(掩饰性)

测量被试者的掩饰性,或测定其社会性朴实幼稚水平。它代表一种稳定的人格功能。但若此分过高,则证明此次测量的可靠性差。另外,有研究表明,L 分数高低与年龄、性别、民族等多种因素有关。

EPQ 实施简便,人格维度概念清楚,容易解释,我国运用十分广泛。在医疗教育、科研和人事诸方面均有广泛用途。但缺点是条目较少,反映的信息相对较少,对人格的描述欠详细。

二、临床评定量表

临床评定量表(rating scale)是临床心理评估和研究的常用方法。此类评定量表具有条目简单、内容较全面、客观、数量化、可进行比较的特点。临床评定量表种类繁多,形式多样。下面介绍五种常见的评定量表。

1. 症状自评量表(symptom checklist - 90,SCL - 90)

症状自评量表是帕里夫(Parioff M B)等人于 1975 年编制的,曾有 58 项版本和 35 项简本,SCL - 90 是标准本。此量表包括 90 个项目。涉及广泛的精神病症状学内容,如思维、情感、行为、人际关系、生活习惯等。量表可评定一个特定时间,通常是评定近一周的时间,主要反映有无各种心理症状及其严重程度。90 项症状主要分布于 9 个因子,即:① 躯体化(12 项);② 强迫观念和行为(10 项);③ 人际敏感性(9 项);④ 抑郁(13 项);⑤ 焦虑(10 项);⑥ 敌对(6 项);⑦ 恐怖(7 项);⑧ 妄想观念(6 项);⑨ 精神病性(10 项)。另外还有 7 项未归入任何因子,分析时将这 7 项列作附加项目或其他,作为第 10 个因子来处理,以便使各因子分之和等于总分。

记分评定方法分为 0 ~4 五级评分(也有用 1 ~5 级),0 = 从无,1 = 轻度,2 = 中度,3 = 相当重,4 = 严重。90 个项目所得分之和为总分,总分除以 90(总分 ÷90)为总症状指数,也称总均分。阳性项目数是指评为 1 ~4 分的项目数,阳性症状痛苦水平是指总分除以阳性项目数(总分 ÷ 阳性项目数)。阳性症状均分是指总分减去阴性项目(评为 0 的项目)总数,再除以阳性项目数,据此可获得病人症状的总印象。

2. 抑郁自评量表(self - rating depression scale,SDS)

抑郁自评量表由威廉(William W K Zung)于 1965 年编制,用于衡量抑郁状态轻重程度及其在治疗中变化的自评量表。评定时间跨度为最近一周。

SDS 由 20 个陈述句和相应问题条目组成,每个条目相当于一个有关症状,按 1 ~4 级评分。20 个条目反映抑郁状态 4 组特异性症状:① 精神性 - 情感症状,包含 2 个条目;② 躯体性障碍,包含 8 个条目;③ 精神运动性障碍,包含 2 个条目;④ 抑郁的心理障碍,包含 8 个条目。

记分和解释:每一个条目均按 1、2、3、4 四级评分。请被试者仔细阅读每一条目,根据最适合被试者情况的时间频度做出选择。1 = 无或偶尔,2 = 有时,3 = 经常,4 = 总是如此。20 个条目中有 10 项(第 2、5、6、11、12、14、16、17、18 和 20)用正性词陈述,为反序计分,其余 10 项用负性词陈述,按上述 1 ~4 顺序评分。

3. 汉密尔顿焦虑量表

汉密尔顿焦虑量表(hamilton anxiety scale,HAMA)由 Hamilton 于 1959 年编制,它是精神科临床中常用的量表之一,包括 14 个项目。

HAMA 所有项目采用 0 ~4 分的 5 级评分法,各级的标准为:0 分为无症状;1 分为轻;2 分为中等;3 分为重;4 分为极重。

(1) 焦虑心境:担心、担忧,感到有最坏的事情将要发生,容易激惹。

(2) 紧张:紧张感、易疲劳、不能放松,情绪反应,易哭、颤抖、感到不安。

(3) 害怕:害怕黑暗、陌生人、一人独处、动物、乘车或旅行及人多的场合。

(4) 失眠:难以入睡、易醒、睡得不深、多梦、梦魇、夜惊、醒后感疲倦。

(5) 认知功能:或称记忆、注意障碍。注意力不能集中,记忆力差。

(6) 抑郁心境:丧失兴趣、对以往爱好缺乏快感、忧郁、早醒、昼重夜轻。

(7) 肌肉系统症状:肌肉酸痛、活动不灵活、肌肉抽动、肢体抽动、牙齿打战、声音发抖。

(8) 感觉系统症状:视物模糊、发冷发热、软弱无力感、浑身刺痛。

(9) 心血管系统症状:心动过速、心悸、胸痛、血管跳动感、昏倒感、心搏脱漏。

(10) 呼吸系统症状:胸闷、窒息感、叹息、呼吸困难。

(11) 胃肠道症状:吞咽困难、嗳气、消化不良(进食后腹痛、胃部烧灼痛、腹胀、恶心、胃部饱感)、肠鸣、腹泻、体重减轻、便秘。

(12) 生殖泌尿系统症状:尿意频繁、尿急、停经、性冷淡、过早射精、不能勃起、阳痿。

(13) 自主神经系统症状:口干、潮红、苍白、易出汗、易起"鸡皮疙瘩"、紧张性头痛、毛发竖起。

(14) 会谈时行为表现:① 一般表现:紧张、不能松弛、忐忑不安、咬手指、紧紧握拳、摆弄手帕、面肌抽动、不停顿足、手发抖、皱眉、表情僵硬、肌张力高、叹息样呼吸、面色苍白;② 生理表现:吞咽、打呃、安静时心率快、呼吸快(20 次/min 以上)、腱反射亢进、震颤、瞳孔放大、眼睑跳动、易出汗、眼球突出。

4. 生活事件量表

生活事件量表(life events scale, LES)由杨德森、张亚林编制,共 48 条生活事件项目,分别为家庭生活方面、工作学习方面、社交及其他方面,另有 2 条空白项目,供被试者填写自己已经经历而表中并未列出的某些事件。

LES 为自评量表,记录被试者在某一时间范围内(通常为一年)的事件。被试者根据自身的实际感受判断经历过的事件对自身是好事还是坏事、影响程度及持续时间。影响程度分为 5 级,从毫无影响到影响极重分别记 0、1、2、3、4 分。影响持续时间为 3 个月内、6 个月内、1 年内、1 年以上 4 个等级,分别记 1、2、3、4 分。回答时不留空白,对于表中已列出但并未经历的事件也应注明"未经历"。

统计指标为生活事件刺激量,计算方法如下。

(1) 单项事件刺激量 = 该事件影响程度 × 该事件持续时间分 × 该事件发生次数。

(2) 正性事件刺激量 = 全部好事刺激量之和。

(3) 负性事件刺激量 = 全部坏事刺激量之和。

(4) 生活事件总刺激量 = 正性事件刺激量 + 负性事件刺激量。

生活事件刺激量越高,反映个体承受的精神压力越大。负性事件刺激量的分值越高对心身健康的影响越大;正性事件的意义尚待进一步研究。

5. A 型行为类型评定量表

A 型行为类型评定量表由 60 个条目组成,由张伯源主持修订,适合我国被试者使用。一般由被试者根据自己的实际情况填写问卷,共包括 3 部分:"TH"(time hurry)反映时间匆忙感、时间紧迫感和做事快等特征;"CH"(competitive, hostility)反映争强好胜、敌意和缺乏耐性等特征;"L"(lie)为回答真实性检测题。

评分指标及意义

L分:该维度的条目评分累加之和。若L分大于或等于7,反映回答不真实,答卷无效。

TH分:该维度的条目评分累加之和。

CH分:该维度的条目评分累加之和。

行为总分:TH分与CH分相加之和。行为总分高于36分,为具有A型行为特征;28~35分为中间偏A型行为特征;19~26分为中间偏B型行为特征;总分27分为极端中间型;总分小于18分为B型行为特征。

三、护士用住院病人观察量表

护士用住院病人观察量表(nurses' observation scale for inpatient evaluation, NOSIE)由Honigfeld等人于1965年编制,是各种护士用精神科量表中使用最普遍的一种,它侧重于对患者行为障碍的纵向观察评定,可弥补仅根据交谈实施评定的不足。本量表有30项和80项两种版本,现介绍30项版本。

NOSIE适用于住院的成年精神病患者,特别是慢性精神病患者,包括阿尔茨海默病患者。

评定员应由经过量表评定训练,最好是由患者所在病室的护士担任。

NOSIE中,每项为一描述性短语,如肮脏、对周围活动感兴趣、自觉一无是处等。本量表为频度量表,按具体现象或症状的出现频度分5级:0=无;1=有时是或有时有;2=较常发生;3=经常发生;4=几乎总是如此。

由评定员根据对患者的连续观察和交谈情况,判断患者是否存在量表所列情况及存在频度,按分级标准评分。量表原作者规定评定的时间范围为最近3天,但可根据研究和临床的需要自行规定。每一患者应由2名评定者(护士)观察评分,记分时,将2名评定者分数相加。如只有一名评定者,则将评分乘2。

NOSIE有4项统计指标:

1. 因子分

NOSIE有7类因子,各因子的组成和计分方法不同。

(1) 社会能力[20-(13、14、21、24、25项组分和)]×2。

(2) 社会兴趣(4、9、15、17、19项组分和)×2。

(3) 个人整洁[8+(8、30项组分和)-(1、16项组分和)]×2。

(4) 激惹(2、6、10、11、12、29项组分和)×2。

(5) 精神病表现(7、20、26、28项组分和)×2。

(6) 迟缓(5、22、27项组分和)×2。

(7) 抑郁(3、18、23项组分和)×2。

2. 总积极因素

第1、2、3个因子分之和。

3. 总消极因素

第4、5、6、7个因子分之和。

4. 病情总估计

128 + 总积极因素 - 总消极因素。

以上分析方法源于量表作者于1957年对2 415名精神分裂症住院病人的NOSIE评定因子分析结果并稍加修改。其中常数项主要是为避免出现负分;乘2是为便于一名评定员时的评定结果和规定的2名评定员的结果类比。如为两名评定员评定,则不必乘2,只需在因子分计算时,将两者的评分相加便可。

根据常用的心理测验量表不同时间NOISE评定结果所绘制廓图,能够反映治疗中病情的演变及治疗效果。

附:常用的心理测验量表(问卷)

艾森克人格测验(EPQ)

指导语:本问卷共有88个问题,请根据自己的实际情况作"是"或"不是"的回答,请在"是"的题号前画"O"。这些问题要求你按自己的实际情况回答,不要去猜测怎样才是正确的回答。因为这里不存在正确或错误的回答,也没有捉弄人的问题,将问题的意思看懂了就快点回答,不要花很多时间去想。每个问题都要回答,问卷无时间限制,但不要拖延太长,也不要未看懂问题便回答。

1. 你是否有许多不同的业余爱好?
2. 你是否在做任何事情以前都要停下来仔细思考?
3. 你的心境是否常有起伏?
4. 你曾有过明知是别人的功劳而你去接受奖励的事吗?
5. 你是否健谈?
6. 欠债会使你不安吗?
7. 你曾无缘无故觉得"真是难受"吗?
8. 你曾贪图过份外之物吗?
9. 你是否在晚上小心翼翼地关好门窗?
10. 你是否比较活跃?
11. 你在见到一小孩或一动物受折磨时是否会感到非常难过?
12. 你是否常常为自己不该做而做了的事,不该说而说了的话而紧张吗?
13. 你喜欢跳降落伞吗?
14. 通常你能在热闹联欢会中尽情地玩吗?
15. 你容易激动吗?
16. 你曾经将自己的过错推给别人吗?
17. 你喜欢会见陌生人吗?
18. 你是否相信保险制度是一种好办法?
19. 你是一个容易伤感情的人吗?
20. 你所有的习惯都是好的吗?
21. 在社交场合你是否总不愿露头角?
22. 你会服用奇异或危险作用的药物吗?
23. 你常有"厌倦"之感吗?

24. 你曾拿过别人的东西吗(哪怕一针一线)?
25. 你是否常爱外出?
26. 你是否从伤害你所宠爱的人而感到乐趣?
27. 你常为有罪恶之感所苦恼吗?
28. 你在谈论中是否有时不懂装懂?
29. 你是否宁愿去看书而不愿去多见人?
30. 你有要伤害你的仇人吗?
31. 你觉得自己是一个神经过敏的人吗?
32. 对人有所失礼时你是否经常要表示歉意?
33. 你有许多朋友吗?
34. 你是否喜爱讲些有时确能伤害人的笑话?
35. 你是一个多忧多虑的人吗?
36. 你在童年是否按照吩咐要做什么便做什么,毫无怨言?
37. 你认为你是一个乐天派吗?
38. 你很讲究礼貌和整洁吗?
39. 你是否总在担心会发生可怕的事情?
40. 你曾损坏或遗失过别人的东西吗?
41. 交新朋友时一般是你采取主动吗?
42. 当别人向你诉苦时,你是否容易理解他们的苦衷?
43. 你认为自己很紧张,如同"拉紧的弦"一样吗?
44. 在没有废纸篓时,你是否将废纸扔在地板上?
45. 当你与别人在一起时,你是否言语很少?
46. 你是否认为结婚制度是过时了,应该废止?
47. 你是否有时感到自己可怜?
48. 你是否有时有点自夸?
49. 你是否很容易将一个沉寂的集会搞得活跃起来?
50. 你是否讨厌那种小心翼翼地开车的人?
51. 你为你的健康担忧吗?
52. 你曾讲过什么人的坏话吗?
53. 你是否喜欢对朋友讲笑话和有趣的故事?
54. 你小时候曾对父母粗暴无礼吗?
55. 你是否喜欢与人混在一起?
56. 你若知道自己工作有错误,这会使你感到难过吗?
57. 你患失眠吗?
58. 你吃饭前必定洗手吗?
59. 你常无缘无故感到无精打采和倦怠吗?
60. 和别人玩游戏时,你有过欺骗行为吗?
61. 你是否喜欢从事一些动作迅速的工作?
62. 你的母亲是一位善良的妇人吗?

63. 你是否常常觉得人生非常无味?
64. 你曾利用过某人为自己取得好处吗?
65. 你是否常常参加许多活动,超过你的时间所允许?
66. 是否有几个人总在躲避你?
67. 你是否为你的容貌而非常烦恼?
68. 你是否觉得人们为了未来有保障而办理储蓄和保险所花的时间太多?
69. 你曾有过不如死了为好的愿望吗?
70. 如果有把握永远不会被别人发现,你会逃税吗?
71. 你能使一个集会顺利进行吗?
72. 你能克制自己不对人无礼吗?
73. 遇到一次难堪的经历后,你是否在一段很长的时间内还感到难受?
74. 你患有"神经过敏"吗?
75. 你曾经故意说些什么来伤害别人的感情吗?
76. 你与别人的友谊是否容易破裂,虽然不是你的过错?
77. 你常感到孤单吗?
78. 当人家寻你的差错,找你工作中的缺点时,你是否容易在精神上受挫伤?
79. 你赴约会或上班曾迟到过吗?
80. 你喜欢忙忙碌碌地过日子吗?
81. 你愿意别人怕你吗?
82. 你是否觉得有时浑身是劲,而有时又是懒洋洋的吗?
83. 你有时把今天应做的事拖到明天去做吗?
84. 别人认为你是生气勃勃吗?
85. 别人是否对你说了许多谎话?
86. 你是否容易对某些事物冒火?
87. 当你犯了错误时,你是否常常愿意承认它?
88. 你会为一动物落入圈套被捉拿而感到很难过吗?

症状自评量表(SCL-90)

指导语:下面有90条文字,请你仔细阅读每一条,然后根据最近一星期以内下列问题影响你或使你感到苦恼的程度,在每一条文字后的五个答案中的一个打钩或画圈,请不要漏掉问题。

题　目	选　择
1. 头痛。	1-2-3-4-5
2. 神经过敏,心中不踏实。	1-2-3-4-5
3. 头脑中有不必要的想法或字句盘旋。	1-2-3-4-5
4. 头昏或昏倒。	1-2-3-4-5
5. 对异性的兴趣减退。	1-2-3-4-5
6. 对旁人求全责备。	1-2-3-4-5
7. 感到别人能控制你的思想。	1-2-3-4-5
8. 责怪别人制造麻烦。	1-2-3-4-5

续表

题　　目	选　　择
9. 忘记性大。	1－2－3－4－5
10. 担心自己的衣饰整齐及仪态的端正。	1－2－3－4－5
11. 容易烦恼和激动。	1－2－3－4－5
12. 胸痛。	1－2－3－4－5
13. 害怕空旷的场所或街道。	1－2－3－4－5
14. 感到自己的精力下降,活动减慢。	1－2－3－4－5
15. 想结束自己的生命。	1－2－3－4－5
16. 听到旁人听不到的声音。	1－2－3－4－5
17. 发抖。	1－2－3－4－5
18. 感到大多数人都不可信任。	1－2－3－4－5
19. 胃口不好。	1－2－3－4－5
20. 容易哭泣。	1－2－3－4－5
21. 同异性相处时感到害羞不自在。	1－2－3－4－5
22. 感到受骗,中了圈套或有人想抓住你。	1－2－3－4－5
23. 无缘无故地突然感到害怕。	1－2－3－4－5
24. 自己不能控制地大发脾气。	1－2－3－4－5
25. 怕单独出门。	1－2－3－4－5
26. 经常责怪自己。	1－2－3－4－5
27. 腰痛。	1－2－3－4－5
28. 感到难以完成任务。	1－2－3－4－5
29. 感到孤独。	1－2－3－4－5
30. 感到苦闷。	1－2－3－4－5
31. 过分担忧。	1－2－3－4－5
32. 对事物不感兴趣。	1－2－3－4－5
33. 感到害怕。	1－2－3－4－5
34. 你的感情容易受到伤害。	1－2－3－4－5
35. 旁人能知道你的私下想法。	1－2－3－4－5
36. 感到别人不理解你、不同情你。	1－2－3－4－5
37. 感到人们对你不友好,不喜欢你。	1－2－3－4－5
38. 做事必须做得很慢以保证做得正确。	1－2－3－4－5
39. 心跳得很厉害。	1－2－3－4－5
40. 恶心或胃部不舒服。	1－2－3－4－5

续表

题　　目	选　　择
41. 感到比不上他人。	1－2－3－4－5
42. 肌肉酸痛。	1－2－3－4－5
43. 感到有人在监视你、谈论你。	1－2－3－4－5
44. 难以入睡。	1－2－3－4－5
45. 做事必须反复检查。	1－2－3－4－5
46. 难以作出决定。	1－2－3－4－5
47. 怕乘电车、公共汽车、地铁或火车。	1－2－3－4－5
48. 呼吸有困难。	1－2－3－4－5
49. 一阵阵发冷或发热。	1－2－3－4－5
50. 因为感到害怕而避开某些东西、场合或活动。	1－2－3－4－5
51. 脑子变空了。	1－2－3－4－5
52. 身体发麻或刺痛。	1－2－3－4－5
53. 喉咙有梗塞感。	1－2－3－4－5
54. 感到前途没有希望。	1－2－3－4－5
55. 不能集中注意力。	1－2－3－4－5
56. 感到身体的某一部分软弱无力。	1－2－3－4－5
57. 感到紧张或容易紧张。	1－2－3－4－5
58. 感到手或脚发重。	1－2－3－4－5
59. 想到死亡的事。	1－2－3－4－5
60. 吃得太多。	1－2－3－4－5
61. 当别人看着你或谈论你时感到不自在。	1－2－3－4－5
62. 有一些不属于你自己的想法。	1－2－3－4－5
63. 有想打人或伤害他人的冲动。	1－2－3－4－5
64. 醒得太早。	1－2－3－4－5
65. 必须反复洗手、点数目或触摸某些东西。	1－2－3－4－5
66. 睡得不稳不深。	1－2－3－4－5
67. 有想摔坏或破坏东西的冲动。	1－2－3－4－5
68. 有一些别人没有的想法或念头。	1－2－3－4－5
69. 感到对别人神经过敏。	1－2－3－4－5
70. 在商店或电影院等人多的地方感到不自在。	1－2－3－4－5
71. 感到任何事情都很困难。	1－2－3－4－5

续表

题　目	选　择
72. 一阵阵恐惧或惊恐。	1－2－3－4－5
73. 感到在公共场合吃东西很不舒服。	1－2－3－4－5
74. 经常与人争论。	1－2－3－4－5
75. 单独一个人时神经很紧张。	1－2－3－4－5
76. 别人对你的成绩没有作出恰当的评价。	1－2－3－4－5
77. 即使和别人在一起也感到孤单。	1－2－3－4－5
78. 感到坐立不安心神不定。	1－2－3－4－5
79. 感到自己没有什么价值。	1－2－3－4－5
80. 感到熟悉的东西变成陌生或不像是真的。	1－2－3－4－5
81. 大叫或摔东西。	1－2－3－4－5
82. 害怕会在公共场合昏倒。	1－2－3－4－5
83. 感到别人想占你的便宜。	1－2－3－4－5
84. 为一些有关性的想法而很苦恼。	1－2－3－4－5
85. 你认为应该因为自己的过错而受到惩罚。	1－2－3－4－5
86. 感到要很快把事情做完。	1－2－3－4－5
87. 感到自己的身体有严重问题。	1－2－3－4－5
88. 从未感到和其他人很亲近。	1－2－3－4－5
89. 感到自己有罪。	1－2－3－4－5
90. 感到自己的脑子有毛病。	1－2－3－4－5

生活事件量表结构与内容

家庭相关问题

1. 恋爱或订婚
2. 恋爱失败、破裂
3. 结婚
4. 自己(爱人)怀孕
5. 自己(爱人)流产
6. 家庭增添新成员
7. 与爱人、父母不和
8. 夫妻感情不和
9. 夫妻分居(因不和)
10. 夫妻两地分居(工作需要)
11. 性生活不满意或独身
12. 配偶一方有外遇
13. 夫妻重归于好
14. 超指标生育
15. 本人(爱人)做绝育手术
16. 配偶死亡
17. 离婚
18. 子女升学(就业)失败
19. 子女管教困难
20. 子女长期离家
21. 父母不和
22. 家庭经济困难
23. 欠债 500 元以上
24. 经济情况显著改善
25. 家庭成员重病、重伤
26. 家庭成员死亡
27. 本人重病或重伤
28. 住房紧张

工作学习中的问题

29. 待业、无业
30. 开始就业
31. 高考失败
32. 扣发奖金或罚款
33. 突出的个人成就
34. 晋升、提级
35. 对现职工作不满意
36. 工作学习中压力大(如成绩不好)
37. 与上级关系紧张
38. 与同事、邻居不和
39. 第一次远走他乡异国
40. 生活规律重大变动(饮食睡眠规律改变)
41. 本人退休、离休或未安排具体工作

社会与其他问题

42. 好友重病或重伤
43. 好友死亡
44. 被人误会、错怪、诬告、议论
45. 介入民事法律纠纷
46. 被拘留、受审
47. 失窃、财产损失
48. 意外惊吓、发生事故、自然灾害

A型行为类型评定量表

1. 我常常力图说服别人同意我的观点
2. 即使没有什么要紧事,我走路也很快
3. 我经常感到应该做的事情很多,有压力
4. 即使决定了的事别人也很容易使我改变主意
5. 我常常因为一些事大发脾气或与人争吵
6. 遇到买东西排长队时,我宁愿不买
7. 有些工作我根本安排不下,只是临时挤时间去做
8. 我上班或赴约会时,从来不迟到
9. 当我正在做事,谁要是打扰我,不管有意无意,我都非常恼火
10. 我总看不惯那些慢条斯理、不紧不慢的人
11. 有时我简直忙得透不过气来,因为该做的事情太多了
12. 即使跟别人合作,我也总想单独完成一些更重要的部分
13. 有时我真想骂人
14. 我做事喜欢慢慢来,而且总是思前想后
15. 排队买东西,要是有人加塞,我就忍不住指责他或站出来干涉
16. 我觉得自己是一个无忧无虑、逍遥自在的人
17. 有时连我自己都觉得,我所操心的事远远超过我应该操心的范围
18. 无论做什么事,即使比别人差,我也无所谓
19. 我总不能像有些人那样,做事不紧不慢
20. 我从来没有想过要按照自己的想法办事
21. 每天的事都使我的神经高度紧张
22. 在公园里赏花、观鱼等,我总是先看完,等着同来的人
23. 对别人的缺点和毛病,我常常不能宽容
24. 在我所认识的人里,个个我都喜欢

25. 听到别人发表不正确见解,我总想立即纠正他
26. 无论做什么事,我都比别人快一些
27. 当别人对我无礼时,我会立即以牙还牙
28. 我觉得我有能力把一切事情办好
29. 聊天时,我总是急于说出自己的想法,甚至打断别人的话
30. 人们认为我是一个相当安静、沉着的人
31. 我觉得世界上值得我信任的人实在不多
32. 对未来我有许多想法,并总想一下子都能实现
33. 有时我也会说人家的闲话
34. 尽管时间很宽裕,我吃饭也快
35. 听人讲话或报告时,我常替讲话人着急,我想还不如我来讲
36. 即使有人冤枉了我,我也能够忍受
37. 我有时会把今天该做的事拖到明天去做
38. 人们认为我是一个干脆、利落、高效率的人
39. 有人对我或我的工作吹毛求疵时,很容易挫伤我的积极性
40. 我常常感到时间晚了,可一看表还早着呢
41. 我觉得我是一个非常敏感的人
42. 我做事总是匆匆忙忙的,力图用最少的时间办尽量多的事情
43. 如果犯有错误,我每次全都愿意承认
44. 坐公共汽车时,我总觉得司机开车太慢
45. 无论做什么事,即使看着别人不好我也不想拿来替他做
46. 我常常为工作没做完,一天又过去而忧虑
47. 很多事如果由我负责,情况要比现在好得多
48. 有时我会想到一些坏得说不出口的事
49. 即使受工作能力和水平很差的人所领导,我也无所谓
50. 必须等待什么的时候,我总是心急如焚,“像热锅上的蚂蚁”
51. 当事情不顺利时我就想放弃,因为我觉得自己能力不够
52. 假如我可以不买票白看电影,而且不会被发现,我可能会这样做
53. 别人托我办的事,只要答应了,我从不拖延
54. 人们认为我做事很有耐性,干什么都不会着急
55. 约会或乘车、船,我从不迟到,如果对方耽误了,我就恼火
56. 我每天看电影,不然心里就不舒服
57. 许多事本来可以大家分担,可我喜欢一人去干
58. 我觉得别人对我的话理解太慢,甚至理解不了我的意思似的
59. 人家说我是个厉害的暴性子的人
60. 我常常比较容易看到别人的缺点而不容易看到别人的优点

(曹建琴)

第五章 心理护理

生物、心理、社会医学模式的确立，整体化护理的实施，心理护理作为整体护理的核心内容，在临床护理实践中日益显现出了独特的地位和重要作用。在实施整体化护理过程中，护士既要帮助病人解除躯体疾病，又要重视心理社会因素对病人的影响，了解病人的心理状态，制定有针对性的心理护理措施，满足病人的需要。因此要求护士掌握扎实的心理学理论和娴熟的心理护理技术，为病人提供良好的心理护理，以取得最佳的护理效果。

第一节 心理护理概述

一、心理护理的概念

心理护理(psychological nursing)是指护理过程中，护士运用心理学的理论和技术，通过各种方式和途径，积极地影响病人的心理活动，改变不良的心理状态和行为，促进疾病转归和康复的方法和手段。

心理护理概念可分为广义和狭义两种。广义的心理护理是指护士不拘泥相关理论和具体形式，对病人心理活动产生积极影响的一切言谈举止；狭义的心理护理是指护士主动运用心理学的理论和技术，针对病人现存的和潜在的心理问题、心理需要，按照程序、运用技巧，对异常心理现象或心理障碍实施心理干预，以满足病人的需求，帮助病人获得适宜身心状态的过程。

二、心理护理与相关概念的联系与区别

心理护理是运用于护理领域的独特概念，但目前一些临床护士对心理护理的理解存在误区。有人将其等同于心理治疗，认为护理人员均需接受心理治疗与咨询等系统培训；有人将其混同于思想工作，用"树立共产主义人生观"为病人做"宣教"；有人强调工作忙、时间紧，无暇顾及心理护理。上述三种片面理解在临床护士中颇具代表性，是阻碍我国临床心理护理深入发展的最主要原因之一。其实，心理护理既不同于心理治疗，亦不仅限于护患交谈。

（一）心理护理与心理治疗的联系与区别

心理护理与心理治疗既有联系也有区别，联系是二者的实施对象相同，区别是各自侧重点不同。心理治疗侧重神经症、人格障碍等精神异常病人的诊治、研究，主张运用心理学的理论和技术协同精神医学专业治疗精神障碍的病人；心理护理侧重精神健康人群的心理维护，强调对心身疾病、躯体疾病而无明显精神疾病的人群及健康人群提供心理健康指导或干预。心理护理是运用于护理领域、有别于"心理治疗"的独特概念。心理护理理论是护理心理学体系的重要组成部分，是护士不可或缺的知识结构。心理护理贯穿于护理过程的每个环节，正逐步发

展成为具有专业特色的系统理论和应用技术。

（二）心理护理与其他护理方法的联系与区别

(1) 联系:① 有相同的护理对象,即病人和(或)健康人群。② 有共同的护理目标。使病人保持最佳的身心状态,促进病人康复和提高人群健康水平。③ 遵循着相同的工作程序。心理护理与其他护理共存于整体护理模式中,按照护理程序的步骤进行。④ 心理护理与其他护理方法有机结合。心理护理与其他护理方法相互依存、渗透、融会贯穿于护理全过程。临床心理护理的具体实施,既可与其他护理操作同步,也可独立展开;但绝不能脱离其他护理方法而孤立存在。

(2) 区别:① 关注的问题不同。心理护理更关注心理问题;其他护理方法主要关注的是如何减轻躯体痛苦、恢复健康、促进健康的问题。② 护理的手段不同。心理护理主要是以心理调节的方式调动病人的主观能动性;其他护理方法主要以理化、生物等方式,帮助病人增进健康。此外,心理护理与其他护理方法在原理、使用工具及行使职能等方面也有区别。

总之,心理护理更关注与“增进和保持健康”紧密关联的心理学问题,更强调社会环境与个体健康的交互作用,较多地通过激发个体的内在潜力,充分调动其主观能动性,以心理调节等方式去帮助个体实现较理想的健康目标,通过运用准确评估、规范应用模式、优化护士素质等举措,提高病人的健康质量,心理护理要求实施者既要具备相应的专业基础知识,还需较系统、较深入地掌握心理学理论和技术。

三、心理护理的实施形式

为提高心理护理的针对性、有效性,合理利用有限的护理资源,护士在实施临床心理护理时,应根据患者身心状态的程度给予相应的心理干预,及时改善病人的不良心理状态、消除心理危机。

（一）个性化与共性化心理护理

这是依据病人心理问题的特性进行的分类。

1. 个性化心理护理

个性化心理护理是指目标较明确、针对性较强、解决病人特异性、个性化心理问题的心理护理。由于每个人的先天素质不同、后天环境和教育条件不同、个人实践经历不同,心理活动也千差万别;文化水平的不同使病人对疾病及治疗态度产生一定的差异;不同个性的病人,对疾病的承受能力、反应方式也各不相同;另外,社会角色和社会经历不同,病人的心理活动规律也有较大的差异。因此,个性化心理护理要求护士依据病人不同的个性特征,采取有针对性的、个性化的心理护理措施,以取得最佳的临床效果。如针对心肌梗死病人的极度恐惧、创伤毁容病人的痛不欲生等突出的心理问题,通过个性化心理护理,尽快降低或解除病人的心理负荷。

2. 共性化心理护理

共性化心理护理是指目标不太明确、针对性不太强、从满足病人需要的一般规律出发,解决病人同类性质或共同特征心理问题的心理护理。作为一类病人,都有某些相似的心理反应和心理问题，护理人员要善于归纳和掌握患者心理的共性规律，运用各种方法提前干预病人尚未明确、随时可能发生的潜在心理问题及严重的心理障碍，如“住院、手术、创伤、透析病人的心理护理等”，都属共性化心理护理。

病人心理问题的共性化和个性化具有相对性，共性化问题含有个性化特征，个性化问题又具有共性化规律。因此，在护理工作中，应将共性化与个性化心理护理相结合。如对于外科手术病人，应首先从他们的共性着手进行心理疏导，即从认知的角度启发病人，指出其所患疾病的相关原因，然后耐心细致地给病人介绍疾病、说明手术的必要性，实事求是、恰如其分地解答病人的问题，以消除其顾虑，并介绍手术程序、术前及术后的注意事项，同时介绍必要的配合技巧。由于患者的性别、年龄、性格、受教育水平和社会经历等不同，对疾病和手术引起的心理反应也有个体差异。对担心手术成败者向其介绍医务人员的业务水平和以往成功的例子，启发、鼓励患者，帮助患者树立战胜疾病的信心。对在工作上有业绩的患者，给予鼓励赞扬，使其摆脱自卑、消极观念。对于担心经济问题的患者则给予安慰，解释身体健康的重要性，使其放下思想包袱，愉快接受治疗。

（二）有意识与无意识心理护理

这是根据护士心理护理意识的差异进行的分类。

1. 有意识心理护理

有意识心理护理是指护士自觉运用心理学的理论和技术，以预先设计的语言和行为，实现对病人的心理调控、心理支持或心理健康教育的过程。如根据病人的特殊需要，运用心理学原理设计规范化指导语，可收到良好效果。如胸外科重症监护室护士对心脏瓣膜置换术病人的术前访谈，即是针对即将接受高风险手术病人的安全危机，运用设计的语言进行的有意识心理护理：“您好！我是×护士，我代表监护室全体医护人员欢迎您术后到监护室度过康复阶段，相信通过我们的共同努力，您一定能顺利康复！”简短的话语，却能给病人莫大的慰藉，对其康复给予了有力支持，降低其对高风险手术的恐惧和担忧。有意识心理护理，需要科学理论体系和规范化操作模式作支撑，要求实施者接受专业培训，也迫切需要临床护士提高心理护理能力和技能。

2. 无意识心理护理

无意识心理护理是指客观存在于护理过程每个环节、随时可能积极影响病人心理状态的一切言谈举止。无论护士能否主动意识到，都可发挥心理护理的效应。护士良好的言谈举止，可向病人传递慰藉，使其产生轻松愉快的情感体验，有助于病人保持较适宜的身心状态。无意识心理护理，要求护士经常、主动自省，随时调控在病人面前的一切言谈举止，使之尽可能成为促进病人身心康复的催化剂。

四、心理护理在整体护理中的地位和作用

（一）心理护理是整体化护理的核心

护士运用心理学原理和方法，通过各种方式和途径对病人实施心理护理，给病人以良好心理支持或即时危机干预，可帮助其消除不良情绪，以积极心态战胜病痛或超越死亡；为

健康人群提供有益的心理咨询服务和积极的心理健康教育，指导其消除身心健康的潜在危机，预防或减少对身心健康的损害等，使整体护理目标得以顺利实现。因此，心理护理在整体护理中具有核心地位。

（二）心理护理贯穿于整体化护理的全过程

心理护理侧重运用心理学的理论和方法，致力于病人心理问题的研究和解决；倡导建立良好的护患关系，为病人营造良好的人际氛围，调适不良的情绪状态等；心理护理是连续、动态的过程，心理护理应针对病人的身心动态，分析心理问题的产生原因，及时调整和优选实施对策，以更有效发挥其对病人身心的积极影响。

五、心理护理的原则

（一）交往性原则

心理护理是护患间的一种人际交往，包括护士与病人、病人与病人、护士与病人家属等的人际交往。护士是这些交往中的中心人物，在调节各种人际关系中起到“桥梁”的作用，通过努力使病人在宽松、关怀的环境中接受治疗与护理。因此，在实施心理护理时，护理人员除熟练掌握医学知识、护理操作技巧外，还应掌握有关人文科学、社会科学知识，以便更多地了解病人，与病人进行良好的交往。

（二）服务性原则

随着医学模式的转变，护理模式也由以“疾病”为中心转变为以“病人”为中心的整体护理，其范畴是以医院为中心而兼顾社会、家庭、个人等全方位的综合性服务。心理护理是护理工作的一个组成部分，同样具有服务性的特点。在为病人提供各种服务时，护士的工作态度和工作作风，以及技术水平直接影响病人的心理活动。因此，护士应时刻注意自己的言行，做到热心、耐心、细心、关心。

（三）启发性原则

护士是心理护理的主导者，应运用护理心理学及相关学科知识启发和教育病人，引导病人倾诉自己内心的痛苦和烦恼，适时给病人积极的暗示，并努力纠正病人对疾病的不正确认知，消除其不良情绪，使病人积极主动配合护理人员进行治疗和护理。

（四）动态性原则

病人的心理会随其疾病的发展、变化、转归而发生相应变化，在实施心理护理过程中，护士应具有灵活的应变能力，根据疾病的不同时期，随时向病人解释治疗护理中可能遇到的问题，并及时提出解决这些问题的办法。

（五）针对性原则

病人的心理活动具有特殊性，因此心理护理没有固定的模式。在心理护理过程中，护理人员既要注意病人心理活动的共性，遵守统一的原则，又要根据病人心理活动的个体差异，针对病人存在的具体问题，认真分析其心理需要，有针对性地采取相应的对策，使其学会如何正确认知疾病，尽快改变不健康的行为，去除致病因素。

（六）自我护理性原则

自我护理是一种为了自己的生存、健康及舒适所进行的自我实践活动。良好的自我护理目的之一是调动病人的主观能动性，包括维护健康、自我诊断、自我用药、自我治疗及积极预防，并在护士的帮助指导下，以平等的身份参与对自身的医疗护理活动，维护病人的自尊、自信，充分挖掘其内心潜能。因此，在心理护理工作中，护士既要帮助病人减轻痛苦，恢复健康，又要培养病人的自我护理能力，帮助和指导病人进行自我护理。

第二节　心理护理要素

一、心理护理的基本要素

心理护理的基本要素是指对心理护理科学性、有效性具有决定性影响的关键因素，主要包括4个部分。一是护士，即心理护理的主体；二是病人，即心理护理的客体；三是心理学知识，即心理护理过程中问题解决的方法体系；四是病人心理问题，即心理护理的具体目标。上述4个基本要素相互依存，彼此联系，构成一个环状的运转系统，缺少其中任何一个环节都会导致整个系统的运转失灵。也就是说，四个环节在实施心理护理时缺一不可，其中任何一个条件不具备，心理护理都无法实施（图5－1）。

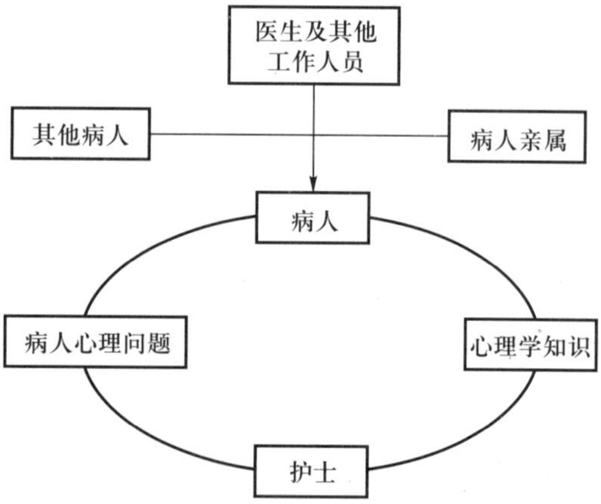

图5－1　心理护理基本要素

此外，还有一些因素也可对心理护理的实施产生影响，如病人亲属的配合、医生及其他工作人员的参与、病人彼此间的交往等。这些因素只是对心理护理的运转起推动或干扰作用，并不直接对运转系统的启动产生作用。因此，心理护理的基本要素是启动心理护理运转系统的前提条件。

二、心理护理基本要素的作用

（一）以心理学理论、技术为指导

心理学理论、技术是科学实施心理护理的指南。临床心理护理实施是否具科学性，很大程度上取决于护士能否较好地掌握心理学理论和技能。

大量临床实践表明，护士只有较系统地掌握心理护理的知识和技能，才能准确把握病人心理反应的一般规律；才能深入分析病人产生心理失衡的原因；才能客观评估病人心理问题的主要性质、反应强度及其危害程度；才能正确选择针对性的心理护理对策等。

（二）评估病人的心理问题、选择护理对策

心理问题的准确评估，是选择心理护理对策的前提。心理问题是指心理状况不佳，轻者有心理偏差，重者有心理失衡或危机。评估病人的心理问题，应主要把握三个环节，一是确定病人主要心理反应的性质，如以焦虑为主，还是以恐惧为主，或是以抑郁为主等；二是确定病人主要心理反应的强度，如病人的焦虑适度或不适度，是焦虑阙如或焦虑过度等；三是确定导致病人心理反应的主要原因。

护士对病人心理问题清晰、准确地描述，有助于对病人的不良情绪状态实施调控。如分析结果表明某病人产生不良情绪状态的主要原因，是自身素质缺陷或对外来刺激的高度过敏反应，此时心理护理的主要对策就是控制对病人构成心理压力的外界影响因素；若评估报告某病人因对疾病认知不当导致消极情绪状态，但其承受心理压力的自身潜在素质较好，此时心理护理的对策即是调动病人内在潜力，改善其对疾病认知的方法。

（三）护士与病人的积极配合

心理护理的实施能否取得满意效果，很大程度上取决于病人能否积极主动地配合。其中护士的角色尤为重要，护士除需以职业角色的影响力赢得病人的信任外，还应注重了解病人的人格特征，尽可能采用病人较易接受的实施方式。因此，护士首先要尊重并维护病人的隐私权。尊重病人的主观意愿和个人习惯，选择适当的交谈场所，采取适宜的心理干预方法。其次，护士在了解病人感受或完成相关调查时，应采用征询口吻和关切态度，切不可用质询口气或刨根问底，特别是在与病人沟通的初始阶段，护士对病人回避的问题，应尽量选用婉转迂回的方式加以引导。另外，护士积极的职业心态在心理护理的实施过程中也起着重要作用，是优化心理护理氛围的关键。护士积极的职业心态是指护士在职业角色中，始终保持较稳定、健康的身心状态，主动地关心病人，积极影响病人身心状态的一种品质。具体体现在护士的职业微笑、对病人病痛的真诚关切、充分满足病人的需要等。护士只有具备积极的职业心态，才能主动地采取有益于病人身心康复的言谈举止，形成良好的人际魅力，获得病人的尊重和信赖。积极的职业心态，还可促使护士努力学习心理学知识，深入研究病人的心理问题，主动探索心理护理对策，积极地为病人提供最佳的心理护理。

三、护士临床心理护理的职责范畴

在我国，临床心理护理尚不成熟，正处于探索总结和发展阶段，特别是心理护理方法尚未形成学科特有的方法体系之前，在临床护理工作中护士对心理护理介入的范围和深度极难界定。护理人员按照心理学的专业学习和培训程度不同，掌握心理护理方法和技术水平也不相同，因此介入深度有所不同。其主要的职责范围应包括以下几点。

（1）对病人的心理护理与心理干预。护理人员通过采用护理方法和技能对病人进行心理护理和行为指导，主要干预方式包括：心理咨询、心理支持和疏导。

（2）帮助病人提高对疾病治疗及自身情况的认知水平。

（3）辅助心理专业人员开展心理治疗和行为矫正等。

（4）开展心理健康教育，对不同病人提供个性化的自我心理保健和自我心理护理的健康教育。

（5）进行护理评估，明确护理诊断，分析病人的情况，为实施心理护理与干预提供依据。

（6）确立评价心理护理和干预效果的标准及方法。

第三节 心理护理的实施程序

一、心理护理实施的原则

心理护理的实施程序，也称之为心理护理的基本步骤，它是一个连续、动态的过程，在实施过程中应贯穿以下原则和要求。

1. 全面评估病人的心理健康状况

通过评估获得的信息资料，可以为护理活动提供基本依据。例如护士对一位病人心理评估时了解到，其近日不思饮食并有自杀念头。掌握此信息后，护士及时修正心理护理诊断及护理计划，避免了医疗事故的发生。

2. 与病人建立融洽的护患关系

护士应与病人建立融洽的护患关系，这是做好心理护理的重要基础。例如一位护士日常工作中常常面带微笑、言谈举止间流露出对病人的体贴和关爱，对病人的痛苦动之以情，使病人感到亲切，由此拉近了护患之间心理距离。这位护士实施心理护理时，病人会感到放松，从而愿意诉说自己内心的真实体验，并积极接受护士的指导。由此会取得理想的心理护理效果。

3. 护理措施紧紧围绕心理护理目标

心理护理目标是制定护理计划、选择护理措施的依据，对实施心理护理具有指导意义。因此，应用心理护理程序，实施心理护理应紧紧围绕心理护理目标，防止在实施过程中偏离方向。

4. 按照心理护理程序步骤实施护理措施

心理护理程序中的五个步骤是环环相扣的，缺少其中的任何一项，都会对心理护理的效果造成不良影响。例如只进行心理护理评估，而没有制定相应的心理护理诊断，心理护理措施将出现盲目性；如果心理护理评估不准确，又将导致心理护理诊断和心理护理计划的错误以及预期目标的失败。

5. 注意贯彻评判性思维

评判性思维强调在事物发展过程中，及时总结经验，否定不恰当的计划和措施，使思维和事物向着真理方向发展。评价是评判性思维在心理护理程序中的具体应用，通过评价，既要肯定有效的护理措施，又要否定无效的护理措施，并加以改进和完善。

心理护理的实施程序主要包括评估病人的心理需要和心理反应、做出心理护理诊断、制订心理护理措施、心理护理的实施和效果评价五个部分。

二、心理护理的实施程序

(一) 心理护理评估

心理护理评估是根据心理学的理论和方法对病人的心理状态进行全面、系统和深入的客观描述。它是心理评估的理论和方法在临床护理工作中的具体应用。

心理护理评估是开展心理护理的第一步,其核心是收集资料,即将病人在生理、心理和社会方面的信息有机结合起来,经过处理,运用有关正常和异常生理、心理、社会功能的理论,分析和找出病人存在的问题。信息来源于病人、病人家属、医生、实验室检查或其他方面检查的结果,以及护士自己的观察和访谈。客观量化的心理护理评估,可以为确定病人的心理问题提供客观依据,是确保心理护理科学性、有效性的前提条件,也是推进临床心理护理工作向纵深发展需要尽快解决的问题。

1. 收集心理健康资料的目的

(1) 提供信息:通过观察、了解病人的心理反应(有些观察结果非常重要)为确定诊断和制订治疗方案提供参考,甚至可以使病人转危为安。

(2) 为制定心理护理计划提供依据:通过观察和交谈,可使护士了解病人的心理活动和心理健康状况,以帮助护士制定有效的心理护理计划,并对预期结果进行评价。

(3) 培养护士的判断能力:对观察所得资料加以判断,供临床应用。

(4) 为护理科研提供参考:有目的、有计划、有步骤收集的心理健康资料可作为护理科研的第一手资料。

2. 心理健康资料的种类

(1) 主观资料:通过与病人交谈获得的资料,称之为主观资料。包括病人对自己目前或既往心理状态的描述(即主诉)、他人的代诉及通过提问后获得的有关病人心理健康的描述。

(2) 客观资料:通过一定测量方式所获得的心理健康资料,称之为客观资料。如采用心理测验量表或仪器设备进行测验取得的信息和资料。

3. 心理健康资料的内容

(1) 行为:可分为两类,即言语行为和非言语行为。言语行为指说的话;非言语行为指姿势、动作、面部表情和声调等言语以外的行为。

(2) 心理状态:包括① 感知能力:有无视力障碍甚至失明、幻视及复视;有无听力障碍、失聪、耳鸣、幻听,能否听清楚一般说话的声音,单耳或双耳有无问题等;是否出现与众不同的嗅觉;对各种刺激、疼痛及触摸的感觉如何;味觉是否齐全等。② 认知能力:有无定向力、记忆力、注意力、语言沟通能力等方面的障碍。③ 情绪状态:有无抑郁、焦虑、恐惧、沮丧、失望、愤怒等负性情绪。④ 自我概念:对自己充满自信还是认为自己无能为力、毫无希望或成为他人的累赘等。⑤ 对疾病、健康的理解及反应:通过回答问题可了解病人对健康和所患疾病的理解与反应。⑥ 压力反应及应对方式:了解病人遇事是独立解决还是与他人商量解决;遇到困难或挫折时的情绪反应、处理方式,是自己冷静思考还是向他人诉说或是寻求他人帮助;有无失落、自责或信任感的破坏等。

(3) 精神状态:① 一般外表:包括表情、衣着、修饰、任何特殊的容貌。② 动作:包括手势、步态、身体动作的协调，有无抽搐、颤抖、狞笑、咬指甲、绞扭自己的手、轻踏脚步、不自主移动、精神动作障碍等。③ 情感：包括无表情或外观表现恐惧、生气、忧郁、得意、攻击、愤恨、焦虑。④ 心情：是指病人主观描述自己的感受。个人显示的心情是否适合当时情境。⑤ 言语和沟通：包括声调、说话速度、自发性、连贯性、咬字、言谈间隔、潜在的反应（既回答前的歇息）、装腔作势、沉默（此项为评估如何说话而不是说话的内容）。⑥ 思考过程和内容：包括先入为主的偏见、关联性、妄想、人格解体、强迫思想——幻想、语言的逻辑性。⑦ 大脑感觉中枢：包括对人、地、时、环境的定向感；对近期和远期的记忆和回忆；计算能力和数学记忆力（顺背和倒背 7 和 3 的倍数）；一般常识（著名的领导人物、地方、事件、距离）；抽象思考能力，如解答一般性谜语；知觉的曲解，如幻觉、错觉。⑧ 人格形态：依赖的或独立的，多疑的或接受的，自大的或自卑的，防卫的或开放的，控制的或松弛的。

（4）心理测验：护理人员运用心理测量工具对患者进行心理测试，以获得客观资料。

4. 收集心理健康资料的方法

（1）交谈：通过交谈了解病人对疾病的认知是否合理、对治疗有无信心，并了解其精神及情绪状态（开朗或抑郁，多语或沉默，有无恐惧、紧张心理等）、人格类型、应对能力、信仰及价值观以及影响病人心理的因素等。交谈的基本方式分为正式和非正式交谈。正式交谈如入院评估和住院评估。非正式交谈一般指护理人员在日常的查房、治疗、护理过程中与患者之间的交谈，此时病人感到很自然、轻松，护理人员能从这样的交谈中收集到患者较为真实的资料。交谈时要注意选择合适的环境、时间和地点；创建和谐的气氛；注意仪表、态度及谈话技巧。交谈中以患者自述、护士倾听为主；为使患者畅所欲言，在交谈中可给以点头等暗示，鼓励患者倾诉。在交谈中尊重患者，对沉默寡言者多启发，兴奋多言者不能厌烦，要善于引导。

（2）观察：在交谈的同时注意观察患者的非语言行为。如外观、反应情况、警觉状态等，观察是否存在否定诊断的迹象。护士与病人的初次见面意味着观察的开始，如患者的外貌、步态、精神面貌、营养状况、呼吸状况、大小便性质、引流液颜色、反应情况等。病人住院期间，对其进行的心理评估及效果评价也都依赖于系统的、连续的观察。因此，护士要保持警觉状态，有意识地观察患者的情况，提高自身的观察素质，并不断丰富自己的理论知识和临床经验。

（3）心理测验。

（4）查阅相关资料。

5. 整理、分析资料，析出主要原因

（1）整理分析资料：① 确认资料的准确性，将主、客观资料进行比较；核对前后有出入的资料；检查测量记录有无错误。收集的资料需及时记录；主观资料尽量用患者的原话；客观资料要应用医学术语。② 结合主客观资料确定病人的基本心态。③ 采用多种方法对资料进行分类。

（2）综合分析结果，析出主要原因和影响因素。

案例分析

刘某,男,51岁,教授,曾留学英国剑桥大学,对事业非常执著,35岁结婚,37岁女儿出生,平时身体健康,婚姻美满,家庭幸福。但刘某偶然在一次健康体检中被确诊为患有晚期膀胱癌,得知消息后,他一时无法接受残酷的现实,陷入了极度的痛苦和绝望中。平日喜欢打篮球、看书。善于交往,与周围人具有很好的亲和力。从确诊后,刘某不再外出,在家整理研究资料,说在仅有的时间里一定要完成自己未研究出的课题。有时会莫名地发脾气,不修边幅,与家人和邻居人际关系紧张。

评估:为进一步确定该病人的心理问题,护士在与病人交谈中了解到,病人时常出现下腹部疼痛,夜间不敢睡觉,害怕睡着后醒不过来,对自己患有癌症表现很恐惧,认为自己得了晚期癌症,生存的希望很渺茫,所以,想利用一切时间来完成自己未完成的研究事业,另外孩子小,放心不下亲人和孩子。通过与病人家属交谈了解到,病人的性格特征发生明显改变(易怒、敏感、不愿与人交往),经常谈及死亡之类的话,睡眠质量差,食欲不佳。通过心理测量(SAS、SDS)后,病人的抑郁得分66分、焦虑得分60分。

根据搜集的资料分析:该病人存在心理问题,主要表现在认知、情感和行为方面的异常,即认为癌症是不治之症;焦虑、抑郁、悲观等负性情绪;兴趣爱好丧失,不修边幅,易怒,交往障碍。经心理测验后,评定存在焦虑和中度抑郁情绪。主要原因为确诊后病人原有角色和现有病人角色的冲突,病人对癌症的错误认知及缺乏有效的自我调节能力。

(二)心理护理诊断

心理护理诊断是对评估中所得到的各种资料进行分析和研究,在准确、全面、客观了解病人需要的基础上进行分析,寻找出患者现存的和潜在的影响健康的主要心理问题及其原因、诱因,进而确立心理方面的护理诊断。北美护理诊断协会(NANDA)制订的护理诊断(2012—2014)中有96个(占44.44%)涉及心理活动的概念。

常见心理护理诊断

(1)社交障碍

(2)社交孤立

(3)角色紊乱

(4)父母不称职

(5)家庭应付能力低下

(6)精神困扰

(7)思维过程的改变

(8)调节障碍

(9)绝望

(10)个人应对无效

(11)防卫性应对

(12) 无效性否认
(13) 不合作(特定的)
(14) 抉择冲突(特定的)
(15) 睡眠型态紊乱
(16) 缺乏娱乐活动
(17) 自我形象紊乱
(18) 自尊紊乱
(19) 情境性自我贬低
(20) 感知改变
(21) 疼痛
(22) 预感性悲哀
(23) 焦虑
(24) 恐惧
(25) 无能为力
(26) 功能障碍性悲哀

(三) 心理护理计划

心理护理计划是针对病人主要的心理问题制订切实可行的护理措施,是护士直接对病人实施心理护理的行动指南,是影响心理护理质量的关键。

1. 心理护理计划的内容

制订计划是护士运用专业知识解决患者心理问题的关键步骤。心理护理计划主要包括心理护理诊断或合作性问题的诊断名称、相关因素或危险因素、预期护理目标、心理护理措施、措施依据以及书写成文等几部分内容。

为了能有效地进行心理护理,需依据心理护理诊断和心理护理目标制定心理护理计划。所定护理计划应针对病人的心理问题,提出解决问题的具体方案和相应的心理护理措施,要求措施依据正确、切实可行,并能体现个体化护理原则。

2. 制订心理护理计划的原则

(1) 目的性原则。
(2) 个体化原则。
(3) 针对性原则。
(4) 可行性原则。
(5) 灵活性原则。

3. 制订心理护理计划

(1) 排列护理顺序,即确定护理重点:制订计划时,应按其重要性和紧迫性排出主次,把威胁最大的问题放在首位,其他的依次排列,这样护士就可根据轻、重、缓、急有计划地进行工作。

(2) 设定预期目标:目标是指病人在接受心理护理后,期望达到的心理健康状态,即理想的心理护理效果。心理护理目标包括提供良好的心理环境、满足病人的合理需要、消除不良的情绪反应及提高病人适应能力等。心理护理目标可分为近期目标和远期目标。近期目标又称短期目标，指一周内病人可达到的目标，适合于病情变化快、住院时间短的病人；远期目标又称长期目标，指一周以上甚至数月之久才能实现的目标。

(3) 选择心理护理措施：心理护理措施指护理人员为病人提供的工作项目及具体实施方法，是为协助病人达到目标而制定的具体活动内容，心理护理措施要符合实际，病人能够做到。此外，还应包括对病人进行健康教育的内容，如教会病人用以维持或重获最佳心理健康状况的知识技能。

(4) 计划成文：根据护理诊断制定出相应的护理目标和措施，形成一个书面方案。

案例分析

陈某，男，49岁，在一次外出活动中发生车祸，使左小腿严重外伤。患者截肢术后10天，出现情绪低落、焦虑、恐惧，过分关注自己的身体变化，认为自己是个残疾人，没有用。由于妻子从事个体营销工作经常与客户有业务往来，患者常抱怨家人对其关心不够，现与家人和医务人员极少讲话，不配合治疗和护理，拒绝见任何亲属和同事。该病人大学本科学历，某机关干部，平时善于社交活动，既往家庭条件较好，生活美满，孩子在外地读大学。

目前该病人所存在的心理问题有：在认知方面，过分关注自己的身体变化，认为自己是个残疾人没有用；在情绪、情感方面，情绪低落、焦虑、恐惧；在行为方面，与家人和医护人员讲话少，不配合治疗和护理，拒绝见任何亲属和同事。

根据病人的认知、情感和行为等表现，提出心理护理诊断主要有：① 功能障碍性悲哀，与病人截肢、肢体功能受影响、造成生活活动不便、原有的形象受损有关。② 焦虑、恐惧，与肢体功能严重受损、对未来生活能力的担忧、不确定感有关。③ 个人应对无效，与缺乏对疾病的正确认识及相关心理调节方法有关。④ 社交孤立，与病人形象改变产生自卑心理有关。

制定心理护理目标，短期目标在一周内缓解病人的负性情绪，建立对截肢的正确认识，教会病人进行自我调节的方法；长期目标正确认知和接受自身形态的变化，建立积极的生活态度和方式。

依据心理问题和护理目标，选择具体的护理措施：① 化解病人的心理危机：设法转移病人的注意力，多关心鼓励病人。邀请有同样经历的病人进行现身说法。② 重建合理认知：帮助病人正视现实，接受目前的处境，虽然身体残疾可是并不等于就没有用处，还同样可以做力所能及的事，实现个人的价值和追求，观看成功者录像等。③ 心理疏导：残障人最明显的心理改变是情绪障碍。首先，为病人讲解伤残的性质及预后，提供进行功能恢复的信息，减轻心理困惑，增加配合的积极性。同时，护士与病人一同制定规律的作息时间和功能锻炼的计划表，并监督病人执行。其次，鼓励病人说出内心的烦恼和困惑，善于共情，使他感到被理解，增强其自信心。教会病人自我调节和放松的方法。④ 善于利用社会支持：由于病人截肢后工作和家庭角色受到很大的影响，其自尊心和自信心均下降，不愿与人交往和沟通，此时要说服病人妻子多关心和体谅病人，理解病人，尽量减少自己的工作对病人造成的误解。鼓励病人积极参加娱乐活动、简单的操作训练，使其看到康复的希望。

（四）心理护理实施

心理护理实施是通过各种护理活动使心理护理计划付诸实践。护理人员通过心理护理计划的实施，使病人能有效地应对疾病，改变影响认知、情感和行为以及由此引起的各种躯体症状，帮助病人消除心理危机，解除疑虑，坚定信心，使其主动接受和配合治疗。病人的心理状态是个性与共性的对立统一，因此对病人实施个体化心理护理，首先要考虑的是病人心理状态的共性规律以及选择心理护理措施的总体模式，即首先掌握实施心理护理的总体原则，然后再考虑结合病人的个性特征。

在实施计划的过程中，护士仍要不断地收集资料，评估病人的心理变化和心理反应，以便随时调整计划。如果病人的某个心理问题已得到解决，则该项措施可以停止；如果病人又出现了新的心理问题，则应及时补充新的措施。同时做好记录，记录内容包括措施的执行时间、停止时间、执行者、病人的反应等。此阶段的特点是多人参与，相互配合，包括病人、家属、护士和其他医务工作者。

1. 心理护理实施的方式和方法

（1）提供心理支持：在精神上给病人支持和援助，安慰、同情、鼓励和关心病人。

（2）心理疏导：护士在与病人沟通中对病人不良心理状态进行疏通和引导，消除其心理问题。

（3）认知重建：护士在了解病人认知和想法基础上，帮助病人建立新的观念和新的认知，矫正不正确的认知。

（4）行为训练：消除病人不良行为，教会有效自我调节的行为方法。

2. 实施阶段的工作内容

（1）继续收集资料，不断发现新的心理问题，重新评估护理对象，制定新的计划和措施。

（2）按计划内容执行护理措施。

（3）口头交班和书面交班报告。

（4）书写护理记录。护理记录采用整体护理中的PIO记录方式，即问题（problem）、措施（intervention）和结果（outcome）。

（五）心理护理评价

心理护理评价是对计划实施后产生的护理效果进行评定，即有计划、系统地将病人的心理健康现状与预期护理目标进行比较的活动。在护理程序实施过程中，评价重点是病人的心理健康状况。心理护理效果评价是一种综合性评价，不仅以病人的目标是否达到作为护理效果的标准，还要看护理行为是否符合护理程序和计划；另外，病人的主观体验及其满意度亦作为效果评价的一项指标。

1. 效果评价的内容

心理护理的效果评价包括量表评价、病人满意度评价和目标评价3种方式。

（1）量表评价。

（2）病人满意度评价：患者的满意度是衡量护理工作质量的重要参照系数，因此可用“患者的满意度”来评价心理护理的效果。这是一项主观指标，尤其适用于评价无意识的心理护理效果。

(3) 目标评价:心理护理的目标应该是最后能实现的标准或客观指标。目标评定的指标可包括:① 心理指标,例如对焦虑、恐惧、抑郁等负性心理的病人,可以通过评估病人的情绪状态来评价心理护理的效果;② 生理、生化指标,例如手术病人血压、心率、心电图的变化;③ 预后及平均住院日的变化指标等。通过以上指标的评定来评价心理护理的效果,是心理护理评价的一种重要形式。

2. 评价的种类

(1) 阶段性、过程性评价:美国护理协会建议,在心理护理实施过程中,可以间隔一定的时间采用 S、O、A、P、I、E 方式对心理护理效果进行阶段性评价,以便及时调整心理护理计划。S(subjective data)是病人对心理问题的主观反映;O(objective data)是病人心理状态或心理问题的外在表现;A(assessment)是护士用各种方式对病人心理状态的评估;P(plan)是根据评价的结果重新制定护理计划;I(intervention)是护理措施;E(evaluation)是评价实施的结果。

(2) 终末性、结果性评价:在心理护理措施完成后对护理效果进行的最后评价。

3. 评价的步骤

(1) 确立评价标准:评价标准的确立一般要求以护理目标为指导,制定切实可行的量化评价标准。

(2) 将标准与实际情况进行比较:列出执行护理措施后病人的反应,然后将反应与原来制定的目标进行比较,以观察目标是否达到。最好能采用与心理评估时相同的量化方式评价心理护理效果。如在心理评估时采用汉密尔顿焦虑量表测定病人焦虑程度为重度,心理护理措施采取后,应采用同样的量表测量病人的心理问题是否解决。

(3) 总结评价结果:评价结果可能会出现以下情况:① 病人的心理问题完全解决,心理需要得到满足,护理目标全部达到。② 病人的心理问题部分解决,护理目标部分达到。③ 病人的问题完全没有解决,护理目标没有达到。④ 病人出现了新的心理问题。

(4) 找出未完成护理计划的原因,重新评估:对未完成的或部分完成的护理目标,护士应分析其原因,常见以下几种:① 护士收集的资料不充分,评估不全面。② 心理护理诊断不正确。③ 护士的心理护理目标不切合实际,或心理护理目标太模糊笼统。④ 选择的心理护理措施不恰当、不科学,不符合护士的情况。⑤ 没有按照护理计划实施心理护理措施,护士对心理护理措施不接受,或护士没有知识及能力实施该项护理措施。⑥ 护士的心理状态发生了变化。⑦ 护患关系不融洽。⑧ 选择的评价方式有误,不能完全反映及评价心理护理的效果。

(5) 确定新的方案:根据评价结果,重新评估病人的心理状态,收集有关资料,根据新收集的资料,重新修改护理计划,然后再实施、评价结果,即开始新一轮的护理程序。护理人员通过对心理护理效果评价,小结前阶段的心理护理实施情况,根据不同结果,确定新的方案:对心理护理后获得最适宜身心状态的病人,可暂时中止其个性化心理护理;对消极情绪状态得以部分改善的病人,应巩固或加强其心理护理的效果;对消极心态持续未得到控制的病人,则需再做较深入的原因分析,调整心理护理对策,实施新的护理计划,进入下一循环的心理护理程序,以保证患者的心理问题得到真正的解决。

总之,心理护理过程始终是一个动态的过程,病人的心理活动总是在疾病过程中受各种因素的影响。因此,心理护理程序是相对的,其步骤是灵活的。

第四节 临床心理护理方法

案例分析

患者，女性，34岁，大学文化程度，离异，独自抚养一个8岁的孩子。当其乳房肿块诊断为恶性时，她非常害怕，经常夜里醒来，担心费用及手术，担心治疗期间孩子的照顾问题等，因而极度焦虑、绝望，体重减轻，睡眠不佳。

针对此病人的情况，临床护士目前通常采用以下几种心理护理方案。

方案一：对患者的处境十分关注、同情，较多地采用"树立正确的人生观和价值观"等宣教方法，试图帮助患者缓解或减轻意外打击造成的巨大心理压力。

方案二：采用心理支持方法与技术，提高患者的适应能力，缓解心理压力，保持心理平衡。如解释，即用通俗易懂、深入浅出的语言，向患者讲清疾病的性质，解释心身效应及应对方式、人格等与疾病的关系；鼓励，即针对患者的消极、绝望，鼓励其振作精神，以积极的态度和行为面对疾病，提高应对危机的信心；保证，即以充分的事实为依据，以坚定的语气给患者增添生存的希望等。

方案三：准确把握患者突然遭受疾病打击时的情绪反应，尤其在其初始获知疾病诊断时，尽可能守候在患者身边，严密观察其情绪变化；以真诚的态度与患者进行适度沟通，充分了解其内心冲突，收集患者个人、家庭、工作情况以及精神状态等资料；选择适当时机，进行心理测验，了解患者人格特征，以确定具体的心理危机干预措施。

三种方案分别体现了护士对心理护理理解和掌握的差异，请具体分析三种方案的特点。

在临床护理实践中，护士常常运用一般心理护理的方法与病人交流沟通，建立良好的护患关系，主动满足病人心理需求，帮助病人适应和建立对疾病的正常反应，解决病人的心理困惑和心理问题。运用心理疏导、行为矫正训练、改善认知等专业的临床心理护理方法，针对病人存在的认知、情绪、行为等问题实施干预，是心理护理实践的核心内容，也是当前本学科领域研究和探讨的热点问题，更是提高心理护理实效性的一个重要方面。

一、心理支持法

心理支持是心理护理最常用的方式，也是心理护理的基本方法之一，心理支持是建立在护士与患者相互沟通的基础上的。

一般意义上的心理支持是指在精神上给病人不同形式、不同程度的支持和援助，主要运用心理治疗的一般原则，属于一般性心理护理方法的范畴，是临床心理护理中最基本、最常用的方法之一。心理支持的必要条件，首先是护士要通过言语和行为与病人建立良好的人际关系；对病人存在的心理情绪方面的问题要有更深入的了解和准确的评估，否则护士将无法介入病人的内心世界并给予心理支持。

心理支持主要包括解释、鼓励、保证、指导和促进环境改善5个方面。

心理支持的一般原则与基本步骤如下。

（一）一般原则

调整个体对应激源的认知评价，促进其运用现实支持资源以改变应激反应模式的角度，应遵循以下原则。

（1）提供适当的支持：提供支持时应根据病人所面临的心理挫折的严重性，病人本身性格及自我成熟度，适应问题的方式以及应对困难的经历而相应地提供适当的支持。

（2）调整对应激源的认知评价：在支持疗法中，应帮助病人改变对于困难和挫折的看法，端正其对困难的态度，以客观、现实、解决问题的方式来处理困难。

（3）善用各种支持资源：要帮助病人重新认识自己内在或外在的支持资源，鼓励其利用各种社会支持资源解决自身问题，这些资源包括自己的优势、长处及潜在的解决问题能力等内在资源，以及亲人、朋友、同事、邻居、慈善机构等社会支持系统。

（4）排除面临的困难：有时人的心理问题是由外在环境诱发的，例如家庭、学校、工作单位或一般社会环境中面临的困难，帮助病人消除或减少一些困难，有利于心理问题的解决。

（5）提高应对能力：不同的应对方式会导致不同的适应结果，支持疗法中应与病人一起探讨其应对困难的方式，指出其不当的行为方式，鼓励病人采取积极的、成熟的适应方式。

（二）基本步骤

（1）收集病人资料：通过观察沟通、心理测验、健康评估等途径和手段，收集病人各方面资料，主要包括病人的情绪状况、疾病状态、遭遇的挫折和环境压力，以及生活条件、家庭情况、社会背景、人际关系和人格特点等与疾病有关的因素。

（2）鼓励病人倾诉：请病人倾诉对疾病的感受，对病情的认识，存在的情绪危机和心理因素，此时护士应悉心倾听病人诉说。在倾听的过程中，不仅护士可以进一步了解和掌握病人存在的心理问题，病人也可以在一吐为快中宣泄负性情绪，释放内心的痛苦体验，由此感受到护士的真诚关心和理解，拉近心理距离。故在倾听过程中，不要随便打断病人谈话，必要时可通过非语言方式如目光、表情、动作等给予鼓励，肯定并表示同情和理解，需要时亦可做些启发式提问。

（3）分析与解释：根据所掌握的资料向病人分析解释其心理、躯体问题的性质和程度、产生原因、影响因素等，说明心身效应及应对方式、人格等与疾病的关系。分析解释时要语义明确，通俗易懂，在分析过程中，病人如有不同意见可以保留，切不可与病人辩论或争执。

（4）安慰与鼓励：当病人由于各种原因而情绪低落、自责、自卑甚至出现绝望，对生活丧失信心时，应不失时机地给予鼓励安慰，给予同情和支持，同时向病人说明病情，启发其面对现实，劝导病人以积极的态度和行为面对疾病。还可以介绍患相同病症的病例，如介绍早期肺癌病人手术后，存活几十年并生活很好的成功病例鼓励病人与疾病抗争。

二、心理疏导法

心理疏导法是护士与病人沟通过程中对病人不良的心理状态进行疏通和引导，以消除心理问题，促进病人心理健康的过程。心理疏导的基本工具是语言，因此，也有人把它称为语言疗法。疏导就是有目的地将病人的心理问题和压力，通过护士的分析引导，逐步解决和消除，使病人从不愿意合作到愿意合作，从不愿意接受心理治疗到主动热切接受治疗，从消极情绪到积极情绪，从错误认识到正确认识，从逃避现实到面对现实，从不良的心理状态到健康的心理状态的转化过程。心理疏导不同于心理支持，心理支持具有广泛性，而心理疏导更具有针对性。

（一）具体方法

（1）护士通过对病人个性、意志、情绪的认识和了解主动制定护理方案。

（2）帮助病人分析自己存在的心理压力，使病人能够自己解决问题。

（3）护士在了解病人心理问题基础上综合分析病人的心理问题，采取有针对性的措施。

（4）缓解病人的心理压力，使其能够正确地面对现实。

（5）帮助病人改变自己，解决自己的心理问题。

（二）关键环节

心理疏导的意义是调动患者自身的潜能来解决自己的问题，因此要做到以下几点。

1. 使病人能够客观地了解自己的境况

通过心理疏导，使病人了解自己的处境和所承受的压力，以及内心的需求，分析自己产生紧张的原因是否与自己的期望值过高有关，提醒其正确认识自己，把期望值调整到与自己能力相当的程度，不要回避矛盾而是针对确实存在的问题，寻求合理的解决方式。

2. 帮助病人了解自己应付困难的能力

病人患病后往往对自己的能力表现出过高或过低的估计，估计过高则为自己造成更大的精神压力，估计过低致使病人产生悲观失望情绪。因此护士要提示病人目前的处境，使病人了解自己的健康状况，根据其健康状况，来评价自己的能力以做出适当的符合自己客观情况的选择。

3. 鼓励病人建立适当的心理宣泄途径

病人承受巨大的心理压力时，建立宣泄的途径是疏导病人心理压力的一个有效方法。过高的压力不仅导致人情绪、行为的改变，严重时可导致人格解体和精神崩溃，护士在发现病人心理压力过大时应及时鼓励病人宣泄，以减轻其心理压力。

4. 引导和帮助病人培养稳定的情绪

引导和培养病人形成稳定的情绪是心理疏导的目标。护士应帮助病人分析影响自己疾病好转的一些客观因素，鼓励病人要自己主动想办法，避免不利的因素，合理安排自己的生活，并嘱其把自己的压力诉说给亲人、朋友，请家人和亲属一起来分担自己的心理压力，调动病人的主观能动性，增加应对的能力。

三、认知疗法

认知是指个体在某一特定的时刻对某一事件或某一对象的认识与看法，即人是如何思考和感受事物的。按照信息加工的观点，认知是其他信号的传递、分配、合成、储存、获取和使用的过程。认知疗法是近年来发展起来的心理疗法，主要着眼点放在病人非功能性的认识问题上，试图通过病人对自己、他人或其他事的看法和态度的改变来解决自己的心理问题。认知疗法近年来在临床心理治疗中应用日益广泛。在临床护理中，认知行为治疗有许多工作由护士协助实施。因此学习和掌握认知疗法是实施临床心理护理的重要方法和技术。

（一）认知的过程

认知通常包含以下几个重要过程

（1）接受和评价信息的过程。

（2）产生应对和解决问题方法的过程。

（3）预测和估计结果的过程。

从认知治疗的角度来看，认知的过程主要分为两部分。

第一步，使病人产生改变自己负性情绪的想法，阻断负性认知和情绪障碍间的恶性循环，促进情绪和社会行为的改善。

第二步，进一步识别和改变病人潜在的功能失调假设，从而减少情绪障碍复发的危险。

（二）基本步骤

（1）护士鼓励病人把自己对个人和事物的看法说出来，但对病人的看法不给予评价，而是引导病人从客观的角度自己进行评价。譬如病人王某患肾病综合征，终日卧床，生活不能自理，且医疗费用较高，由此认为自己是废人，给家庭和社会造成很大负担，但又认为自己没有能力改变目前的状况，虽然有一定的活动能力，但每日在床上接受护士和家人的照顾，一切生活都不能自理，依赖家人。其实，病人并不是没有能力活动，而是由于错误的认识，而没有活动的愿望。

（2）护士发现问题后，把病人所患的疾病，治疗情况和进一步治疗需要配合的情况，逐项逐条讲解给病人，并告诉病人："如果你能够配合我们进行逐项的生活自理康复训练，一定能够取得好的效果，并最终达到生活能够自理的目的。"

（3）在实施认知疗法时，护士应着重帮助病人建立新的观念和新的认知，鼓励病人以批判的态度来讨论个人的基本价值理念，正视一切客观存在的问题，学会客观地分析和思考问题。

（三）护士协助病人的具体方法

护士协助病人提高认知能力不同于专业心理医生，主要是协助心理医生或辅导病人，通过以下几个阶段进行。

第一阶段：向病人说明，个人对经历事物的看法会影响自己的情绪和行为，而这种看法可能是不够客观的，或者是扭曲的，如果能够客观地看待人和事物，并客观地评价自己，就可以重新建立起信心。

第二阶段：帮助病人理清自己的思路，提出自己的问题。护士可以与病人一起讨论对这些问题的看法，并共同来界定这些看法和态度与一般现实是否有差距，在认识上存在哪些偏离，使病人能够意识到这些偏离的差距，能够接受客观现实。

第三阶段：通过护士的帮助，病人改变了自己的想法，以较客观合理的认识和信念来取代不合理的信念和态度，护士要经常督促病人练习用新的理念对待事物，只有在思想上、价值取向上有了基本的改变，病人才可能产生改变自己行为的态度和行动。

在实施认知疗法的过程中，护士指导病人的科学化和逻辑化思维与分析是很重要的，具体方法是：① 护士要首先制订一个讨论方案，根据病人的情况，将其可能提出的问题列出。② 护士将自己如何说服病人的方案和理论依据也逐条列出。在讨论时，护士应平等地对待病人，不能以教训的口吻与病人谈话，除谈话分析外，还可以采用角色扮演、自表训练、操作或制约、敏感消退、幽默的方式等，使病人改变以前的态度和观念。③ 护士帮助病人制订计划，通过经常性练习，逐步改变自己的态度和行为，这种练习可以从简单到复杂，并经常提醒病人感受自己的变化，逐渐树立起自信。

四、行为矫正训练法

行为矫正训练是行为治疗的一种基本方式，也是临床心理护理的一种重要方法，包括一系列的矫正训练方法，如放松训练法、系统脱敏疗法、生物反馈技术、快速暴露疗法、模仿训练、自表训练和操作条件学习法。本部分重点介绍放松训练法、系统脱敏疗法和生物反馈技术。

（一）行为矫正的基本方法

强化：强化使获得新的反应或增强原先存在的反应的过程。强化又分成正强化和负强化。正强化指个体由于某种行为获得奖酬而引起该行为出现频率增强，如护士经常使用赞扬的方式。负强化使某些行为由于惩罚性后果而出现频率减少，避免惩罚的行为频度增加。

消退：消退是一种获得性反应，被反复引起而无奖励的效果，最终导致这种反应将逐渐减弱甚至消失、消退。

示范：示范是学习的一种方式，护士向病人显示在一种特殊环境中如何做的过程。通过观察学习，病人也学会了在类似的环境同样行事。

塑造：塑造是指通过强化、消退以及示范等作用使个体的行为向预期方向发展，这个过程称行为塑造。

行为矫正虽然强调通过反复训练来改变患者的行为，但护士在训练过程中不可忽视病人的认知因素，人们对周围世界的事物和情景的如何感知、如何评价，决定着人们的行为，在这种意义上，认知在行为矫正中具有重要作用。因此在行为矫正过程中，护士要特别重视在认知的基础上进行行为矫正，才会收到良好的效果。

护士在帮助病人进行行为训练时，要与病人一起研究制订训练计划、明确训练目标、认定哪些是可以强化的行为，哪些是应该减弱的行为，同时应该制定奖励和惩罚的办法，护士应该在每次训练后，对病人的行为给予肯定或否定的评价。

（二）护士辅导病人进行行为矫正的主要步骤

第一步，问题行为的调查及确定，通过观察和分析探索病人的不当行为，分析病人是行为过度还是行为缺乏。

第二步，评估个人发展和社会因素，找出问题行为的关键，是病人人际关系适应不良，还是其他心理问题，对这些问题做出界定。

第三步，分析行为变化的发展因素，设立具体的矫正目标，护士就病人现存的主要问题进行分析，与病人共同确定需要矫正的不当行为，确立矫正目标。在设计目标时，注意目标应当具有针对性，应针对病人的个别情况，要明确具体。

第四步，设立评价标准，标准要符合病人的实际情况和要求。让病人感到满意，护士与病人达成一致共识，才可能共同完成任务。选择适当的应用方法，对不同的人、不同性质的问题，要用不同的方式来解决，以达到所选择的目标。

（三）行为矫正常用的方法

1. 放松训练法

放松训练法是要求病人达到一种主观的安静状态，逐渐产生安详幸福的感觉，这样的状态可以用来与可能引起焦虑的情况抗衡，可应用于任何紧张的情况。放松具有良好的抗应激效果，放松状态可通过神经、内分泌及自主神经系统功能的调节，调节机体的功能，从而影响疾病的转归。放松后可提高病人短时和长时记忆，缩短反应时间，增加灵敏度，稳定情绪。长期的松弛训练可改善人的性格，可形成新的操作系统条件反射，改变在紧张状态下的心理和病理反应，对维护健康和提高适应水平有明显效果。松弛训练是护士在临床上常用的方法，也是病人愿意接受的方法，应在临床上广泛应用。护士可从以下两方面指导病人进行放松训练。

（1）指导病人进行呼吸控制训练：呼吸控制训练是病人有意识地进行深呼气和深吸气，通过控制自己的呼吸来调节和解除压力的心理护理方法，它适用于各种心身障碍的调节与心理反应的缓解和消除，如焦虑、抑郁、恐惧、失眠等。临床上常用的呼吸控制训练方法有如下几种。

1）深呼吸练习：此法可以采用站式、坐式、卧式，以卧式为最佳。卧式练习时，病人平躺于床上，两膝屈曲，两脚分开约 20 cm，背部躺直，对全身紧张部位逐一用意念扫描，将一手放于腹部，另一手放于胸部，用鼻子慢慢地深吸气，放在腹部的手可随之升起，然后微笑着用嘴呼气，呼吸时轻轻地松弛发“啊——”音，呼吸应当缓慢。在呼吸时体验到胸部的上下起伏，往往体会呼吸时的声音和机体越来越松弛的感觉，每天做 1 ~ 2 次，每次 5 ~ 10 min，2 周后可将练习时间延长至 20 min。

2）叹气练习：日常生活中，我们叹一口气或打个呵欠，会感到很舒服，因为它们在一定程度上可以减轻人的疲劳和紧张。进行叹气练习时站立或坐位均可，先深深地吸一口气。然后尽量让空气自然进入肺部。如此重复 8 ~ 12 次，用心体验松弛舒畅的感觉。

3）意识性呼吸练习：嘱病人面对树林、草丛、田野、小河等空气新鲜的地方站立，两手自然下垂，双足跟并拢，足尖分开，约 15 cm。吸气时双臂微微抬起，呼气时要缓慢，并想象混浊之气沿两条腿自每个足趾排出，与此同时双臂缓缓下垂成自然状，如此重复地进行。

（2）指导病人沉思疗法的运用：沉思疗法是一种通过沉思练习，引起人体一系列生理和心理功能的变化，例如使人心跳和呼吸频率减慢、新陈代谢和血压降低，还能平息心理激动水平，使机体放松、情绪稳定。沉思疗法对于各种心身疾病的治疗与康复有着重要的作用，尤其对各种神经、心因性躯体疾病有明显的改善。对于正常人保持心理平衡，消除紧张状态也有积极作用，因此疗法不受场地、条件、时间的限制，所以它是一种广泛性的心理保健、自我训练疗法，如果每天坚持练习 10 ~ 15 min，可维持良好的心理状态，提高学习和工作效率。

具体方法有两种，在实际应用时可根据不同的情况进行选择练习。

1）练习之一，基本步骤如下。

第一步，嘱病人找一个安静怡人的地方，坐卧位或卧位均可，双眼微闭，全身放松，取坐位时，头、颈、脊柱三点要成一线。若取卧位，身体要放松躺平，两臂放于体侧。

第二步，有节奏地做深呼吸，然后反复默念某一暗示语（随意选择一些单词或短句）或全神贯注地想象某一景象。要注意使呼吸与暗示语保持节奏上的一致。

第三步，当完全感到安静放松时开始做下述动作：慢慢地将头反复向左边继而再回到中间，反复做几次，慢慢地将眼睛睁开。

2）练习之二，基本步骤如下。

第一步，身体站成直立姿势，双腿微弯曲，整个身体保持在一条线上，双肘和前臂与地面平行，将右脚放至左脚的前面，以身体感到平衡和舒适为宜，同时全力集中于正前方的某一点。

第二步，在前一姿势的基础上，把左脚慢慢地移到右脚前面。同时呼气，慢慢地将前臂抬高（掌心向下，向上抬臂）。

第三步，当左脚移回到原来的位置时吸气，掌心转为朝上，将手臂放回自己身体的两侧。

第四步，重复以上动作，注意动作的节奏与呼吸频率的协调配合，在指导病人沉思练习时，要求病人注意力高度集中，切忌脑中有杂念，一定要全神贯注并保持身体放松。

2. 系统脱敏疗法

系统脱敏又称交互抑制，系统脱敏技术认为，放松状态与焦虑是两个对抗的过程，二者相互抑制。对有焦虑和恐怖行为的病人可训练其学会放松，利用放松技术，深呼吸转移注意力，闭目静坐等，久而久之病人便会对引起焦虑的刺激不再敏感。

系统脱敏的3个基本步骤如下。

（1）进行放松训练，学会放松，一般需要6～10次练习，达到能很快进入放松状态的水平。

（2）针对问题建立焦虑恐怖（刺激）事件等级：如对于恐高症，可以从低层到高层建立不同的强度等级，通常分出10个等级。

（3）脱敏疗法，一般分想象脱敏和现实脱敏两阶段：想象脱敏：先想象低强度的刺激，产生焦虑，然后放松直至不再焦虑。之后进入下一强度等级的刺激想象，又产生焦虑再用放松对抗焦虑。如此反复进行，每次治疗的速度不超过4个等级。一般经过数次想象脱敏后，对刺激事件不再敏感焦虑，即可转入现实脱敏或模拟现实脱敏。现实脱敏即想象的刺激情境改为现实情境，其余做法与想象脱敏相同，多数病人通过10次左右治疗即可获得良好效果。

3. 生物反馈技术

生物反馈技术是通过现代电子仪器，将人体内生理信息描记，并转换成声光和数字等反馈信号，使受试者可以根据反馈信号学习调节和控制自身的生理功能活动。生物反馈不仅起到“自我认识”的作用，而且也成为“自我改造”的工具，从而达到防治心身障碍的目的。例如原发性高血压，可以通过仪器记录血压变化的信号，并放大成能理解的声音信号给病人，同时指导其进行放松训练，认识并体会放松对自己血压的调节作用，通过仪器反馈学会自己有意识地调节血压。主要步骤如下。

（1）在非常安静、光线柔和、温度26℃的治疗室内，患者坐在一张有扶手的靠椅、沙发或呈现角度的躺椅上，放松紧束的领带、腰带，穿拖鞋或便鞋，坐时双腿不要交叉，以免受压。

（2）第一次治疗及以后每次治疗前的5 min，记录安装电极所获基本数据，或检查病人家庭作业所获成绩。

(3) 训练病人收缩与放松前臂肌肉,训练面部肌肉活动令病人抬额、皱眉、咬牙、张嘴,然后一一放松。观察肌肉表情,告诉病人观察肌表面电位激活计上指针变化及其偏转方向,与此同时倾听反馈音调高低并理解其信号意义。

(4) 给病人增加精神负荷,如连续倒计数 100~1,回忆惊险和痛苦经历,此时观察肌电皮肤电导,肢端皮注,脉搏、血压的变化,找到最敏感的反应指标,作为下一步训练的选择指标(不宜选择在精神负荷下无显著变化的生物反应指标,因以后的训练中无法制定疗效)。

(5) 放松全身肌肉,依照上肢、下肢、躯干(腹、腰、肩、背部)、颈部、面部肌肉,首先做收缩与放松交替练习。

(6) 要求呼吸自然、缓慢、均匀,请受试者设想鼻孔下面有兔子,呼吸不能吹乱兔毛。

(7) 尽量保持头脑清醒,排除杂念,不考虑任何问题使自己处于旁观者位置,观察头脑中自发地涌现什么思想,出现什么情绪,这称为被动集中注意。如无法排除杂念,可在每次呼吸时反复简单地数数字,如"1、2"或是默念"我的脑、胳膊或腿部很重""很温暖",达到自我暗示作用。此时,也可想象躺在温暖阳光沐浴下的海滩或乡村的草地上,由护士描述视觉景象及涛声鸟语与温暖的感觉。

(8) 注意调节反馈信号。调节阳性强化的阈值,使患者获得的阳性信号占 70%,阳性信号达 90% 以上时,提高阈值标准,当阳性信号只在 50% 时,降低阈值标准,每次训练完毕指出所获成绩,让病人做几次肢体屈伸运动,使其感到轻快愉快,再离开治疗室。

一个疗程约 10 次,可每周 2 次,其余时间自己在家练习。

■ 经典实验

放松训练

哈佛的心脏病专家 Herbert Benson 第一个将放松训练用于医学人群,从 20 世纪 70 年代中期到整个 80 年代,他进一步扩展了 Jacobsen 和 Wolpe 的放松技巧,发展了自己的松弛方法——放松反应(relaxation response,RR)。Benson 及其研究人员不但对多种放松技巧的生理效果进行了比较,描述了放松所产生的与"战或逃"(fight or flight)这一应激反应完全相反的生理效果,而且通过在心脏病病人身上的研究,得出放松训练可以降低耗氧量、减慢呼吸和心率、降低肌肉紧张度、增加脑电图的 α 波,并使血压趋于正常的结论。

放松训练能够抵消生理和心理应激的负面影响,使人的身体、心理、精神重新恢复平衡和协调,帮助个体以更健康的方式对待生活的挑战,使人体的非自主反应,如心率、呼吸、血压、肾上腺素的分泌在自主控制中。放松训练能减轻病人的紧张、焦虑,在失眠、紧张性头痛、手术或操作前发挥作用,提高生活质量,减少并发症。

在我国,放松训练的研究在支气管哮喘、糖尿病、癌症、手术、分娩以及化疗病人中进行了广泛的应用,且均取得了较为肯定的结果。研究表明,放松训练可以降低交感神经张力,使机体紧张水平下降,迷走神经和交感神经的活动维持在一个良好的平衡状态,有利于对抗各种应激。在改善患者焦虑、抑郁等负性情绪、改善肺功能和心血管功能、缩短产程、减轻手术和化疗病人的心理和生理反应、减少高血压病人降压药用量、降低糖尿病人的血糖和减少血糖波动范围及其治疗失眠症、慢性荨麻疹和慢性疼痛等方面取得了与国外研究一致的结果。

五、音乐疗法

音乐疗法是科学且系统地运用音乐的特性，通过音乐的特质对人的影响，协助个人在疾病或残障的治疗过程中达到生理、心理、情绪的整合，并通过和谐的节奏，刺激身体神经、肌肉，使人产生愉快的情绪，使病人在疾病或医疗过程中身心改变的一种治疗方式。也就是说，音乐疗法不仅仅是听听音乐，而且是应该控制性地使用音乐，有比较系统、完善的理论和操作程序。在进行音乐疗法前，应该与病人进行诊断性会谈，了解病人当前的家庭社会状况、成长经历、情绪状态以及疾病状况，然后有针对性地选择适合的音乐。

（一）音乐疗法的方式

音乐疗法分为被动性治疗和主动性治疗两种。被动性音乐疗法活动中，病人是倾听的角色；主动性音乐疗法活动中，病人是执行者的角色，如唱歌、使用乐器等。目前，音乐疗法多数使用 VCD、随身听等被动性音乐疗法。但是这种单一的方式不能满足不同病人的需求。例如多发性硬化症病人，晚期呼吸肌无力导致咳嗽困难，呼吸道分泌物清除障碍，反复发生肺炎，甚至危及生命。采取主动性音乐疗法如吟诵音节、读唱词、短语及唱简单的歌曲，对改善多发性硬化症病人呼吸肌无力方面有积极影响。

（二）音乐疗法的应用

音乐疗法对众多的心身疾病治疗有效，如听放松性音乐能降低高血压病人的血压、皮肤电阻、心率，改善头痛、头昏、头胀、胸闷、心悸、失眠、焦虑等临床症状。同时，将音乐疗法广泛运用于精神病的治疗及康复医学中，可改善病人的身心状态，最终起到感情发泄，松弛交感神经紧张状态的作用，达到非语言交流的效果。

1. 改善疾病的症状

临床对照研究发现，音乐疗法能增强银屑病病人交感神经的兴奋性和提高副交感神经的张力，进而调节神经内分泌和免疫系统功能，提高银屑病的治愈率。国内外研究表明，病人倾听温馨舒缓的音乐，能缓和交感神经的过度紧张，减少和预防 ICU 综合征的发生。

2. 缓解应激反应

音乐能促进人和自然界、宇宙的和谐，使人放松。此时人体自然蕴藏的免疫力就被激发出来。例如机械通气的病人常常产生紧张，而紧张又能增加氧气和能量的消耗。收听音乐这种非药物疗法既无任何不良反应又有助于病人放松，利于康复。音乐治疗也是围术期病人良好的辅助疗法。

3. 促进重症脑损伤病人提早清醒

对重症脑损伤病人（植物人）定时播放其所熟悉的音乐，每次 1 h，每日 3 次。能提高大脑皮质的兴奋性，促进神经系统的修复。

4. 增进临终关怀

病人静听安详的音乐可使收缩压明显下降，焦虑和抑郁明显改善，在临床辅助治疗中具有推广价值。

5. 减轻化疗引起的恶心、呕吐

恶心、呕吐是化疗过程中常见的不良反应。音乐配合止吐药治疗化疗引起的恶心、呕吐，与单纯药物治疗疗效相比，作用更为显著。

6. 缓解慢性阻塞性肺疾病(COPD)引起的呼吸困难

COPD患者常伴有呼吸困难，让患者从提供的音乐曲目中挑选自己喜欢的音乐，包括古典音乐、现代音乐和流行音乐，可使病人减轻呼吸困难和焦虑。

7. 缓解心绞痛的症状

良好的音乐刺激可经听觉直接作用于大脑边缘系统、网状结构、下丘脑和大脑皮质，产生调节患者精神状态的引导作用，缓解患者的抑郁和焦虑。加之音乐对人的情绪有调整和平衡等作用，能减慢心率，扩张血管而加强心肌的血液循环，由此而达到降低心脏负荷，清除心肌缺氧所产生的代谢产物，从而缓解心绞痛。

8. 改善晚期多发性硬化症(MS)病人呼吸肌无力

呼吸肌无力是晚期多发性硬化症病人的特征，导致咳嗽困难，呼吸道分泌物清除障碍，反复发生肺炎。音乐疗法是一种不需设备、病人乐于接受、利于病人呼吸和说话时协调且能教会患者有意识地呼吸并加以控制的训练方法，从而改善和保持呼吸肌力。

■ 经典实验

音乐在精神分裂症和儿童孤独症中的作用

音乐疗法在慢性精神分裂症中的作用。音乐疗法应用于精神疾病的临床治疗之中，有研究者将旋律优美的民间乐曲、古典乐曲、轻音乐和世界名曲，根据病人症状分类编辑；治疗时，按病人病情分为四组对症施方，其目的是利用音乐治疗改善慢性精神分裂症的阴性症状，延缓精神活动的衰退。经过临床实践，统计学检验分析，证实音乐心理治疗对精神分裂症症状的改善有着药物难以达到的作用，大大缩短了住院周期，促进了病人的康复。

儿童孤独症的音乐治疗可以培养孤独症患儿与人交往的能力，有利于改善孤独症患儿的社会交往障碍，Thaut认为，当孤独症患儿拒绝与人交往时，为他提供音乐聆听，吉他即兴伴奏或随音乐与治疗师身体的接触(手拉手跳舞，手拉手演奏乐器)等听觉刺激或触觉刺激可以使患儿产生对声音或其他人的意识。认为音乐作为一种非言语交流的工具用于治疗中可以鼓励和支持患儿自发地融入交流。

(三) 音乐疗法的注意事项

(1) 以病人为中心，优先考虑病人喜好的音乐：治疗前护理人员应评估病人的病情和情绪状态以及对音乐类型的喜好，协助病人及家属了解音乐治疗的益处，介绍相应音乐的背景材料，取得病人及家属的信任与配合。音乐的选择应是个性化的，不应该千篇一律。

(2) 治疗的环境要求：音乐治疗前最好排空大、小便，取舒适体位。音乐治疗过程中限制灯光、声音、探访者和电话等，护理人员应暂停其他护理活动。治疗时间以20～40 min为宜，每天1～2次。病人在听音乐时最好专注于音乐的旋律，可随着哼唱、打拍子或摆动身体，有助于取得最佳效果。

(3) 治疗过程中,观察并记录病人的反应及与病人讨论音乐治疗的收获,分享病人的身心感受,评价音乐治疗的效果,及时调整音乐治疗的方案,确保获得理想的疗效。

六、家庭治疗

(一) 基本方法

1. 概述

家庭是社会的最基本功能单位,它与每个家庭成员的关系最为密切。家庭治疗(family therapy)是一种以家庭为对象而实施的心理治疗方法。其目的是协调家庭各成员间的人际关系,通过交流、角色扮演、建立联盟、达到认同等方式,运用家庭各成员之间的人格、行为模式相互影响、互为连锁的效应,改进家庭心理功能,促进成员的心理健康。

家庭治疗的理论基础来自系统理论,其最基本的核心思想是把要研究和处理的任何对象,都当成一个"系统"去看待,从整体上观察问题、考虑问题,在注意局部的同时,还要注意局部之间的有机联系。根据这一理论,家庭中的每个成员都不是孤立的,不同的个体之间存在着"关系",要想更好地理解一个人,就必须了解与他有重要关系的环境和人际关系。系统论的另一个中心概念是"环形因果关系",即系统中的每一个个体都在对他人施加影响的同时,也被系统中的其他人所影响。所以,成员个体心理问题的发生不仅仅是个人的原因,与该个体有关系的其他人或者系统也有着不容忽视的影响。

2. 基本方法

家庭治疗的主要出发点是把家庭看成一个群体,目的是帮助患者的家庭成员找出使患者发病、症状持续加重的家庭因素,引导他们共同克服或消除这些障碍,使患者的病情得到减轻或改善。

(1) 了解病人心理问题与家庭问题的关系:家庭问题与个体心理的关系常以下列几种形式表现出来。

1) 个人心理问题与家庭问题并存:在家庭系统内,任何成员所表现的行为,都会受家庭系统内其他成员的影响,个人的行为影响家庭系统,家庭系统也影响其家庭成员。所以,会出现个人心理问题与家庭问题并存。

2) 个人心理问题是家庭问题的主要表现:有些患者由于个人行为或心理问题就诊,但经过详细了解病史发现,患者的主要问题实际上是家庭问题。

3) 过去的家庭问题导致个体心理问题:有些患者心理问题与现在家庭无关,而主要来源于过去的家庭问题。虽然已经事过境迁,但受过去家庭问题的影响,其行为和心理仍表现异常。

(2) 家庭治疗的组织与实施:由于家庭由多个具有特殊关系、特殊感情、且长久生活在一起的成员组成,所以,家庭治疗时一定要合理组织,保证实施顺利进行。

1) 基本原则:① 忽略理由与道德,注重感情与行为:家庭成员之间的关系是靠感情来维持的,只要家庭成员之间能互相关心、互相理解,问题就可以解决。所以,不能单靠说理追究责任,或者靠惩罚来解决问题,要注重感情与行为。② 淡化缺点,强化优点:同样一件事,从不同的角度看就会产生不同的想法，如患者抱怨家人很少来探望自己时，护士应让患者明白，家人工作认真负责，是为了维持家计。也就是说，应强调每件事的积极面，淡化其消极面，帮助家庭成员之间相互发现优点。③ 治疗者只是辅导者：对于来就诊的患者，治疗者的任务只是提供辅导，最终的决定权还在于患者本人。

2）具体组织与实施：① 参加对象：参加家庭治疗的成员除与家庭功能紊乱有关的家庭成员外，还可以包括有关的社会成员，如朋友、监护人等。不要怕家丑外扬、家庭被歧视等。② 交谈技巧：首先保证气氛和谐，使每个家庭成员都能自由发表意见。一般先让小孩发言，避免他们受大人发言的影响；注意每个家庭成员之间座位的近与远，以此了解他们的关系；在治疗过程中，治疗者只担任指导、启发、协调的角色，目的是防止成员之间的抱怨、争吵。③ 分析问题：了解目前家庭的结构和性质，找出问题的根源。④ 协商讨论问题：治疗者和家庭成员共同分析、讨论，找出问题的症结，研究如何妥善解决。

（二）应用

临床上，许多病人的心理问题从表面上看属于其个人的问题，但实际上，个人的心理问题可能是由于其家庭问题的影响而产生的。由于家庭治疗的特点是将焦点放在家庭各成员之间的人际关系上，而不过分强调成员个人的内在心理构造与状态，因而适用于解决临床各类与家庭问题有关的患者的心理问题。

（卢桂珍　吴红梅）

第六章 病人心理与不同年龄、不同疾病阶段心理护理

人是一个具有自然属性和社会属性的完整统一体。当一个人生病时，疾病作为一种不良刺激，轻者可使病人感到挫折，重者则可导致严重的心理应激反应，使病人情绪发生波动。由于所患疾病的病种、病情轻重程度的不同，个体对疾病抵抗能力，以及人格、文化背景、价值观念不同，病人所产生的心理问题也千差万别。病人患病后都会有不同程度的心理变化，且其变化具有一些共同的特点。不同年龄阶段、不同疾病阶段的病人会产生相应的心理变化，也具有各自不同的心理特点。掌握和了解病人心理变化的共同特点，有益于科学有效地开展临床心理护理。

第一节 病人一般心理变化与常见心理问题

人一旦患病，他的工作和生活规律常被打乱，甚至受到完全破坏。这种变化常成为刺激的信号，影响病人的心理，加上病痛的体验，从而改变病人的心理和行为。

人在患病的情况下，不仅机体的生理功能发生改变，而且认知、情绪、意志等心理活动也会发生一系列变化，乃至对人格特征产生影响。心理行为变化发展到一定程度，可能产生明显的心理问题，从而影响疾病的诊治、护理和病人康复。

一、病人的认知特征

疾病可引起个体的生理和心理应激反应，两者均可直接或间接地影响病人的认知活动，甚至会造成认知功能障碍，出现感知、记忆和思维方面的特异和非特异性表现。

（一）主观感知觉异常

病人的躯体感受性提高，不仅对外界正常的声、光、温度等刺激十分敏感，甚至可觉察自己的心跳、胃肠蠕动或出现一些奇特的不适，对各种症状的敏感度增强。病人的主观感知常显得过于敏感而与病理改变不平行。一些病人对身体位置与姿势异常敏感，一会儿觉得枕头低，一会儿觉得被子沉，一会儿埋怨床单不平整，不时翻身难以入眠。缺乏经验的护士往往觉得病人“事多”，其实是病人心理变化的反应。有些病人的感受性降低，如对饮食的色香味感觉迟钝，吃饭如同嚼蜡；正常人认为美丽的颜色，有时却会引起病人的反感。

人一旦患病，会产生许多不舒适的感受，如身体的疼痛、恶心、头晕、腹胀或心理上的紧张、焦虑不安；其中最严重的不适是疼痛。病人求医的目的是希望通过医学检查，明确诊断，及时获得诊治；希望得到医护人员的照顾和关怀，解除病痛，最终获得身体和心理的舒适。在诊治

和护理的过程中，如果医护人员态度不佳或处置不当，非但不能解除病人的不适或痛苦，还可能加重病人生理和心理的不舒适，应努力注意避免。有些病人还可出现错觉或幻觉，如截肢的病人可能出现幻肢痛。

此外，病人可出现时间、空间知觉的异常。如住院病人总感到时间过得慢，特别是病情迁延、治疗效果不佳、疼痛的病人，常有度日如年的感觉；久病卧床的病人会感觉床铺摇晃，甚至天旋地转等。

（二）猜疑与怀疑

病人对周围事物特别敏感，胡思乱想，惶恐不安，不信任他人，总觉得医务人员和家属对自己隐瞒病情。病人身体稍有异常感觉，便疑虑重重，胡乱猜测；担心误诊或吃错药、打错针，担心医疗事故或意外出现在自己身上；听到别人低声细语就以为是议论自己的病情严重，对别人的好言相劝半信半疑。病人可缺乏根据地猜测整个医疗护理过程如病情进展、治疗、用药、检验等影响其对事物的正确判断；有的病人凭一知半解的医学知识，自我诊断和推断药物及预后，若与医生的诊断发生冲突，便怀疑诊断的正确性，不按医嘱治疗，不服用医生开的药。

病人的怀疑大都是一种自我消极暗示。如果严重偏执，便会出现病理性的妄想。有些病人文化程度低，缺乏科学的生理、药理知识，往往以封建迷信来理解自己生理功能的不正常现象。当病程和他自己预想的不一致时，便陷入迷茫之中，甚至惶惶不可终日。

医护人员对此类病人实施治疗时，需以严谨态度取得病人的信任；在病人面前交谈时，尽可能大方、自然，以减少其猜疑，努力消除病人的各种疑虑。对那些医学知识一知半解的病人更要耐心讲解，并劝告亲友不要在病人面前妄作解释。护士在与病人交谈中，或从其病友的反映中发现病人的种种疑虑，努力予以解决。给药打针时，在病人面前要表现出严谨的态度，以取得病人的信任。

二、病人的情绪特征

大量的临床报告表明，人患病后，消极情绪常呈主导，其中以焦虑、恐惧、抑郁、愤怒、孤独为主，涉及范围广，不论疾病程度如何，几乎所有病人都无法避免，尤其在疾病的早期、危重期和难以治愈的慢性疾病中更突出。

（一）焦虑

焦虑是个体对一种模糊的、非特异性的威胁作出反应时所经受的不适感和忧虑感，是一种不愉快体验，表现为对未来的莫名担忧，唯恐受挫。焦虑普遍存在于人们日常生活中，是一种保护性反应，适度焦虑有益于个体适应变化，但过度焦虑则会对身心健康造成不良影响。

焦虑是临床病人最常见的情绪反应，病人焦虑的原因多种多样。病人面对陌生的住院环境，疾病的诊断不明确、疗效不显著，牵挂家中亲人和担心经济负担，担心失去工作、失去生活能力、失去家庭等均会产生焦虑。有些过度焦虑的病人甚至对疾病诊治和护理的各个环节都存有担忧，如想早日手术又怕出现意外，想用药物治疗又担心副作用，想做详细检查又怕面对不良结果，想住院治疗又害怕发生交叉感染等。

根据不同原因，将焦虑分为以下几种。

（1）期待性焦虑：病患对面临将发生但又未能确定的重大事件的不安反应。常见于未明确诊断、初次住院、等待手术、疗效不显著的病人。

（2）分离性焦虑：病人住院，与他所熟悉环境或心爱的人分离，便会产生分离感而伴随情绪反应。依赖性较强的儿童和老年人特别容易产生。

（3）阉割性焦虑：自我完整性受到破坏或威胁时所产生的心理反应。最易产生这类反应的是手术切除某脏器或肢体的病人，有的病人即使对抽血、引流等诊疗检查也视为躯体完整性的破坏。

焦虑可以表现在病人的生理、心理等方面。在生理方面，病人可能表现为心悸、血压升高、呼吸加快、出汗、瞳孔放大、声音发颤或变调、颤抖、坐立不安、尿频、恶心呕吐、失眠、头痛、眩晕、面部潮红、疲乏等。在情感方面，病人自诉有无助感、缺乏自信、神经过敏、失去控制、预感不幸等，表现为激动、易怒、哭泣、退缩、自卑或自责等。在认知方面则表现出注意力不集中，对外界事物不关心、思维混乱、健忘、不能面对现实等。

（二）恐惧

恐惧是个体由于某种明确的具有危险的刺激源所引起的消极情绪。与焦虑不同，恐惧有非常明确的对象，通常是现实生活中的某种无力摆脱的危险事物或情境。临床有多种情况可能引起病人恐惧，常见原因有：医院特殊的氛围，有一定危险性的特殊检查、手术，预后不良或威胁生命的疾病等。临床上以儿童和手术病人最为常见。

恐惧可导致病人心率加快、血压升高、呼吸急促、尿频尿急、肢体颤抖、烦躁、失眠、易激动、坐立不安、健忘等，并有恐怖、惧怕和不安的感受，伴有逃避行为。

有恐惧情绪的病人可能在生理和心理方面出现如下的表现。

（1）生理反应：肌肉骨骼系统有肌张力增高、颤抖、坐立不安等；泌尿系统有尿频、尿急或尿失禁；心血管系统有心率加快、血压升高；呼吸系统有呼吸急促；消化系统有厌食、恶心、呕吐、腹泻或大便失禁；皮肤有发红或苍白、出汗、起鸡皮疙瘩。

（2）心理反应：烦躁、失眠、易激动、健忘、注意力集中到危险的刺激物，并有恐怖、惧怕、忧虑和不安的感受。逃避或对行为失去控制，可能有攻击行为、退缩行为或强迫行为。

（三）抑郁

抑郁是以情绪低落为特点的消极情绪状态，常与现实或预期的丧失有关，如丧失健康、家庭、工作、前途、经济收入等。临床上抑郁多见于身患重病、长期受疼痛折磨或久病不愈的病人，主要表现为轻重不等的消极压抑、抑郁寡欢、心境消沉、悲观失望、自我评价减低、孤僻少语，严重时悲观绝望，常有轻生意向和自杀行为。生理方面可能伴有食欲和性欲减低、睡眠减少、自主神经功能紊乱。抑郁者总是想到事物的消极面，常为些小事而自责自罪，感到孤立无助。

悲观、抑郁的情绪往往发生在病人有预后不良或面临生命危险的病人身上。它是由于心理应激的失控、自我价值感的丧失、自信心降低造成的，是一种消极的情绪。病人在悲观、抑郁的心理状态下往往想不开，经常想“我为什么偏偏患这种病，老天爷为什么和我过不去”。病人处于绝望，有时会无缘无故地大发脾气，或向医护人员和家属发泄内心的怨恨。有的表现为情绪木僵、麻木不仁，好像大难来临似的，有的总是照镜子与自我告别，回首往事，留恋人生。所以，护士要特别注意那些情绪低落、抑郁、沮丧、自责自罪、厌世的病人，并与病人家属配合，共同给予病人心理支持，预防自杀和激发病人的能动性，转换病人不良心境，树立战胜疾病的信心。

（四）愤怒

愤怒指个体因追求目标愿望受阻出现的一种消极情绪反应，多见于病人患病的初始阶段、疾病迁延不愈、治疗和康复受阻时。病人认为自己得病不公平，加上病痛折磨，生活不能自理，易焦躁烦恼，敌意仇恨，自制力下降，容易激惹，行为失控。尤其一些争强好胜的病人，看到事业及前途受到影响，更是容易出现不满。医患、护患冲突也易引起病人的愤怒。愤怒可导致病人的攻击行为，攻击的对象可以是使其受挫的人或事，也可以是自身，甚至迁移到无关的人和事。病人常为些小事发火，毫无理智地向亲友、医生、护士等周围的人发泄。

病人的基本目标是诊治疾病、恢复健康，常遇到的障碍来自于自然环境、社会条件、经济状况、医学技术水平、疾病性质及医患关系等多种因素，其中医疗效果与医务人员态度易成为病人愤怒的首要目标。愤怒可导致攻击行为，或指向自身而自责、自伤甚至自杀，或指向外部的他人与物品。虽然攻击反应能缓解病人心理紧张与痛苦，但却会造成病人的人际关系不良，影响病人健康。

对病人的愤怒情绪，护士应予理解、体谅，同时向病人的亲友和同室病友作出解释，使病人获得更多的理解与关照，对于其不合理的或过分的要求给予妥善处理。

（五）孤独

当个体感受到需要或希望与他人接触，但却无力实现这种状态，就会感受到孤独，这是一种消极的情绪。病人患病入院后，脱离了熟悉的环境和亲人朋友，面对陌生的环境和医务人员，很容易产生孤独情绪，不利于病人的治疗与康复。

病人的孤独情绪有如下表现。

(1) 明显的孤独感，如情绪低落、忧郁、焦虑，表情悲伤、呆滞。述说无用感、被遗弃感、无安全感等消极感受。

(2) 希望与他人有更多的接触。但与人交往时往往又表现退缩、胆怯。

(3) 病人表现出行为的改变，如活动减少、注意力分散、无法做决定、易激怒、睡眠紊乱、饮食改变等。

因此，如果发现病人表现出孤独情绪，应及时加以处理。

三、病人的意志特征

治疗过程也是病人为达到康复目的而进行的意志活动过程。在这个过程中，病人会产生意志行为的变化，如有的病人变得盲从、被动，缺乏主见，甚至接受一些迷信的说法；有的病人稍遇困难便动摇、妥协，失去治疗的信心；还有些病人缺乏自制力，情感脆弱，易激惹等。临床病人意志活动的最显著变化是其主动性降低，顺从依赖。

依赖是病人进入角色后产生的一种退化或称幼稚化的心理和行为模式，多数病人都会产生依赖的心理。因为一个人生病后,必然受到家人和周围他人的关心照顾,即使以往家庭、社会地位不高的个体,也可突然升为被人关照的中心。通过暗示,病人变得被动顺从、娇嗔和依赖;依恋亲人,甚至情感脆弱、幼稚。病人希望亲人时刻陪伴,给予情感的抚慰,只要亲人在场,本可自己干的事多让他人承担,一向意志独立的人变得没有主见,一向自信好强的人变得没有信心,长期处于主导或支配地位者,也对医务人员的嘱咐百依百顺。

适度依赖是病人的正常心理反应,有利于疾病的治疗和康复。但过度依赖,失去参与疾病治疗的主观能动性,放弃作为病人的基本职责,对治疗过程和疾病康复不利。护理学主张发挥病人在病程转归中的积极主动性。事实证明,坚持力所能及的生活自理者,往往比依赖性强的病人恢复快、效果好。因此,护士应帮助病人增强自信心,关心病人,帮助病人发挥战胜疾病的主观能动性。

四、病人的人格改变

人格具有稳定性的特点,但稳定是相对的。疾病可改变人原有的反应和行为模式,病人患病前的人格特征也可影响其病后的行为。特别是患慢性迁延性疾病、难治之症、毁容、截肢等,甚至导致病人的基本观念发生变化,引起人格行为的改变。

■ 相关学说

对疾病的感受和评价的差别

苏联一位学者,曾按病人的人格表现把病人对疾病认识和态度归纳如下。

(1) 精神衰弱型:指对疾病充满不安和恐惧,坚信自己的处境极坏,并等待一切严重后果。他们到处打听,访问一个又一个病友,找一个又一个医生,无论怎么劝解,都觉得大量不悦持续袭向自己。病人失眠,多梦,意志减弱。

(2) 疑病型:病人有一定的医学知识,常读医学书籍,把书中叙述的病状想象成为自己的,敏感多疑,主诉症状往往十分逼真;病人到处求医,尽管经多次检查都找不到疾病的证据;病人却自认为“半个大夫”,不相信检查结果,不放弃病人角色,甚至成为“职业病人”。

(3) 歇斯底里型:病人的最大特点是极度夸张地描述自己的病情,逢人便说自己的病多么不一般。这种病人他们认为,自己的痛苦任何人都没有遇到过,始终说自己身体不适,企图引起周围人的关注。在医院里,他总指责医务人员冷漠,如果有人安慰说:“你的病情不重,不要过分担心”,他听了不但不安静,反而更歇斯底里。若个别医务人员满足其愿望,又可造成他对某人的依赖,甚至盲目崇拜。

(4) 漠不关心型:病人通常否认自己有病,甚至拒绝体检和医疗措施,有时面对严重疾病,病人情绪仍然很高,表现得像正常人一样。特别应该指出的是,一些有医学知识的人,包括医务人员,常常可能对某种严重疾病的早期症状,用合理化方式加以解释,以表明自己不会得重病,因而贻误了治疗时机。

五、自我概念变化与紊乱

（一）自我概念变化

自我概念包括自我认识、自我体验和自我监控，对个人的心理和行为起着重要的调控作用。由于患病，人常会发生自我概念变化，对自我以及自我能力的评价处于紊乱状态，出现情景性自我贬低。主要表现为自尊心和自信心下降，自我价值感丧失。病人常有自我否定的诉说，认为自己无能力处理问题；有些病人对存在的或感知到的躯体结构或功能上的改变表现出羞辱感、窘迫感、厌恶。如截肢的病人对损伤的躯体部分不看也不摸，故意遮盖或过于暴露；严重时可出现自伤行为，如自残、自杀、过食或绝食等。

临床上病人的心理上还会出现一些其他的变化，如心理防御机制的表现、情感反应等。

（二）自我概念紊乱

由于患病，个体对于自我以及自我能力的评价或感觉可能处于紊乱状态。自我概念紊乱可分为两种类型：长期性自我贬低和情境性自我贬低。长期性自我贬低是指个体对于自我以及自我能力评价或感觉长期处于消极状态；情境性自我贬低是指个体原本是一个自我肯定的人，在某些情况下，表现出暂时性的对自己消极的自我评价或感觉。情境性自我贬低虽是一种暂时性的情感反应，但反复发生或持续存在也会导致长期性自我贬低。

处于自我概念紊乱的个体可能有如下表现。

（1）有自我否定的诉说，认为自己无能力处理问题，表现出惭愧或罪恶感。

（2）面对他人对自己好的评价意见时，表现拒绝或排斥；对于他人的批评表现过于敏感，对自己不良的评价予以夸大。

（3）不肯承担责任，对个人失败寻求外在借口，把责任和问题推委于他人。

（4）对于尝试新事物及新情境表示信心不足，犹豫不决。

自我概念紊乱可能是病人许多负性情绪反应或消极行为的潜在原因，护士对这一点应有所了解，积极采取措施。鼓励病人表达自己的感觉，指导病人正确地评价自己；运用恰当的心理干预方法，帮助患者分析自身的优缺点、客观评价自身情况；改变不正确的思维模式，学会在面对挫折时，变通地看问题；接受真实自我，改变过分的自我要求；建立自己的社会支持系统。

第二节　病人的心理需要

需要通过动机决定一个人的情绪和行为。由于病人处于特殊情景下，其心理需要有如下特点。① 需要内容的错综复杂性：人的心理需求本来就是复杂的多维结构，常多层次、多内容交错并存。疾病状态下，病人身受病痛的折磨、面对陌生的环境、担心疾病的预后等，可使病人迸发多种高强度的心理需要，如安全感、归属感、急迫获取病情信息等，呈现出心理需要的错综复杂性。② 主导需要的不稳定性：病人的主导心理需要常随病情变化而发生改变。当病情严重时，安全的需要变得突出，自我实现的需要暂时被压抑；病情明显好转，爱与归属的需要迅速上升；处于恢复期的病人，信息需要可由病情信息转为家庭、工作单位和国家大事等信息的需要。③ 心理需要的特异性：每个病人都是活生生的个体，其切身体验和主观认知与医护人员的推测存在较大差异。此外，处于病人的特殊角色背景下，其生理需要有时呈现心理意义。例如通常健康人意识不到吃饭、呼吸、喝水、排泄、睡眠等对生存的重要性，而有些疾病可导致病人的生理需要特别强烈，如哮喘的病人对空气的需要、尿潴留病人的排泄需要、禁食病人的进食需要。如果不能满足，会给病人心理造成极度的痛苦，导致强烈的不安全感。护士应当警醒地认识这一点。

了解病人心理需要的特点，有助于护士更深入地掌握病人心理需要的规律，从而更好地做好临床心理护理工作。

一、安全的需要

安全是个体生存本能的需要。生命的安全保障是病人最迫切的需要，也是病人求医的目的。人们的安全需要通常有其规律：即安全所受威胁越大，个体的自我保护能力越差，安全需要就越强烈。疾病及其他意外使病人感到生命受威胁，自我保护能力下降，生命安全寄托于医务人员；在疾病的诊疗过程中，还潜伏着一些不安全因素，例如住院期间可能发生院内感染、药物治疗可能有毒副作用、手术或特殊检查过程中可能出现某些意外等，使得病人特别关注自身安全。病人常会产生“肌内注射是否会伤及坐骨神经”“静脉输液时空气会不会进入血管”“手术是否有生命危险”等疑虑。病人希望得到安全可靠的治疗、不出意外事故、不发生并发症或后遗症等。若不能得到医护人员令人信服的承诺，病人可长时间处于焦躁不安的警觉状态，对其身心康复极为不利。

因此，护士的言行举止都应让病人感到安全。如在工作中，要有认真、细致、负责的态度，使病人获得安全感；对病人实施新治疗手段及措施应事先耐心详细解释，增加病人的安全感；严格遵守工作程序和规章制度。

此外，患病后病人的学习、职业、经济、家庭等安全也可能受到威胁，需要通过相关支持予以保证。

二、归属和爱的需要

病人生病前一般都具有多重社会角色，其归属和爱的需要可从多方面获得满足。患病后特别是住进医院，离开朝夕相处的亲人，脱离倾力投入的工作，告别彼此默契的伙伴，个体的各种社会角色可能基本丧失，他们往往更需要他人的情感支持，产生更强烈的归属动机。住院病人在新环境中有与周围人建立感情和友谊的需要，希望得到新人际群体的接纳和认可，需要有人与他们“同病相怜”“患难与共”，需要寻求同伴的精神支持，需要温馨和谐的人际氛围以排遣孤独、驱除自卑等，建立战胜疾病的信心。调查显示，病人渴望亲属陪伴的主要原因是为获得精神满足。若病人能与医护人员、病友建立和谐的关系，其亲属陪伴的需求强度可明显下降。

因此，护士在病房中营造相互关怀的氛围是心理护理的重要内容。护士应协调病友间的关系，组织好医护人员与病人的正常交往，介绍病区环境，减少病人的陌生感和孤独感。

孤独感是指个体希望与他人接触，却无力实现所产生的消极心理反应，是归属与爱的需要未能满足时的情感变化。一个人生病而离开家庭和工作单位，住进病房，周围接触的都是陌生人,极易产生孤独感,特别是小病室的病人和过度内向性格的病人。他们有与医生、护士和病友交往的迫切愿望,但有时不知如何沟通,有问题不敢问,交谈不随意。如果医生每天只在查房时和病人说几句话,护士只是定时打针送药,极少与病人交谈,病人自然就容易产生一种孤独感。值班护士经常发现,有的病人睡不着觉就打信号灯找护士,有些病人总是不出声地站在护士站旁边。除了其他原因外,就是他们有孤独感,希望别人陪伴,说几句话,以得到心理上的安慰。

训练有素的护士能充分理解病人的这种心理,于细微处照顾和满足病人的心理需要。例如巡视病房时,特别注意与性格内向的病人打招呼,问候病情等;夜间病人总打信号灯时,决不训斥病人"你怎么这么多事!"而是轻声问病人是不是需要喝水?有什么需要帮助?如果什么事也没有,就给他盖一盖被子,理一理枕头,使病人带着安慰进入梦乡。护士这样的举动,得到安慰的不只是一个病人,而会使整个病室的人都感到温暖。

三、尊重的需要

患病后病人常常身体软弱无力,生活起居需要依靠别人,易致病人自我评价降低,自尊受损。尤其是慢性病、生活和工作能力受损的病人,此需求尤其强烈,病人自觉对他人无价值,甚至是家人的拖累和负担。有些病人的自尊需求可进一步增强,对别人如何看待自己极为敏感,自尊心易受伤害,如病人大多反感医护人员用床号称呼他们:"监狱里叫犯人用囚号,医院里叫病人用床号,让人产生不愉快的联想。"多数病人希望得到一视同仁的看待,但有些具有较高社会地位的病人,希望保持自己在人际关系中的优越地位,常会有意无意地显示自己的身份,或夸大自己的社会角色,以便获得医护人员的特别关注和较好医疗待遇。

良好的护患关系建立在相互尊重的基础上,特别是医务人员对病人的态度。尊重和自尊的需要若不能满足,会使病人产生自卑和无助感,或导致不满和愤怒。医护人员应处处注意尊重病人,维护病人的自尊心。对病人应礼貌称呼,切忌以床号代替姓名。

四、信息的需要

一个人生病后,尤其是身患重病时,信息需要的内容会发生转移。病人对外界事物的好奇和对社会生活层面的信息需要暂时被压抑,转而迫切需要了解自身疾病的相关信息。如病人想知道自己生的是什么病,会发生什么变化,后果如何等;想了解医护人员的专业水平和工作能力,疾病的诊断和治疗方案,住院生活的制度等。特别是手术治疗的病人,更是关注"谁主刀",多方打听"主刀医生的医术是否高明",千方百计地捕捉一切相关信息。有的病人还想获得医护人员的个人信息,以期望增进与医护人员的情感。当然,病人还会需要知道家人的生活、工作情况,需要获得工作单位的信息。当疾病得到控制,病人处于恢复期,其信息需要的内容会恢复和扩大。护士应理解病人,了解不同的病人在不同疾病阶段中最需要的信息,予以恰当的满足。

五、刺激的需要

医院的生活环境,相对于精彩纷呈的外界社会环境显得寂静和单调。尽管现在不少的医院注意改善病房环境,但多数病人生病住院后,尤其是病重者,仍然是被封闭在单调、机械的世界里:白色的墙壁、白色的工作服、白色的被褥,每天循环往复的病情询问、服药、检查等。病人的活动空间受限，范围狭窄，内容枯燥，日常生活围绕着饮食、睡眠、治疗的三部曲，个人的爱好与消遣不同程度受到限制。随着病房条件的改善，单人间和小病房增多，病友之间的接触减少。病人终日无所事事，加之疾病折磨，多有“度日如年”的感觉。

适度的刺激对机体健康有积极影响，对康复期间的病人尤其重要。医护人员可根据病人的具体情况和医院的客观条件，组织安排适当的活动，提供新鲜的刺激，如读报、下棋、看电视、听音乐及开展一些趣味性活动等，丰富病人的文化娱乐生活，改善病人的精神状态。有的医院在门诊输液站或病房内安装电脑，供病人上网学习和娱乐；亦可组织康复期病人参与社会的公益性活动，既可满足其接受新鲜刺激的需要，又可为其重返社会做好心理准备。

案例分析

一位疏于与医院打交道的病人，因为义齿不慎滑入食道，住进了医院，经历了一连串的“第一次”，心理活动跌宕起伏，心理需要错综复杂。

人们一旦住上医院，就意味着从正常生活的轨道上被甩了出去，被推到了从一个严峻的生活角度看待一切的境地，即便是健康时的平凡小事，也都归结到“活”与“死”这样一个哲理中去了……我由于偶然不慎，误将义齿吞入，疼痛不已，随即急症入院。我心急如焚地期待着尽快手术，同时反复思虑着：手术能成功吗？会不会遇到万一呢？也许弄不好很快就到另一个“极乐世界”去了……愿上帝保佑我能遇上一个认真负责又医术高明的大夫。这种吉凶未卜的忧虑，一直到我被完全麻醉后，才消失殆尽。

分析：突发的意外引发了病人内心激烈的心理活动，医务人员可能认为不值得紧张的事件，但病人却把它提升到“生”和“死”的高度而忧心忡忡；病人的安全需要占据了主导地位。

苏醒后，获悉异物已顺利取出，我心里的那块石头随之落地，尽管伤口很痛，但毕竟脱离了危险。接着转入护理治疗阶段，与护士打交道的机会多了。我最怕的大概就是打针了，特别是静脉“点滴”。由于初次接触，心中多少带有恐惧，特别是有些护士一针要扎上好几次，有时鲜血直往外流。痛已不是主要问题，更多的担心是会不会出现什么危险，静脉会不会进空气，肌内注射会不会超过规定区域，会不会留下后遗症？由于对医学不甚了解，又并非全然不知，大概就是这种朦胧，导致往坏处联想。有些护士往往只是机械地工作，而对病人的思虑和要求不大注意。

分析：脱离了危险，面对生平第一次的静脉注射，又出现了一连串的安全疑问。病人的紧张情绪源于对医学知识的一知半解，反映了病人对疾病诊疗信息的需求。

两周过去了，越发觉得在医院里的日子白天长夜更长，就是地道的瑞士表，似乎在这里也要运转得异常慢了，日复一日，实在难熬。特别是这所医院，既无病人散步休息的活动场所，又严禁病人外出，将病人禁锢在一个狭小的天地里，令人颇有丧失自由之感……而我们最大的享受，大概就是能够走到医院的大门口，透过小小的门窗，看看来往的车辆和川流不息的行人，以此来联系外面那么颇有生机的世界，而这些作为一个常人是难以感受到的。

尽管天地是狭小的，禁锢在这里的病人由于朝夕相处，逐渐产生了一种特有的情谊，平日里除了一些小型的游艺活动外，就是天南海北的讨论。讨论中占相当比重的，大概就是对医护人员的评论了，这也许是同病相怜的缘故吧。说来说去，病人的共同希望，就是能为遇上艺高、胆大、心细的医生和热情、和蔼、护理周全的护士而感到幸运，特别是对那些技艺超群的医护人员，被病人传奇般地广为传诵，甚至像对江湖侠客般的爱慕和敬仰。

分析：觉得日子长，有丧失自由之感，天南海北的讨论，评论医护人员等均为病人信息需要和刺激需要的体现；病人间的特有情谊源自其排遣孤寂、寻求支持的归属需要。

第三节　不同年龄阶段病人的心理护理

一、儿童病人的心理护理

儿童病人的突出特点是年龄小，对疾病缺乏深刻认识，心理活动多随活动情境而迅速变化。因为他们注意力转移较快，情感表露又比较直率、外露和单纯，只要依据其心理活动特点进行护理，就易于引导他们适应新的环境。同时，因患病带来的痛苦及住院治疗而离开父母，常引起一系列的心理变化。儿童年龄范围较宽，在不同阶段心理发育程度不一，心理活动差异较大。因此，在临床心理护理工作中，应根据儿童病人不同年龄阶段的心理活动特点，采取有针对性的心理护理措施。

（一）心理特点

1. 分离性焦虑

患病儿童住院治疗，离开母亲或亲人，会引起极大的情绪反应，首先表现为“分离性焦虑”，患儿可出现冷漠、呆板、口吃、吮指甲、尿床等现象。离开父母的年龄越小，造成心理上的紊乱越突出。根据心理学家研究，乳儿从6个月到1周岁是建立“母子联结”的关键时期，促进儿童心理发展的重要因素之一是母爱。由于住院而突然剥夺了母爱，可造成患儿心灵上的创伤，常常出现哭闹不止、拒食、睡眠不安等现象。再加上医生护士穿着白色工作服，病室陈设生疏，会加重患儿的焦虑。

2. 恐惧

恐惧是住院患儿又一突出的表现。由于平时对医院没有印象，患病后来到完全陌生的环境，母亲不能在身旁陪伴，患儿心理上难以适应。特别是3岁以下的儿童，可能将住院与父母分离认为是一种对自己的惩罚，从而产生被父母抛弃的恐惧感。另外，各种检查和治疗带来的痛苦，更加重了恐惧心理。因此有些患儿看到医务人员就惶恐不安，见到注射就哭闹不止，个别患儿可产生逃离医院的想法。少数年龄较大、个性早熟的儿童，会从成年人的表现中来了解自己的病是否严重，是否给家庭带来经济负担，甚至会想到死亡，进而感到恐惧，表现为孤僻、胆怯、悲伤。

3. 皮肤饥饿

心理学研究发现，人类和所有的热血动物一样，都有一种特殊的需要，即相互接触与抚摸，这种现象称之为“皮肤饥饿”。人际间的接触和抚摸是婴儿很重要的心理需要，儿童的皮肤饥饿现象，在家庭中可由父母的搂抱等方式满足。年龄较小的住院患儿，由于离开了母亲或亲人，这种特殊需要常得不到充分的满足，会引起哭闹、食欲减退、睡眠不安等现象。

4. 行为异常

患病住院对儿童来说是巨大的生活事件，会引起心理上的应激，患儿可能产生对立行为，发怒、吵闹、哭泣、拒绝父母离开或拒绝执行医护人员的要求，主要见于年龄较大患儿。此外，因疾病带来痛苦和折磨，住院引起恐惧与焦虑，都可以使患儿出现退化行为，如尿床、尿裤、撒娇、拒食、睡前哭闹、依恋父母等。

5. 思念亲人

年龄较小的患儿，由于未离开过父母，一旦住院时间过久，就会产生思念心理。他们想念父母、同学、伙伴，渴望外界自由自在的生活。当父母来医院探望时，他们常迫切要求出院。

（二）心理护理

1. 护理原则和方法

（1）病房环境应适合儿童的心理特点：病室的墙壁、窗帘、寝具、患儿衣服以及工作人员的工作服，应采用明快柔和的颜色；病室可采用色彩鲜明，活泼的图画、玩具等装饰，播放悦耳动听的音乐，准备美味可口的食物，有条件的医院还可设立母子病室等，以适应儿童心理需要，减少陌生感和离家所产生的焦虑。

（2）保护患儿的自尊：对待孩子要一视同仁，不要有明显偏爱，以免影响其他患儿的自尊心；在言语中要尊重儿童的人格，多加鼓励，不要训斥，满足儿童的自尊心理需要；患儿出现反抗行为时，护士应理解这是患儿对生活中突发事件的应对和防御，要尽量安慰、鼓励患儿，不要训斥责骂。利用孩子的好奇心和善于模仿的心理特点，在患儿中树立榜样，鼓励孩子遵守病房规则、配合治疗、顺从医嘱，引导其适应新的环境。

（3）解除或缓解患儿的恐惧情绪：应向患儿解释患病并不是因为做错了事，父母是暂时离开医院，会不时地来医院看望。讨论病情时，应当避免让孩子听到而引起其误解和恐慌。向儿童讲解病情时，要用儿童熟悉、可以理解的语言，避免使用令人恐惧的词汇，如切除等。可以应用讲故事的方式进行解释，用比喻的方式传达信息。护理人员应相对固定，注射、换药时要细致、轻柔，防止因操作粗暴而增加患儿的恐惧心理。让患儿有机会、有途径宣泄自己的情绪，允许其在某些情况下哭泣，以有助于稳定儿童心理。

（4）重视与患儿父母的沟通：父母的心理状态对儿童会产生明显的影响。如果父母情绪消极，儿童也往往会受到影响。父母对医院、医务人员的态度，也会影响到儿童的态度和行为反应。因此，护士要对患儿的家长进行宣教、指导和支持，帮助家长了解病情，正确对待患儿疾病的变化，取得家长的配合和支持。叮嘱患儿父母按时来探望，以减轻患儿的思念，增加患儿的信任。

2. 不同年龄阶段患儿的心理护理

（1）婴幼儿：护士应兼护士与母亲的角色于一身，尽力满足患儿的生理和心理需求。婴儿在家庭中，可以从父母的搂抱、抚摸、亲吻中得到满足。同时，护士对患儿轻拍、抚摸及搂抱可使其大脑的兴奋和抑制变得自然协调，产生如在母亲怀抱中的安全感。因此，住院后，护士应设法满足婴儿的这种需求，应经常抱一抱，拍一拍，或抚摸头部、后背，或哄、逗、讲话、微笑等，这些都能使患儿产生如同在母亲身边一样的安全感、依恋感，有利于患儿适应环境，消除不良情绪，对疾病的康复也有积极的意义。有条件时让家长陪伴患儿，参与护理过程，促进母子的情感联结。指导患儿父母对患儿进行系统的身体抚触，满足患儿亲情的需要。

（2）学龄前儿童：学龄前儿童有一定的判断分析能力，但往往接受直观印象。护士应主动接近，注意态度和蔼，动作轻柔，沟通感情。向其讲明生病需住院的道理，帮助他们熟悉环境，为他们介绍小伙伴，设法尽快解除患儿的紧张、不安情绪。游戏是幼儿的基本活动，也最适合他们的身心发育。在病情允许的情况下，可组织患儿做游戏、绘画、看电视、讲故事等活动，使患儿感到在医院和在家及幼儿园一样快乐，以此来分散他们的思念心理。对性格脆弱的儿童，以鼓励为主，增强其心理承受能力。对有退化行为的患儿要倍加关照，对尿床、尿裤的患儿不要责备和讥笑，以免引起他们紧张和自卑，要及时为他们更换衣裤、被褥，使他们摆脱困境，并注意训练他们的排尿习惯。

（3）学龄期儿童：学龄期患儿已懂得一些事理，护士应耐心进行安慰和体贴，取得患儿的信任。入院时可以告知生病、住院、治疗等大概情况，让孩子理解治疗疾病的重要性，为他们安心治疗做好心理准备。在治疗过程中，运用强化理论，对患儿多鼓励，多表扬，引导好的住院行为，鼓励患儿坚强、勇敢，做一些力所能及的个人卫生工作，强化他们自尊、自爱的心理。在住院期间，可组织他们看书、做作业及开展娱乐活动，如讲故事、下棋、唱歌、跳舞、做游戏等，以调节他们的精神生活，消除住院生活的枯燥乏味感。还应注意培养患儿的良好情感，在医院集体生活环境中，要提倡患儿之间互相帮助，团结友爱。

案例分析

7 岁女童王某因“反复双下肢水肿 3 个月”入院，查体：血压 80/50 mmHg，神志清，精神差，颜面部水肿，双肺听诊呼吸音清，无啰音，心率 106 次/min，律齐，双下肢凹陷性水肿。辅助检查：尿蛋白（+++），潜血（+），24 h 尿蛋白定量 2.5 g。生化全套：清蛋白 20.3 g/L，总蛋白40.8 g/L，三酰甘油 2.65 mmol/L，胆固醇 10.59 mmol/L，诊断为肾病综合征。王某平时比较任性，入院时高度水肿，嘱其必须吃无盐高蛋白饮食。表面上王某很听话，十分配合治疗，可是治疗一段时间后水肿却无明显消退，后得知患儿经常偷吃榨菜。此时，医院病房收治了一位肾病综合征初治后复发的十岁女童赵某，两人很快成为了好朋友。赵某因为已经接受激素治疗半年，具有典型的库欣貌：满月脸，水牛背。有一次两人玩耍时，赵某无意中告诉王某：“咱俩是一个病，你以后吃了药也会像我这样胖胖的。”王某就开始不肯吃药，并且开始吵闹着要回家上学。主管护士使用了玩具、零食、唱歌等多种手段后终于取得了王某的信任，王某告之因为怕吃药后变成大胖子，会很丑很丢脸。于是主管护士便把赵某一同找来，同时拿来病房的一本收录以往小患者的相册给她们看，说明激素治疗的作用及影响，并对王某说：“短时间里你可能会和赵某一样胖乎乎的，但是等病好了之后，就不用吃药了，就又会瘦下去的。这些小朋友以前都是和你们一样的病，当时大家都是小胖子，现在你看都瘦下去了，和生病前一样好看，一样可以上学了。”两个小家伙终于解开了心结，开始积极配合治疗。

二、青年病人的心理护理

青年期的心理发展水平，处于迅速走向成熟而又尚未成熟的状态，这就决定了青年病人的心理活动错综复杂，变化无常，具有明显的两极性。护士应密切关注，要注意多给予心理支持，循循善诱，耐心疏导。

（一）心理特点

1. 震惊与否认

青年人特别是青年早期，正是人生朝气蓬勃的时期，富于理想和抱负，对未来充满憧憬，对求学、职业、婚姻和家庭都有美好的设想，而健康的体魄是实现这些愿望的基础。因此，当青年病人得知自己患病尤其是患有严重疾病时，往往感到震惊，很难接受患病的事实。大多数青年人会经历明显的“否认”阶段，他们不相信医生的诊断，否认自己得病，拒绝接受治疗，不能很快地适应病人角色，直到真正感到不舒服和体力减弱才逐渐默认。

2. 急躁与焦虑

青年人的情绪强烈而不稳定，又不善于调节，容易从一个极端走向另一个极端。疾病发生后，由于缺乏心理准备，大多数青年人又是初尝疾病的痛苦，对病痛反应强烈，表现为急躁、焦虑。治疗过程中，他们常常幻想能很快根治疾病，渴望早日痊愈出院，若病情稍有好转，容易盲目乐观，不再认真执行医疗护理计划，不按时吃药，导致病情的反复。如果不能如期好转，就会再次陷入急躁、焦虑之中，常以发泄的方式对待疾病，往往迁怒于家长或医护人员，出现攻击性行为。

3. 失望与悲观

青年人担心患病会影响学习或工作，对恋爱、婚姻、生活和前途产生不利的影响。尤其是患慢性病或有后遗症的病人，在心理上造成很大的打击，容易产生沮丧、抑郁、悲观、失望的情绪。有的病人因患病而辍学，深感不如同龄人从而产生失落心理；有的青年病人对自己的工作、生活、婚姻等前途问题感到渺茫，出现自卑、抑郁，在思想和行为方式上走向极端，产生自暴自弃心理，拒绝一切治疗和照顾，甚至失去理智，产生自杀念头。

4. 寂寞与孤独

青年人活泼好动，需要刺激感和新鲜感，渴求宽阔的生活领域和社会活动范围。生病后，离开熟悉的家庭和学校环境，住进陌生的医院里，周围没有熟悉的同学和朋友，平时又不能常和家人见面，只有自己默默忍受着疾病的折磨。故入院初期他们对周围环境感到茫然、“窒息”，正常情绪被寂寞、无聊、孤独所困扰。如果住进隔离室或重病室，会因感觉单调和获得外界信息骤然减少而更加孤独、不安。

（二）心理护理

1. 实施认知调整和心理疏导

护士应当针对青年病人的性格、文化层次、经历的不同，积极运用护士的权威、知识与关心来支持病人，采用消除疑虑、说服劝慰、启发建议、激励以及消除应激因素等方式，使病人发挥自身内在潜力，面对现实处理好心理上存在的问题，协助病人渡过难关。对有不良情绪的青年病人,应侧重于心理疏导,激发病人的领悟能力;指导病人通过谈话性宣泄、书写性宣泄、运动性宣泄和哭泣性宣泄等方式宣泄不良情绪。

2. 协调并促进病友间的相互了解,丰富病人的精神生活

青年人较注重友谊,具有向群性,具有共同的语言和兴趣、爱好。根据这一特点,护士应尽量把他们安排在同一个病室,使他们之间相互交流思想、增进友谊;还可指导病人进行适当的娱乐活动,如下棋、听音乐、看电视、讲故事、户外散步等,活跃疗养生活,转移病人对疾病的注意力,激发他们对生活的情趣,有利于病人从孤独中解脱出来,消除寂寞感。

3. 保护病人的自尊心

青年人自尊心强,重视自我价值,希望得到他人的承认和尊重,任何消极刺激都可能对青年人的心理产生不良的影响。护士在与他们的交往中,要尊重他们的人格,讲话要和蔼、文雅;关心他们的衣、食、冷、暖,与他们建立良好的护患关系。当他们心境不佳时,要主动与他们谈心,了解他们的心理活动,用积极、鼓励的语言进行疏导、宽慰。当他们情绪激动时,护士不宜过多地安慰和劝解,可在保证安全的前提下,提供一个独处的环境,使其冷静,护士可在一旁给予非言语的支持。

4. 满足病人参与活动的需要

青年人求知欲强,富于好奇心。护士可以利用这些特点,调动病人的积极性,引导他们参与治疗和护理工作。在病情允许的范围内,可让病人做一些力所能及的活动,如照料自己的日常生活,帮助病友做些事情,参与病区的一些公益活动等。这样既能减轻病人的焦虑,又能满足病人的心理需求。这种自我护理的模式对于稳定情绪、促进康复是非常有益的。

三、中年病人的心理护理

中年是人生历程中最值得回首寻味的年代。在这个时期,中年人的社会角色比较突出,既是家庭的支柱,又是社会的中坚力量。当他们受到疾病折磨时,心理活动尤为沉重和复杂,他们担心家庭经济生活,牵挂着老人的赡养和子女的教育,又惦念着自身事业的进展和个人成就等。因此,中年人患病后对工作和家庭会产生巨大的冲击。因此,中年病人的精神负担较大,心理反应复杂。护士应针对病人的疾病种类、个体反应、家庭情况、经济情况、个性特征等进行认真细致的评估,以便准确判断病人的心理问题。

(一) 心理特点

1. 焦虑与急躁

中年是事业上出成果的阶段,中年人常有较强的抱负和求成心理,患病后被迫停止工作,常会感到事业受挫,对今后能否坚持工作而担心;强烈的工作责任感使病人焦虑、急躁,不能安心养病,迫切要求早诊断、早治愈,有时甚至将自身的健康放在从属地位,常中断治疗而提前出院。

2. 悲观与抑郁

中年人家庭负担沉重。患病或致残后不能正常工作,将造成家庭经济困难,加之昂贵的住院治疗费用,更加重了病人心理上的负荷,导致病人忧心忡忡。若身患重症或绝症,面对家庭生活安排、老人赡养、子女教育等一系列问题,病人更是情绪抑郁、悲观失望,感到前途渺茫,对

一切失去兴趣，有时甚至出现轻生念头。

3. 更年期综合征

中年是体力和精神上向老年移行的时期。面临事业和家庭的重担，中年人若身体和精力不佳，易导致焦虑烦躁、心情抑郁等。一旦患病，会加速移行过程的转变，可出现更年期综合征。病人可有心理和行为退化表现，如以自我为中心，希望医护人员多多照顾自己；患病前感兴趣的事情，现在不感兴趣了；情感脆弱，好发脾气等。此外，还伴有明显的自主神经功能紊乱症状，如头痛、头晕、失眠、食欲减退、心慌气短、怕热畏寒等。

（二）心理护理

1. 主动关心病人，当好病人的"参谋"和"顾问"

护士应协助病人与其工作单位、家庭取得联系，及时反映病人的需求，消除他们的后顾之忧；嘱咐子女定期来医院探望，汇报工作、学习和生活等情况，减少病人的牵挂；向病人介绍有关疾病的诊断、转归、检查结果等，以消除病人的疑虑，增强治疗信心；交谈中可有意识地介绍一些不耐心治病而使疾病长期迁延的实例，劝导他们重视疾病，安心治疗。

2. 尊重病人的人格

中年人是家庭、社会的主要角色，有较强的受人尊重的心理需要。护士应将病人视为合作者，在与他们交往中，注意尊重病人的人格，言谈有礼貌，多征求和倾听他们的意见和要求，尽量使病人满意。当病人不服从治疗、违反规章制度时，护士应以友善的态度加以开导或善意地进行批评，不要伤其自尊心。

3. 体贴和关心更年期病人

引导病人正确认识衰老是不可抗拒的自然规律，保持心理的动态平衡；帮助病人用科学的态度正确认识更年期的生理变化，消除不必要的顾虑和思想负担，解除紧张、焦虑等消极情绪。指导病人提高处理问题的能力，减轻身心负担，注意劳逸结合，增加文娱活动，进行身体锻炼等，以提高机体的抗病能力，延缓衰老，促进疾病痊愈。应当尽量满足病人的合理要求，以期达到精神愉快、心情舒畅。

四、老年病人的心理护理

（一）老年人的主要心理问题

1. 衰老感

衰老感是主观上觉得"自己已经上了年纪，成为老人了"的心理状态，即认为自己"不中用"了。衰老是生物体不可抗拒的自然规律，但老年人却极难十分客观、坦然地接受自我的衰退现象，于是产生衰老感，表现为消沉（意志衰退，情绪消沉，进而加速生理上的衰老和心理功能的降低）、严重失落感、敷衍度日和不思进取。

2. 离退休综合征

老年人到了适当年龄，从工作岗位上退下来后，由于适应不了所处环境和生活习惯的突然变化，从而出现情绪消沉、行为偏离常态等一系列不适应的体验。这些体验表现为坐卧不安、行为重复、犹豫不决，甚至出现强迫性行为；注意力不能集中，做事经常出错；性情急躁，爱发脾气,对任何事情都不满意,总是怀旧;易猜疑和产生偏见;情绪忧郁,失眠、多梦、心悸、阵发性全身燥热等。这些体验形成的原因有 ① 失落感:社交圈的缩小、人际关系的改变、无所事事的清闲、一些愿望的落空和遗憾等,都会干扰情绪而影响心理平衡,产生失落感。② 怀旧:沉湎于往事的回忆及追忆过去的美好时光,但终因时光的流逝而产生"无可奈何花落去"的遗憾,由此导致心情抑郁,性格孤僻。③ 恋友:退休后远离同事、朋友,熟人相继作古,老来失伴,常常会感到凄凉悲切,忧郁孤独。

3. "空巢"心理

随着子女长大成人、就业与结婚、相继独立离家,老年人不能正确认识子女"离巢"是家庭发展的必然规律而固执地怀旧,从而出现"人去楼空"的心理不适应现象。表现为爱回忆往事,不喜欢参加活动,闭门发呆,不同亲友来往;总觉得别人对自己很冷淡,觉得人情冷漠,认为子女离开了自己就没有了情感依附。

(二)老年病人的心理特点

1. 自尊心强

老年病人的自尊心较强,他们希望得到医生和护士的尊敬、恭维,希望医生和护士经常到病室探望,特别是离退休干部。当这些心理需要得到满足时,他们表现愉快;一旦感到受人冷落,便表现为不耐烦、易激怒,常常因为一点小事而引起大发脾气或暗自叹息。一般老年人自己不服老,也不希望别人说自己衰老。

2. 自卑和无价值感

老年人多患有慢性或老化性疾病,当发病住院后,他们对自己的病情估计多较悲观,身体稍有不适就认为与衰老有关,心理压力很大,突出表现为老朽感与无价值感。对疾病痊愈往往信心不足,自卑自怜,有的甚至以迷信的态度面对疾病,拒绝治疗。

3. 敏感与多疑

敏感与多疑多见于文化层次较高的老年病人,常产生恶性联想,把一些无关的病情同自己联系起来,怀疑和猜测医护人员和亲人对自己隐瞒病情,从而导致精神恍惚,身体疲惫,影响治疗。

4. 固执与刻板

老年人性情比较怪癖、固执,常常以自我为中心,生活方式较为刻板,对周围环境的适应能力差。生病住院后,由于日常生活秩序被打乱而出现适应困难,常常为此而引起焦虑和烦恼。

5. 孤独与寂寞

有的老年人不能正确认识子女"离巢"是家庭发展的必然规律,出现心理不适应现象,加之多数老年人因为退休而社会交往也减少,因此,老年病人比其他病人更易感到孤独。如果他们的亲属、子女不常来看望,老年病人会产生被抛弃感。

(三)心理护理

1. 尊重老年病人的人格

老年病人住院后的突出要求是被重视、受尊敬,护士须理解老年病人的心理特点,尊重老年病人的地位和人格。在交往中,护士态度要和蔼亲切,称呼须讲究尊敬礼貌;做事要主动征求他们的意见，对非原则性的问题不与老人争辩和计较，尽量满足他们的各种需要；要专心倾听老年病人叙述，尤其是老年病人多次重复过去往事时，不可随意打断病人的谈话或表现出厌烦的情绪。老年病人一般都有不同程度的健忘、耳聋和眼花，护士要给予谅解。回答老年病人的询问时要耐心，说话速度稍慢，声音稍大一些。

2. 提供舒适、安全的疗养环境

老年病人住院后，应为他们设置一个安静、整洁、舒适的疗养环境，使他们较快地适应医院生活，消除因住院引起的烦恼。老年病人多行动不便，特别是对生活不能自理、丧偶或无子女的老人，护士应倍加关心和照顾。病区应为老年病人设置一些自助设备，如扶手、手杖之类，使他们感到方便，并获得安全感及独立感。老年病人的日常用物，最好放在便于拿取的地方，使他们感到便利，不必经常求助于人。

3. 调节好病人的疗养生活

护士应善于调节病人的生活，在饮食上力求美味可口，富有营养，易于消化，使老年病人在进餐中获得快慰。在精神上应善于排解老人的忧虑，尤其对丧偶或无子女者，要多与他们交谈，关心他们的冷暖及生活上的需要，并设法帮助解决。为活跃精神生活，可允许病人做一些安全、有趣味和力所能及的活动，如下棋、散步、听音乐、看电视等，转移对疾病的注意力。老年病人一般都盼望亲人来访，护士要鼓励家属多来看望，减少老人的孤独感和被遗弃感。

4. 指导老年人克服不良心理

鼓励老人回忆美好的往事，使老人获得心理上的愉悦和满足感，有助于老人情绪的稳定。对于那些情绪低落、悲观失望的老人，护士要从他们的回忆中肯定过去的成就，给予赞扬，改善他们的不良心境。对于猜疑心理较重的老人，要多作耐心细致的说明，对所提的问题给予解释和引导；提供有关的科普医疗书籍供其阅读，使其彻底消除疑虑。

第四节 不同疾病阶段病人的心理护理

处于不同疾病阶段，病人的心理反应表现也有其规律性。护士可根据这些特点，预见性地开展心理护理。但是，病人的病情复杂多变，个性千差万别，心理反应必然会出现差异，护士应敏锐灵活地掌握病人的心理动态变化。

一、疾病初期的心理护理

患病初期，无论轻症或重症病人，无论患急性病或慢性病，必然会产生心理反应，但反应程度不一，表现复杂多样。护士应尽快了解和确定病人心理特点，有针对性地做好心理护理。

（一）心理特点

1. 心理反应

（1）否认与侥幸：一向健康的人对自己成为病人多感到突然，特别是被诊断为难治的严重疾病，震惊之后，病人首先出现的心理反应就是否认，不相信自己患病，不接受医生的诊断；有的尽管身体已有不适仍坚持上班，想以此证明自己健康状况良好。之后病人常存侥幸心理，总希望医生的诊断是错误的，要求重新检查，迟迟不愿进入病人角色；或对疾病的严重程度半信半疑，尤其对病感不敏感的人，侥幸心理更为严重。

（2）抱怨与负罪感：当确认自己患病，有的病人会抱怨家人关心不够，没有照顾好自己；自怨没有量力而行导致身体健康受损。有的病人感受到疾病的痛苦与折磨，可产生“倒霉”心理，或视为上天的处罚，内心有负罪感。病人常以消极与生气的方式对待疾病，不愿诉说疾病的痛苦与症状，或向医护人员、家人寻事争吵以发泄内心痛苦。

（3）恐惧与忧心忡忡：急危重症的病人对突然发生的变故缺乏心理准备，可导致强烈而复杂的心理反应，如急性心肌梗死病人可因持续剧痛而产生濒死的极度恐惧，迫切希望得到最佳和最及时的救治，转危为安；身患难治疾病或不治之症、疾病可能影响身体功能与形象或面临大手术的病人，极易产生恐惧反应，表现为焦虑不安、紧张、忧心忡忡、夜不能寐、日不思饮；遭遇意外创伤的病人在疾病初期常表现“情绪休克”。

（4）轻视或满足：有的病人因工作繁重、经济压力或知识不足等而轻视疾病；有的病人因患一般疾病，病程不长，预后较好，能暂时脱离紧张的工作岗位，或受到别人的照顾，成为亲朋好友关注的对象，虽然有病，心理却得到一定的满足，表现为情绪轻松，愿意谈自己的病情及预后。

（5）陌生与孤独感：初次住院的病人对病区环境不熟悉，对医生和护士不了解，对医院的饮食习惯、作息制度等不适应而易产生陌生和孤独感。

2. 主导心理需要

此期病人主导心理需要主要体现为尊重和安全的需要。病人盼望得到热情接待，希望医务人员一视同仁；期望有经验的医师看病，能及时做出诊断和制订治疗方案，渴望早日康复。

（二）心理护理

此期心理护理的重点是给予较多的心理支持，协助病人正确认识和对待病情，减少病人的紧张情绪，使之初步适应医院的环境，较好地配合治疗与护理。

1. 有效沟通

护士应礼貌、热情接待病人，安排整洁、安静、舒适的病室环境；主动与病人沟通，了解病人的感觉，给病人以安慰等，向病人介绍科室的环境及有关医院的制度，向病人介绍主治医师的情况，通过良好的言语与行为同病人建立相互信任的人际关系。

2. 满足各种需要

在不违反治疗原则的情况下，尽量满足病人的生活需要，适当照顾病人的原有生活习惯和爱好；对病情严重、生活不能自理的病人，协助他们保持整洁与卫生；对病人不愿提及的生理缺陷或其他隐私，应严守秘密，维护其自尊，帮助病人接触病友，消除或减轻其陌生感和孤独感。

3. 心理支持和疏导

鼓励病人表达感受，倾听其诉说，帮助病人宣泄恐惧、忧虑等不良情绪；鼓励恢复期的病友现身说法，解除同类病人的顾虑。动员病人的社会支持系统，鼓励家属和亲朋来访，使病人感受到被关心与重视，获得心理支持。

4. 认知干预

帮助轻视和否认患病、心存侥幸、抱怨和负罪感的病人理清思路，明确问题，指导病人提高认知和应对能力，帮助病人尽快进入角色，解除负罪感，正视疾病，积极配合治疗和护理。

二、疾病发展及稳定期的心理护理

经过一段时间的诊断、治疗和护理，多数病人的病情明确，且日趋稳定和好转，病人的心理反应较前和缓。慢性疾病病人可因病程较长、病情反复发作，导致情绪不稳。此期加强心理护理有利于增强治疗效果，缩短病程。

（一）心理特点

1. 心理反应

（1）接受与适应：此期病人已接受自己有病，逐渐适应医院的生活；病人变得顺从，与医护人员关系和谐、依赖，迫切要求多用药，用好药，早日解除病痛；病人把注意力集中于身体体征的变化，想了解自己的体温、脉搏、血压等情况，想了解病情和治疗方案，急切想知道各项检查的结果。

（2）担心和焦虑：有些病人的情绪随着病情发展而变化，有时高兴，有时失望；急躁、紧张、焦虑等消极情绪时常出现。有些病人仍对疾病心存忧虑，担心急性病变成慢性病；术后的病人常担心刀口裂开或出血等意外，害怕活动会造成伤口愈合困难而不愿下床活动；病情反复急性发作、迁延不愈又无特效药治疗的慢性疾病病人，常陷入求生不得、求死不成的无奈焦虑状态。

（3）沮丧与厌倦：主要见于患慢性疾病的病人。病人可因疾病需长期治疗且经久不愈，甚至终身生存在慢性病痛中而陷入沮丧、失望等心境；有的病人认为给家人和亲朋造成沉重的经济和照顾负担，失去生活信念，悲观绝望，产生厌世意念。

2. 主导心理需要

此期病人主导心理需要主要表现为身体安全、病情信息和友爱的需要。病人希望获得病情变化的信息，希望早日恢复健康，希望与医生、护士及病友建立良好的关系。

（二）心理护理

此期心理护理的重点是维护良好的护患关系，调节病人的不良情绪。

1. 维护良好的护患关系

继续协助病人进行生活护理，关心病人的起居，鼓励病人适当活动，使病人感到温暖，维护已建立的良好护患关系。

2. 调节病人的不良情绪

及时将病情好转的信息反馈给病人，消除病人的顾虑，增强其战胜疾病的信心；沟通过程中注意应用积极暗示性语言，鼓励病人为早日康复作出努力。提醒病人的亲友在探视时话题不宜集中在病情。可利用间歇或专门时间开设健康教育讲座，宣传相关疾病的知识，说明疾病的演变过程，减轻病人的心理压力。

三、疾病恢复期的心理护理

恢复期指病人经过治疗和护理，身体逐步康复，生活逐步恢复正常的过程。此期间，病人的心理由于病情病种、文化层次、个性特征、经济状况等因素，表现多种多样，有些心理状态可致恢复期延长。护士应采取有效措施，加强指导，协助病人身心早日康复。

（一）心理特点

1. 心理反应

（1）兴奋与欣慰：有些病人因病痛减轻或消除，自认为病愈而产生兴奋情绪，甚至不听从医护人员的劝说，过多活动；多数病人因为身体的逐步康复，即将离开治疗和休养的环境，回到正常的生活中而感到欣慰。

（2）焦虑与忧伤：有的病人害怕疾病恢复不彻底而形成慢性迁延性疾病；特别是疾病或外伤遗留残疾者，无一例外地忧虑日后的学习、婚姻、生活及工作能力、社会适应等问题，他们担心难以胜任原来的工作，担心出院后能否得到家庭、单位的接纳和照顾，因而产生焦虑情绪。

（3）悲观与绝望：主要见于意外创伤造成永久性严重残疾的病人，他们无法承受残疾对未来人生所造成的重大挫折，对如何度过漫长且艰难的人生感到悲观绝望，自暴自弃，严重时可产生轻生念头。病人放弃必需的功能锻炼，康复过程延长，结果可导致"小残大废"，使局部的残疾成为背负终生的沉重包袱。

（4）依赖与退缩：久病后病人依赖性增强，始终认为自己不能多活动，不能工作，不愿脱离病人角色，安逸于被别人照顾的生活。有些病人有退缩表现，如术后因怕痛而放弃功能锻炼；或怀疑身体尚未痊愈，害怕疾病反复，希望延长住院时间。急危重症病人可能对重症监护病房产生依赖。

2. 主导心理需要

此期病人主导心理需要主要表现为对外部世界信息的需要。随着身体的康复，心理活动逐渐转向外部世界，关心社会大事，迫切希望了解工作单位和家庭亲友的信息。部分病人的自我实现需要上升。

（二）心理护理

此期心理护理的重点是提供支持和咨询，帮助病人恢复自主生活，提高适应能力，恢复社会角色功能，使病人从心理、身体和社会 3 方面获得全面康复。

1. 提供信息与知识

通过健康教育，说明疾病的转归，介绍出院后自我护理、保健常识，学会康复方法，使病人正确领会出院后如何服药、巩固疗效、加强功能锻炼，以减轻因出院而产生的焦虑。

2. 心理支持与疏导

鼓励病人参与制订康复计划，克服依赖性，尽快适应病前生活。对不能恢复病前状况的病人，给予精神上的安慰和疏导，帮助他们面对现实，从焦虑和忧伤中解脱，建立乐观的生活态度，做情绪的主人。

3. 自护行为塑造

运用强化理论，通过赞扬的方式强化病人的自护行为；以奖励的方式消退依赖行为，给以正性行为强化，指导病人在力所能及的范围内承担生活的责任，做力所能及的工作，提高适应生活及社会的能力。

4. 协助认知治疗

对遗留残障、悲观绝望的抑郁病人，特别是烧伤毁容或肢体残缺的年轻未婚者，协助医生实施认知疗法，帮助病人建立正确的认知方式，正确面对目前的健康状态；用模范事例鼓励他们建立信心，克服消极情绪，从绝望中走出，适应新的生活方式；最大限度发挥自己的潜能，避免局部残疾导致心理的残疾甚至残废。同时应主动与病人接触，加强监护，严密防止病人自杀行为。

案例分析

急性心肌梗死是一种由心理、社会和生物等多种致病因素引起的心身疾病，死亡率较高，已成为我国三大死亡疾病之一。在急性心肌梗死的发生发展过程中，患者往往会出现多种心理障碍，致使临床症状加剧，冠状动脉病变加重。心理护理不但有利于患者康复，还能贯穿于对患者实施的整体护理中，提高护理效果，也有利于提高临床治疗效果，使患者早日康复。

1. 急性期心理护理

急性心肌梗死或严重心律失常可发生猝死。心绞痛的反复发作，持续严重的胸痛可出现濒死的恐怖感，患者极度忧虑、惊慌。梗死后期患者多出现情感忧伤和人际关系紧张。连续重症监护、吸氧、溶栓、吸痰及输液治疗，对危重患者的紧急抢救，常常使患者产生紧张、焦虑和恐怖反应。患者可表现为对病情的多疑敏感、性格急躁，甚至敌视、谩骂，认知水平减低，行为能力退缩。明显的情绪反应可直接影响到食欲和睡眠，也可产生一系列自主神经功能紊乱表现，如心悸胸闷、全身乏力、隐痛不适等症状。此期应积极采取消除患者的恐惧心理，迅速给予镇静、止痛、吸氧等治疗，及时缓解症状。护士要镇定自若，有条不紊的进行各项操作，给患者以安全感。谅解患者的过激行为，给予同情、关怀、安慰和心理支持，提高战胜疾病的信心。提供舒适安静的治疗环境，多陪伴患者，讲解绝对卧床休息的重要性。同时叮嘱患者少食多餐，保持大便通畅，避免用力排便。控制探视和外界干扰，保持心理状态的稳定，建立良性情绪，促使患者主动配合治疗。

2. 亚急性期心理护理

患者会出现遭受疾病痛苦折磨后的一种倒退行为。由于病痛体验，极易担心病情反复，症状再现，出现心理受挫、过度思虑、压抑、淡漠、焦虑、缺乏兴趣的表现。此期护士应多与患者沟通，了解患者的性格特征、饮食习惯和本次发病的诱因，讲解急性心肌梗死与上述因素的关系，有针对性地进行心理疏导、认知训练和放松治疗，如急性心肌梗死健身操、音乐治疗、书画练习、机体健康教育等；对各种检查和治疗的目的作必要的解释，对化验结果及有关疾病好转的信息适时告知患者，使其处于接受治疗的最佳心理状态。建立良好的护患关系，取得患者的信任。善于听取患者的主诉，掌握沟通技巧，给患者以体贴、关心；有目的地安慰鼓励患者，增强患者战胜疾病的信心，配合治疗和护理，在进行沟通的基础上认真了解患者心理障碍的原因，制定出相应的护理措施，以避免大幅度的情绪变化；对患者的情绪进行耐心、细致的疏导，适当的引导、调控，使患者保持心理平静、情绪稳定以及乐观向上的心理状态，积极主动地配合治疗。

3. 恢复期心理护理

病情趋于稳定，症状减轻，此时患者心理状况直接影响病情恢复。一是担心自己以后的工作及生活能力，二是子女家庭及经济问题等，更容易出现焦虑情绪。这时护理人员要善于开导，使患者了解长期精神紧张、不良情绪反应、心理应激、A型行为等均为急性心肌梗死的危险因素。另外在不影响监护与治疗情况下，可允许少数家属前来探视和进行平静的交谈，来协助心理护理。根据每个患者的性格、文化程度、接受能力和对疾病的态度不同，讲解导致急性心肌梗死复发的诱因、症状表现，心理因素对疾病转归的影响及发病后院外自救方法等；教给患者调整情绪、减轻心理压力的方法，消除不必要的担心和顾虑；重视社会支持和干预，使家属和同事理解、支持，帮助患者解除心理障碍。消除心理冲突的社会干预，可使危险因素的严重性明显降低。同时在护理工作中，依照医嘱认真细致地做好有关监护的同时，不间断地帮助患者克服心理上的障碍，把鼓励和帮助贯穿于治疗全过程，对稳定患者情绪，继续院外治疗，避免疾病复发有重要的意义。

（《当代护士》2012年第2期下旬版）

（李　杨）

第七章 临床病症与治疗的心理护理

临床上常见的各种病症都可作为应激源，在引起个体生理功能发生改变的同时，还会导致个体认知、情绪等心理活动发生变化，而病人心理活动的变化又与其疾病愈后密切相关。因此，学习临床常见病症的心理护理方法，有利于促进针对性心理护理措施的实施及病人不良心理行为的纠正。另外，临床上的各种治疗方法，如手术、药物、透析、器官移植等在解除病人病痛的同时，也可能导致病人产生负性情绪。所以，针对接受特殊治疗方法的病人实施特殊的心理护理措施同样不容忽视。

第一节 临床常见病症的心理护理

一、疼痛病人的心理护理

■ 相关发布

国际疼痛学会(international association for the study of pain，IASP)成立于1973年。该学会自2004年开始，将每年的10月11日定为“世界镇痛日”(global day against pain)，2004年的主题是“免除疼痛是患者的基本权利”；2007年10月11日世界镇痛日的主题为“关注女性疼痛”。

中华疼痛学会确定每年10月的第3周为“中国镇痛周”。2004年10月11日至17日定为第一个“中国镇痛周”，旨在提高群众对防治疼痛必要性的科学意识。

2007年7月，原卫生部颁发文件，确定在《医疗机构诊疗科目名录》中增加一级诊疗科目“疼痛科”，在我国二级以上医院开展“疼痛科”诊疗服务。所谓一级诊疗科目，就是成为与内、外、妇、儿、麻醉科同样的科目。这一决定体现了我国政府对慢性疼痛患者的高度人文关怀，是一个具有历史意义的决定，具有深远的国际意义。

疼痛是机体组织受到损害的信号，是一种极其复杂的感觉，它是一种严重影响病人生活质量和工作质量的疾病。特别是慢性疼痛，作为一种病症已引起全世界的高度重视。世界疼痛大会将疼痛确认为继呼吸、脉搏、体温和血压之后的“人类第五大生命指征”。目前，广为接受的疼痛定义是国际疼痛学会于1986年提出的，该定义为：疼痛是由实际的或潜在的组织损伤引起的一种不愉快的感觉和情感经历。

迄今为止，关于疼痛的实质性问题尚未得到确切解答，即使关于疼痛的定义也忽略了心理因素对疼痛的影响。然而，据权威统计数据显示，欧美35%的人患有慢性疼痛，世界上每天约

550万人在忍受疼痛的折磨，中国城市居民约57%的人经历过不同程度的头痛。因此，了解疼痛病人的心理特点，开展疼痛的心理护理是护理工作最重要、最迫切的任务之一。

（一）影响疼痛的心理社会因素

产生疼痛的原因复杂、多样，心理学和医学研究都证实疼痛并不完全是躯体问题，疼痛刺激引发的人体反应强弱，明显受着心理因素和社会因素的影响。

1. 心理因素

心理因素对疼痛的性质、程度、时间空间感知、分辨和反应程度等均能够产生影响，疼痛信号可在任何传递水平和环节上受到心理因素的调控。

（1）个体素质：个体素质的差异决定人们对疼痛感受的差异。

性别：一般而言，男性的痛阈高于女性。研究发现，有较高男子气评分的男性，痛阈更高。这与个体在社会化过程中接受的教育、受到的影响不无关系，人们普遍认为：证明男子气概的准则就是能忍受疼痛，而女性的特征就是敏感和娇弱。

年龄：疼痛感受性随年龄的增长而有所变化。一般来说，儿童对疼痛的感受性较高，尤其是受到更多关爱的儿童；成年期，感受性处于稳定水平；老年期，对疼痛的感受性又会增高。

人格：性格脆弱或敏感的个体，对疼痛的耐受性弱，较弱的刺激即产生强烈的疼痛反应；性格外向、意志坚强的个体，痛阈高，对疼痛的耐受性强。

（2）情绪状态：疼痛常伴有情绪反应，情绪反应又可直接改变个体对疼痛的敏感性。通常情况下，积极的情绪使机体对伤害性刺激的敏感性降低，痛阈增高；反之，消极情绪则使痛阈降低，疼痛感加重。

（3）注意力：注意力在很大程度上决定着疼痛的感受。对刺激的注意力越强，感觉疼痛越重；分散其注意力，则疼痛减轻。

（4）暗示：积极的语言暗示，可起到止痛或缓解疼痛的效果。

（5）社会学习：家庭、社会环境对疼痛的态度，影响着儿童乃至其成人后对疼痛的感受性和耐受性。如果儿童受伤时，父母能泰然处之，则该儿童成人后对疼痛的耐受性高；反之，则对疼痛敏感，耐受性也低。

（6）对处境的认知：疼痛体验的强度并不完全取决于组织损伤的程度，非常重要的影响因素之一是损伤的原因和对后果的评价。认为自己状况很严重的病人，其疼痛往往比相同受伤程度的人疼痛感严重；同等程度的伤害，战士和普通民众的疼痛感受会出现显著差异，对战士来说，死里逃生高于一切，疼痛根本不值一提；而对生活在和平环境中的民众来说，受伤可能意味着灾难。

2. 社会文化因素

尽管在区分疼痛刺激的能力方面没有种族差别，但不同文化、不同民族的人对疼痛的耐受性确实有所不同。推崇勇敢和忍耐精神的文化氛围，使个体更善于耐受疼痛。此外，研究发现，疼痛治疗有效者的平均接受教育时间比无效者长约2年。

个体痛阈值的高低会受到群体，如家人、家庭及所在团体的影响。家人、朋友或团体的过分关注和关心，均可强化个体对疼痛的敏感性；医务人员不当的言行、不良的暗示等，均可使病人产生负性情绪，进而增强其对疼痛的敏感性。

此外，信仰可通过他人暗示、自我暗示或意识，影响个体对疼痛的耐受性。如为追求信仰和理想，有些人可以耐受常人不能忍受的损伤与痛苦。

（二）心理特点

据统计，在慢性疼痛病人中心理异常者高达67%，其中，人格障碍占31% ~59%。在接受住院治疗的腰痛病人中，70%患有癔症。这些心理问题又可能反过来加重疼痛，形成恶性循环。故做好疼痛病人的心理护理具有重要意义。

1. 焦虑和抑郁

焦虑和抑郁是病人对痛苦失去控制感时产生的情绪反应。研究发现，40% ~60%的慢性疼痛病人伴随抑郁症状，抗抑郁治疗能有效缓解甚至治愈慢性痛。因此，必须对疼痛和抑郁实施同步治疗和干预。

2. 适应问题

疼痛病人可能不适应医院环境，难以进入病人角色，而出现角色适应不良。

3. 自信心下降

由于长期受疼痛的影响，病人的自我评价降低，易丧失战胜疾病的信心和勇气。

（三）疼痛病人的心理护理

疼痛，尤其是慢性疼痛，原因比较复杂，影响因素较多。所以，除对机体的组织损伤给予有效的治疗措施外，采用心理治疗和心理护理也有显著效果。

1. 减轻病人的心理压力

与病人建立相互信赖的友好关系，使病人感受到护士关爱，协助病人克服疼痛；鼓励病人表达其疼痛的感受，并耐心倾听其关于疼痛的主诉，以同情、安慰和鼓励的态度支持病人；尊重病人疼痛时的行为反应。在获得病人充分信任的基础上，向病人解释疼痛的原因及规律性，以减轻病人的焦虑、恐惧及抑郁情绪。

2. 分散注意力

在病房或门诊播放轻松的乐曲；组织病人参加感兴趣的活动；给病人打针时与之边交谈边注射或行轻柔的局部按摩术等，都能分散病人的注意力，对减轻其焦虑和抑郁情绪、缓解疼痛具有良好效果。

3. 积极暗示

积极暗示可改变病人的心理状态，提高其战胜疼痛的信心，从而提高其疼痛阈值，对减轻疼痛或终止疼痛有良好效果，如使用安慰剂，或合理利用某些医生的权威均可有效缓解病人的疼痛。

4. 指导想象

让病人集中注意力想象一个意境或风景，并想象自己身处其中，再配以优美的音乐，可起到松弛和减轻疼痛的作用。做诱导性想象之前，若让病人先行有节律的深呼吸，并通过有意识地集中注意力，放松全身各部分肌肉，对减轻疼痛强度、增加耐痛力具有良好的效果。

5. 行为自我控制训练

鼓励或奖励病人的积极行为表现，使积极的行为被强化；对于病人的某些不良行为，可采用行为矫正法，如系统脑创法、满灌法、厌恶法、自我控制法等，使其不良行为被削弱。

前沿与动态

在20世纪70年代前，如果一个人伴有持续疼痛而又找不到原因，就会采取极端的医疗手段，可能会导致药物成瘾或不可逆的神经损伤。但是现在他们有了更有效的选择，那就是去疼痛中心。

疼痛中心是一个专为控制惯性疼痛而成立的机构，可组织、接受多种正规、有效的控制疼痛的治疗。最先成立疼痛中心的是麻醉学家 John Bonica，成立地点在华盛顿医科大学，到20世纪90年代末，仅美国就有1 000多家疼痛中心，它们综合应用多种有效方法，可满足大多数病人的需要，也更能最大限度地缓解每一个病人的疼痛，这些方法通常包括：药物、心理、物理及职业的评估和治疗。其总的原则是：

减轻疼痛体验；

增强身体功能，改善生活方式；

减少或不再用药；

增强社会支持，改善家庭关系；

减少对医疗资源的占用。

通过下列评价可以发现疼痛中心的功效究竟有多大。

在 Nebraska 大学的疼痛控制中心，将病人随机分为治疗组（完成了整个治疗计划）和对照组（达到了进入治疗组的所有标准，但仅仅因为不在保险范围内而不能完成治疗），两组病人在年龄、性别组成、婚姻状况、疼痛史及医疗史等方面均无明显差异。他们的治疗项目包括：药物止疼、物理治疗、放松和生物反馈训练、集体和个人治疗、家庭治疗及职业咨询。随访评估对比了两组病人在治疗后1～5年的情况，发现治疗组的病人痛感减轻的程度更大，抑郁的表现更少，疼痛对日常生活（如家务、社交、性生活、锻炼和睡眠）的干扰更小。约2/3的治疗组的病人找到了新的工作，而对照组的病人仅有1/5找到工作。另外，治疗组病人对止痛药物的使用也远远小于对照组。

二、急危重症病人的心理护理

急危重症指紧急、濒危的病症，需及早进行医学处理，否则可能导致躯体重度伤害至死亡。由于病情危重，随时面临生命危险，其心理反应极其复杂，做好此类病人的心理护理，是促进救治成功的关键因素之一。否则，重度躯体损害与不良心理反应交互作用，可导致非常严重的后果。

（一）急危重症病人的心理特点

临床观察表明，不同病种急危重症病人的心理反应存在一定的共性规律。

1. 焦虑、恐惧

焦虑、恐惧多发生在初入院的1～2天。由于急危重症病人病势凶险、救治困难、随时处于死亡威胁之中，所以，他们非常担心疾病的转归；加之病房的各种抢救仪器和设备、医护人员严肃的面孔、紧张的抢救过程及监护仪器、呼吸机的噪声等，都会加重病人紧张、焦虑和恐惧的情绪。如急性心肌梗死的病人可因持续剧痛而产生濒死感，因而极度恐惧、惊慌失措；急诊入院病人因突然离开熟悉的环境和亲人，所接触的人和环境都是陌生的，易产生分离性焦虑；伤残病人，因自我完整性受损，担心影响将来的工作和家庭生活，易产生阉割性焦虑。

2. 否认

病人进入监护室第2天即可出现否认心理，第3～4天达到高峰。主要表现：否认自己有病；或者虽然承认自己生病的事实，但否定入住监护室的必要性。调查显示，约50%的急危重症病人会出现否认心理。

3. 孤独、忧郁

约30%的病人在入住监护室的第5天后出现孤独、忧郁情绪，且常与现实的丧失有关。其主要原因有5个：① 与外界隔离；② 入住者病情均较重或病友之间较陌生，病友之间极少有交流的机会；③ 家属探视时间短；④ 医护人员忙于抢救工作而与病人交流机会少；⑤ 病人失去工作能力、生活无力自理、失去经济来源等。主要表现为消极压抑、悲观失望、自我评价降低、孤僻寡言，常感到孤立无助，严重时可能出现自杀倾向。

4. 愤怒

愤怒主要表现为烦躁、敌意仇恨、行为失控、吵闹哭泣、寝食难安，同时伴有心率加快，血压、血糖升高等。如意外受伤的病人因感觉委屈而愤怒；不治之症的病人因自认不该患某类疾病，或自感救治无望，抱怨命运不好，也易产生愤怒情绪；此外，持续疼痛也易导致愤怒情绪。

5. 依赖

有些病人经精心治疗与护理病情明显好转，允许其离开监护病房时，他们却因熟悉并习惯监护病房环境、认同监护病房对其生命安全有较大保障，而产生心理依赖，不愿意离开监护室。

（二）急危重症病人的心理护理

1. 针对负性情绪

负性情绪可增加病人病情复发、恶化的可能性。因此，稳定病人的情绪是心理护理首要的工作任务：① 热情接待，礼貌地询问病人或家属病情，沉着、冷静、有条不紊地进行抢救和护理工作，以恰当的言行稳定病人的情绪，增加病人的安全感和对护士的信任感；② 避免在病人面前谈论病情，如当面对病人说“病情太重了”等之类的话；③ 针对病人的愤怒，护士应充分理解其过激的行为和言语，不训斥病人，使其感受到医院的温暖和安全；④ 教育家属明白在病人面前保持镇定的重要性，要求其尽量不在病人面前流露悲伤情绪，以免增加病人的心理负担；⑤ 鼓励病人通过合理途径，向护士或亲友倾诉烦恼，以缓解心理压力，稳定情绪。

2. 针对依赖

依赖心理是一把双刃剑，一方面依赖有助于病人的遵医行为，有利于其早日康复；但过度依赖不利于调动病人的主观能动性，有碍疾病好转。对此，护士要帮助病人形成明确、有积极意义、可实现的目标，使其从目标实现中获得自信和成就感，逐步摆脱依赖。

3. 针对否认

否认是一种心理防御机制，具有双重作用。短期的否认对病人有一定的保护作用，可遏制极度恐惧心理对病人造成更大的伤害。但若长期存在否认心理，则不利于病人树立战胜疾病的信心，不利于病人适应疾病过程和康复。

对病人短期的否认，护士可不予以纠正；但如果病人持续存在否认，则应引起注意。危机并不因病人的否认而消失，并且可能蔓延和加深。护士应鼓励病人接受患病事实，并结合认知疗法，帮助病人纠正认知偏差，采取积极的应对策略。

4. 提供咨询

对因病情重、反复而对治疗失去信心的病人，要针对其原因提供心理咨询；特殊治疗及检查前，向病人及家属介绍治疗的作用和意义、可能的并发症及副作用，以缓解病人的紧张情绪和心理压力。

5. 优化环境

尽量创造舒适、安全、优美的治疗环境，减少或消除环境的不良刺激，促进病人心身舒畅、早日康复。

三、角色适应不良病人的心理护理

（一）疑病症倾向病人的心理护理

1. 疑病症倾向的概念

此类病人对其身体状况过分关注，对自身感觉或征象有不切实际的病态解释，担心或深信自己患有一种或多种躯体疾病，经常诉说某些不适，反复就医，经多种检查均不能证实其疾病存在，但检查结果阴性及合理解释也不能消除病人的疑虑。

病人的疑病症状多种多样，如感觉性疑病倾向、观念性疑病倾向和单症状疑病倾向等，不论临床表现如何，均严重影响其日常工作、生活和学习。护士应正确处理与病人的关系，尽量消除对病人的医源性影响，做好心理护理，逐步消除其疑病症状。

2. 心理特点

（1）求治心理：病人怀疑甚至确信其患有某种实际并不存在的疾病而四处求医，且进行各种检查，其目的并非为打消疑虑，而是为证实其猜测。

（2）埋怨、不满：病人四处求医的行为虽常造成人力、物力的极大浪费，但他们仍埋怨亲属不体贴、不理解。他们常常易生气、抱怨，要求周围的人给予更多的重视关心、容忍体谅；工作中与同事、领导关系紧张；在医院埋怨医务人员未为其认真检查、未采取特殊的治疗和护理。

（3）紧张、焦虑：因病人过分关注自己的身体状况，稍有“变化”即紧张不安、焦虑、抑郁，生活也失去了往日乐趣，他们不愿与人正常交往，致使正常的工作、生活和学习均受到影响。

（4）性格特点：疑病症倾向病人往往具有固执、多疑、敏感、谨慎等性格特点。遇事总是过多地考虑悲观或不幸的一面，缺乏自信。

3. 心理护理

（1）消除心理压力：护士要了解病人的思想、情感及其对疾病、医生、治疗的态度，科学、合理地解释病症倾向的性质，切忌潦草检查与简单解释。此外，要根据检查结果向病人解释其并无躯体性疾病，以打消思想顾虑，减轻心理压力。

（2）帮助病人转移注意力：逐渐引导病人把注意力从自身转移到外界，如可根据病人的具体情况，鼓励其参加一些感兴趣的活动或各种体育活动，如养花、钓鱼、下棋、绘画、旅游等，转移其对身体的过分关注和担忧，从而逐渐摆脱疑病观念。

（3）完善个性：教育病人要做到心胸宽广，努力培养乐观情绪，提高自信心。鼓励病人丰富生活内容，多与朋友和亲人交流，从而逐步消除悲观情绪和不良心理状态，最终消除疑病症倾向。

（二）多重抱怨病人的心理护理

1. 多重抱怨的概念

随着自我保健和健康意识的不断提高，病人在单纯追求疾病诊治的过程中，对护士的技术水平、职业道德及服务质量等提出了更高的期望，如果此类期望不能得到满足，则会导致其产生多重抱怨。如病人常常主诉多种系统及器官的不适症状，但这些症状大都很含糊，如头晕、倦怠、疼痛等；有时病人还抱怨生活、工作和社会等事件；抱怨医生医疗水平不高、能力不强，或护士服务态度差、技术操作水平低等。

适当的抱怨是一种发泄，有利于缓解心理压力、减轻负性情绪，但过度、多重抱怨则不仅影响其本人的心理和行为，还可影响周围病友的情绪。此外，由于病人不停地抱怨，而且有些抱怨缺乏医学证据支持或不符合事实，易使医护人员感到无从下手或产生挫折感，或对病人的多重抱怨失去耐心。因此，护理人员既要理解病人，更要重视对此类病人的心理护理。

2. 心理行为特点

临床观察发现，多重抱怨病人多表现为强烈的不满情绪及焦虑、悲观失望等负性情绪体验。因为其对多数事情都抱有过高的期望值，如达不到他期望的满意值，则可引发负性情绪的产生；另外，抱怨本身也可引发负性情绪。所以，多重抱怨的病人往往很苦恼，他们似乎很难看到希望。多重抱怨的病人大多具有特殊的人格，往往比较敏感、顽固。

3. 心理护理

（1）耐心倾听：认真听取病人抱怨，才能发现实质性原因。此外，护士在倾听的同时，可采用恰当的肢体语言，如专注的眼神、点头等，让病人觉得自己的抱怨受到尊重。同时医护人员还应观察病人的态度和情绪变化，尽量避免与其发生争辩。

（2）换位思考：医护人员应站在病人的立场上，理解、同情病人的抱怨，让病人感受到被理解、被关心。

（3）加强与病人沟通：沟通时应注意，问题的关键不在于病人所抱怨的内容，而是生活事件压力所致的应对障碍、调适不良等。应从解决问题的关键入手，分析原因，采取有效的应对策略。

（三）愤怒病人的心理护理

愤怒多发生于个体在追求目标的道路上遇到障碍、受到挫折情况下出现的情绪状态，可有不满、厌恶、恼怒、大怒、暴怒等程度。从心理适应的角度看，愤怒可缓解病人内心的紧张和痛苦，但也会造成医患或护患关系紧张，容易引发心、脑血管意外，对身体康复产生消极影响。

1. 愤怒病人的评估

（1）常见原因：疾病影响；人际关系冲突；求医过程受挫；社会与家庭障碍，如家族关系紧张、经济负担重、社会的偏见等。

（2）愤怒病人的生理表现：血压、血糖升高；脉搏、呼吸加快；血液中儿茶酚胺和游离脂肪酸增高等。

(3) 心理行为表现:情绪波动,易激惹;行为失控、自我控制力下降;攻击性行为。根据愤怒对象的指向可将愤怒分为“内惩型”(intrapunitive type)和“外惩型”(extrapunitive type)。内惩型病人把自己作为惩罚对象,表现为自责、自恨、自伤甚至自杀等;外惩型病人把愤怒对象指向外部,一是指向使其受挫的人或事物;另外也可能指向无关的人或事物。表现为打人、摔东西、无缘无故地与他人争吵等。

2. 心理护理

(1) 理解与解释:护士要多关心、体贴愤怒的病人,对其行为要给予理解、体谅、包容,并做好解释工作。

(2) 引导病人有效宣泄:护士要教会病人倾诉内心感受,并给予耐心指导。

(3) 帮助病人适当地控制情绪。

(四) 依赖人格病人的心理护理

1. 依赖人格的概念

依赖人格是异常人格的一种类型,又称“被动依赖人格”,是指在某些不健全先天素质的基础上,在后天不良社会文化环境因素的影响下造成人格发展上的病态或人格结构破坏,因而出现的人格结构内在不协调,或正常人格的偏离。依赖人格是一种原发性人格障碍。

其特点为没有主见,缺乏自信,总觉得自己能力不足,甘愿置身于从属地位。此类个体遇事总想依赖他人,不敢独立负责,显得过分顺从。他们童年时过分依赖父母,婚后往往听从配偶的支配。若所依赖的人不在身边,他们就容易发生焦虑与抑郁。他们对亲近与归属的过分渴求是强迫、盲目、非理性的,与真实感情无关。依赖性格的个体宁愿放弃自己的个人兴趣、人生观,只要能得到别人的关心就心满意足。

同时,依赖人格的个体亦有强烈的进攻性冲动,只是被压抑了。过分依赖他人只是一种个体无意识的表面现象,实际上,在其内心深处具有强烈的操纵他人的欲望。这些矛盾冲突在病人不能得到其渴望的一切时,可导致强烈的焦虑。

2. 心理行为表现

病人对其日常行为和生活管理的自信心不足,常表现为被动、顺从;只要有人在场,力所能及的事情也让别人做,其行为表现较幼稚;为唤起别人的注意故意呻吟不止,希望得到更多的关心和温暖。

值得注意的是,有些人始终对他人体贴、包容,且脾气出奇的好,这也属于“依赖性格”病人的表现。因为依赖人格的个体多半强烈渴望被照顾或十分害怕分离,却又极度缺乏自信,不敢主动表现出过度依赖的行为举止,从而就渐变成乐于照顾、体贴人,以换取“补偿性肯定”。换言之,具有依赖型人格的病人并非人们想象的处处受到照顾,有的反而经常照顾他人,只因其很依赖这种“被需要”的感觉。

3. 心理护理

护士要帮助病人充分认识依赖的危害,提高病人的自行动手能力,加强自主性和创造性的培养。鼓励病人恢复自信心,尽量鼓励他们积极主动地自理日常生活,一定要做自己能做的事,正确客观地评价自己。

四、慢性病病人的心理护理

慢性病指病程长达3个月以上，又无特效治疗的疾病。此类疾病因起病缓、病程长、反复发作、疗效不显著等特点，会对病人的生活、工作、心理产生一定的不良影响。随着医学科学的发展及人类平均寿命的不断延长，患慢性病的机会及绝对数日趋增高，了解人们患上慢性疾病的反应和应对，采取心理干预技术，帮助他们更有效地应对疾病，增强长期适应疾病的能力具有十分重要的意义。

（一）心理特点及影响因素

1. 心理特点

临床观察及研究发现，慢性病病人的心理反应可表现为初患疾病时的震惊；治疗进程中期待心理受挫时的无助、绝望、孤独；病程延长后的角色强化。

（1）震惊：是发病初期病人最迅速的反应。主要表现：不知所措，行为不受自己控制，病人与情境分离，似乎成了旁观者。

（2）抑郁心境：慢性病的折磨使病人劳动力部分或完全丧失，工作、家庭生活、经济状况等均受到不良影响，而期待康复的希望又难以实现，由此导致病人出现抑郁心境。主要表现：忧心忡忡、沉默不语、悲观失望、愁眉苦脸、怨天尤人，甚至产生“生不如死”的轻生念头。

（3）敏感多疑：主要表现在两个方面，一是怀疑治疗方案或医护人员治疗水平的现象。主要表现为要求其他医生会诊，或擅自到院外治疗，或抗拒治疗，甚至自行更换药物等。二是猜疑转移并集中到自我身上，主要表现为猜疑自己患上不治之症；看到医护人员低声谈话时，猜疑是在讨论自己的病情；身体稍有不适，即猜测是否患病等。

（4）紧张焦虑：由于无令人满意的特效治疗方法，病人在应对疾病的漫长过程中，可能出现紧张、焦虑情绪。主要表现为：烦躁、失眠、易怒，有度日如年之感；有的病人寻根问底，渴望了解疾病的治疗情况，期盼疾病获得痊愈。

（5）角色强化：由于长期依赖他人的关心和照顾，逐渐进入病人角色，并从中“继发性获益”，形成病人角色的“习惯化”。这种“习惯化”虽然对病人适应疾病、配合治疗具有积极作用，但是，由于免除了原来社会角色承担的责任与义务，因而可导致病人安于“病人角色”，将医护人员和家人的照顾视为理所当然，担忧离开医护人员的密切关注病情即会恶化，因而情感脆弱、生活自理能力下降。这种心态不利于疾病的治疗与康复。

2. 影响因素

（1）个体因素：年龄、性别、人格特征等个体因素也可对慢性病病人心理产生影响。从年龄来看：不同年龄阶段的慢性病病人对疾病本身及治疗方案的理解程度不同，影响因素也不完全一致。如幼儿，因为认知能力有限，不能完全理解疾病及其治疗方案，因而关键的影响因素可能是活动受限以及与亲人的分离。疾病对不同年龄段病人的负面影响不尽相同，影响因素也存在差异。如对青少年病人影响最大的因素是能否与同伴保持一致、被同伴接受，成年病人影响最大的因素是人生理想的实现，或生活方式的改变，老年病人担心安度晚年的目标受阻。从性别来看，男性比女性更难以接受患慢性病的事实。其原因在于男性的自信多来源于强有力的身体和各项功能，而身患慢性病则意味着需要长期扮演依赖者的角色，这显然违背了传统文化中的男性角色特点。从人格方面来看,不同人格特征的个体对身患慢性病的事实认知评价不同,心理反应也不相同。坚强、乐观的个体,能够积极寻找希望,追求生活质量和人生目标;悲观、消极的个体,则易出现不良心理或行为反应。

(2) 疾病因素:一是疾病本身可能伴有剧烈的疼痛,或致残、致畸,或威胁病人生命,故易引发病人各种心理反应。二是有些治疗方案可伴剧烈疼痛,或严重的药物副作用;或干扰病人的日常活动,甚至要求其完全改变生活方式和习惯,由此也引发病人心理变化。

(3) 环境因素:包括物理环境和社会环境两个方面。物理环境主要指医院环境,无论多么现代化的医院环境,对病人来说都是不自由的,甚至产生死气沉沉之感。社会环境主要指由那些与病人存在血缘关系、亲密关系、社会关系的人构成的社会支持系统。社会支持系统是否强大、对病人的影响是积极还是消极,均会对病人的心理产生不同影响。

(二) 心理护理

1. 认知调整

许多慢性病病人的负性心理是由于对疾病持有错误观念和思维模式造成的,认知调整就是采用认知疗法帮助病人消除不合理信念,重建对慢性病的正确认识,达到减轻或消除负性情绪的目的。

2. 提供心理支持

对初次、急性发病的慢性病病人,耐心解答其疑问,询问其需求,并给予安慰及恰当的心理指导,以调动其主观能动性。对于病程长、反复发作的慢性病病人,围绕终生带病的问题,护士可采取心理护理与生理护理相结合的综合护理方法,创造舒适安全的环境,丰富住院生活,安慰与鼓励等多种措施,激励其坚定信心,调节其情绪,振奋其精神,增强与疾病抗争的勇气。

3. 强化社会支持

通常可从亲友、特定的支持群体、其他病友处获得支持。来自亲友的支持:建议他们多探视病人,以宽容的态度为病人提供倾诉、宣泄的机会,使病人充分享受到家庭的温暖;尽量避免让病人担忧家事、医疗费用等问题。来自病友的支持:病友之间的信任与默契是任何人都无法替代的。来自特定群体支持:医护人员可为病人提供医疗信息支持;社会机构可为病人提供参加力所能及活动的机会,提高其生活兴趣和存在价值感。

4. 情绪疏导

采用真诚交流、鼓励倾诉、技术指导等多项措施,帮助病人纠正或宣泄负性情绪,提高有效控制负性情绪的能力,切断负性情绪与疾病症状之间的恶性循环。

5. 提高疾病适应性

不管随时间变化病情是趋于恶化、保持不变还是好转,病人及其家属都必须学会适应。护士应教会病人及其家属,在多个方面进行积极调整,如工作、学习、饮食、生活方式等,以提高其对治疗及护理方案的依从性。

五、临终病人的心理护理

当病人处于生命垂危期,经过积极治疗后仍无生存希望,直至生命结束前的时间称为“临终”阶段。临终病人是指医学上已经判定在当前医学技术水平条件下治愈无望、估计在6个月内将要死亡的人。无论医学发展到什么水平,总会有人因医治无效而死亡。不管死亡是突然发生,还是久病造成,都会给个体带来躯体和心理的双重痛苦,给病人家属带来沉重的打击。因此,掌握临终病人的心理变化,采取有效的心理护理措施至关重要。

(一)心理特点

临终关怀学的先驱 Ross K 通过研究,提出临终病人心理发展大体经历 5 个阶段。

1. 否认期——震惊与否认

此期主要表现为震惊和恐惧,甚至出现木僵状态;极力否认,不敢正视,不能接纳;怀着侥幸心理,四处求医,希望是误诊。主要原因是对将要面临死亡没有心理准备。此阶段持续时间短暂,可能数小时或几天。

2. 愤怒期——愤怒情绪

此期主要表现为不满、愤怒、嫉妒。通常将愤怒的情绪迁怒于家属、挚友或医护人员,对周围一切都厌烦,充满敌意,甚至有攻关行为,不配合治疗和护理。愤怒情绪是病情发展与病人愿望之间尖锐矛盾的结果,一方面,病情趋于严重,坏消息被证实;另一方面,病人有强烈的求生愿望,由此导致愤怒。

3. 妥协期——接受与遵医

在"愤怒"之后,病人开始接受、适应现实,求生欲望增强,积极配合治疗和护理,希望延长生命、减轻痛苦。同时,病人也希望得到医护人员及家属更精心的照顾和关爱。

4. 抑郁期——抑郁反应

虽然经过与疾病抗争,但病情仍不断恶化,病人日渐衰弱,再加上疾病的折磨、各种检查和治疗带来的痛苦以及经济负担的加重,导致病人沉默寡言,对周围事情漠不关心,有的病人悲哀、哭泣。

5. 接受期——接纳死亡

病人将重要事情安排妥当,表现平静、安宁,对即将发生的死亡能理智对待,以超脱、冷静的态度等待生命终结。

事实上,临终病人的心理反应虽有一定的规律,但也会因时因地因人而异,护士在心理护理过程中,应根据病人的具体情况采取最恰当的措施,不能教条地套用某种理论。

(二)心理护理

要使病人平静、安详、有尊严地走完人生,除采用生物学方法解除其各种不适症状之外,心理护理在其中也占很大的比重。无论病人处于哪个心理反应期,下列几项心理护理措施都是非常必要的。

1. 心理支持

护士应与病人家属、亲友密切配合,无条件为其提供心理支持,以真挚的情感去关心和体贴病人;倾听诉说,了解其对生与死的态度及当前的想法,并因势利导,循循善诱;尽量帮助病人完成未了的愿望,使病人能时刻感受到周围人的关怀。

2. 情绪疏导

首先要帮助其树立积极、明确、可实现的目标,如生活目标、护理目标,使病人从实现目标中获得自信,提高临终前的生活质量;其次,运用积极暗示、音乐疗法、注意力转移、宣泄等多种方法，改善病人的负性情绪，使病人安然离开人世。

3. 尊重人格

护士应理解、同情临终病人的求生欲望及一些不合理行为，时刻做到态度自然、语言亲切、耐心诚恳、解释恰当、操作轻柔、工作沉着、处处体现对病人的尊重。

4. 调适家属心理

理解和同情病人家属的悲痛心情，向他们宣传家属情绪与病人健康的关系，宣传生与死的客观规律，以及临终阶段提高生命质量的重要性。尽量提供他们与病人单独接触的时间，鼓励他们与病人交谈，并交代家属提前准备后事，促进亲属的心理适应，鼓励他们战胜心理危机。

第二节 临床特殊类型疾病的心理护理

一、自杀行为病人的心理护理

相关发布

2003 年，世界卫生组织和国际自杀预防协会正式将每年的 9 月 10 日定为“世界预防自杀日”，以唤起全世界关注心理卫生，提高心理健康水平，共同提高公众对自杀问题重要性的认识。

年代	预防自杀日主题
2008	全球化思维、全国性计划、地方化行动
2009	不同文化的自杀预防
2010	无论是谁，无论在哪，全球携手预防自杀
2011	多元文化社会之自杀预防
2012	全球预防自杀：加强保护因素，唤醒生存希望
2013	歧视：自杀预防工作的绊脚石

自杀是指个体蓄意或自愿采取各种手段结束自己生命的行为。目前，自杀已成为世界各国关注的重大公共健康问题。据国际自杀预防协会的报告统计，全世界每年有约 100 万人死于自杀，而自杀未遂的人数则达自杀死亡者的 10 ~ 20 倍。世界卫生组织制定的国际标准：每年自杀率每 10 万人中少于 10 人为低自杀率国家，高于 20 人为高自杀率国家。我国自 2000 年以来，平均每年 10 万人中有 22.2 人自杀，每 2 min 就有 1 人自杀，8 人自杀未遂，中国已成为高自杀率国家。根据中国心理卫生协会危机干预委员会的数字调查显示：自杀在我国已列为第 5 位的死亡原因，仅次于心脑血管病、恶性肿瘤、呼吸系统疾病和意外死亡，而在 15 ~ 34 岁的人群中，自杀更是成为首位死因。而从全球看，自杀为死亡原因的第 13 位。自杀对家庭和社会造成的心理、社会和经济的影响是无法估量的。

刘某，诊断为“酒精中毒性精神障碍”，后在医院上吊自杀。

1990 年 4 月至 1993 年 8 月，某医院晚期癌症病人自杀死亡 5 例。

某院，1997 年 1 月—2000 年 1 月，96 例精神疾病病人自杀未遂。

……

一条条消息触目惊心，我们不禁要问：病人究竟怎么了？家庭、社会应对此负怎样的责任？医护人员又该从哪方面做好预防工作呢？

（一）自杀原因

自杀是一种失常的心理、自我毁灭的行为，其原因非常复杂，但都与社会心理因素密切相关。自杀原因可概括为以下几方面。

1. 严重抑郁及其他精神疾病

抑郁症已成为自杀的头号杀手，我国60%的自杀死亡者和40%的自杀未遂者在自杀当时就已经患有严重的精神疾病。

抑郁症临床表现为情绪极度低落、悲观消极、沮丧、音低语简、自觉无能，甚至出现厌世、寻死的念头。少数病人付诸行动，以各种方式结束自己的生命；多数抑郁症病人则以悲观厌世及抑郁情绪影响、感染其周围的人，进而导致集体自杀，造成一系列社会危害。

除抑郁症外，精神分裂症、恐惧症、强迫症、人格障碍等，也是自杀的高危人群。医学专家分析441例自杀成功案例的原因构成时发现，抑郁症和其他精神障碍者占全部自杀原因的41%；278例自杀未遂者中，抑郁症和其他精神障碍占29%。可见严重抑郁是自杀行为者的常见原因。西方甚至将抑郁症称为“世纪之病”。

2. 人际关系的困扰与危机

严重的人际关系危机、冲突与破裂，往往导致严重紧张情绪，甚至导致自杀行为。北京心理危机研究与干预中心的调查显示，约60%的自杀者自杀前两天有急性诱发事件，且一般是人际关系矛盾。

3. 感情受挫

感情受挫是未婚男女自杀的主要原因之一。青春期男女，若恋爱不顺同时又面临学业、父母、传统道德观及社会评价等多重困扰的压力，则可能因情感冲动而以自杀甚至同归于尽的方式宣泄其不满，最终酿成无可挽回的悲剧。

4. 婚姻与家庭危机

有些人在婚后发觉现实婚姻生活与其想象相差甚远，或婚后难以容忍对方的人格缺点，从而产生愤怒与怨恨；另一些人，则在家庭之外寻求亲密关系，造成婚姻冲突甚至破裂，使婚姻中的另一方精神崩溃而走上自杀之路。此外，与亲友存在激烈矛盾，特别是亲子关系紧张，是青少年的自杀原因之一。

5. 个人成就肯定的危机

成就感是每个人的追求，而外界对自身的肯定可使人获得成就满足感。但若过度以“个人成就”为重心，寻求“外在肯定”，往往会忽略人际关系的营造和“自我肯定”的重要性。在诸多不得志的境况下，个体即易陷入“个人认同”的危机，诠释自己为失败者，因而驱使其产生自杀念头。

6. 严重的身体疾病

据研究，11%~15%的自杀者为各种严重躯体病症的病人。现时最易令人产生悲观绝望的病症是艾滋病、晚期癌症、反复发作的心脑血管病症和各种消耗体力的慢性病症。

7. 意外挫折和打击

遭遇亲人死亡或其他意外的挫折和打击时，均可使感情脆弱者心灰意冷、悲观绝望，甚至陷入抑郁状态；有人还因此出现妄想症状，更强烈者产生自杀的倾向与冲动。

一般是由于生活处境困难、承受巨大压力或长期承受压力、有自杀未遂史、陷于法律问题纠葛者、其血缘关系亲属有过自杀行为者、朋友或熟人有自杀行为危险因素者等均可对个体的自杀行为产生重要影响。

（二）心理过程

自杀不是突然发生的，多有比较明显的心理发展过程和心理表现。自杀心理过程可大致分为3个阶段。

1. 自杀动机的形成

分析自杀动机，大致可分为以下几种。

（1）解脱：人遇到挫折或打击时，不能接受所面临问题又无新的计划或构想，无尽的失望、无助与悲观往往会把一个人压垮，有时候甚至出现精神崩溃，或形成忧郁症候群，自感生活毫无意义。为逃避现实，将自杀作为寻求解脱的手段。

（2）自罪自责：有人因做错事易产生悔恨、自罪、自责，为对错事进行补偿，也可促使其产生自杀行为。如某大学生中学时成绩一直名列前茅，进入大学后因学习方法不正确，致使学习成绩差，自感对不起父母和乡亲，在强烈的自罪、自责驱使下采取了自杀行为。

（3）报复：有些人会用自杀惩罚对方，使对方良心不安而永远内疚、后悔。此动机最常发生于亲人、恋人等关系中。

2. 心理矛盾冲突

自杀动机产生后，求生本能可使自杀者陷入生与死的矛盾冲突，难以作出自杀决定。此时，自杀者会经常谈论与自杀有关的话题，预言、暗示自杀，或以自杀威胁别人，直接或间接表现其自杀意图。实际上，可以将上述表现视为自杀者发出的求助或引起别人注意的信号。此时若能及时得到他人关注，或能找到解决问题的办法，自杀者很可能减轻或打消自杀的企图。此即预防和救助自杀行为的心理基础，但若人们认为“常喊要自杀者其实不会自杀”，而忽略欲自杀者发出的信号，将痛失救助良机。

3. 表面平静阶段

自杀者似乎已从困扰中解脱，不再谈论或暗示自杀，情绪好转，抑郁减轻，显得平静。周围人当真以为其心理状态好转，因而放松警惕。但有时平静恰恰是其自杀态度已决的表现，发展到该阶段，自杀者自认已找到解决问题的办法，不再为选择生与死而苦恼。故其不再谈论或暗示自杀，甚至各方面表现平静，目的是为摆脱他人对其自杀行为的阻碍和干预。但有时平静也可能是自杀者心理状态好转的表现。

（三）心理护理

临床工作中，可能采取自杀行为者包括有自杀倾向和自杀未遂者。有自杀倾向病人指有自杀意念者；自杀未遂者指已采取自杀行动，但未致死或被及时救治存活者。做好其心理护理，可大大降低自杀的发生率。

1. 解除心理危机

防止自杀的最好办法不是关注自杀本身，而是更多地关注导致其自杀的因素。许多企图自杀者都曾预先做出警告，即求救呼声。“同情的耳朵”是帮助个体度过自杀危机的有效方式，护士应多与病人进行沟通，了解其自杀的真正原因，并有针对性地排解危机。

2. 观察心理行为

自杀者在自杀前都会有意或无意地显现明显的异常行为，如独处、沉默寡言、生活规律紊乱、情绪极度低落等一系列行为表现，可为预防其自杀提供一些观察线索。若护士能及时从自杀者的行为表现中觉察其自杀企图，立即加以疏导、解救和阻止，可达到防患于未然的目的。

3. 重建健康心理

引导当事人正确对待生活中的挫折和失败，冷静客观地分析原因，乐观、豁达地看待人生。建立和谐的人际关系，提高自身的心理耐挫力，增强社会适应能力。

4. 调动社会支持

社会支持系统是防范自杀不容忽视的重要环节。因个体发生自杀行为与社会、家庭、婚姻、工作等因素密切相关，争取其家庭、社会的理解与支持，发动家庭社会支持系统共同给予当事人身心支持，可使当事人恢复最佳的精神状态，增强其生活的信心和勇气。

案例分析

升学压力给考生造成的心理负担，已不单纯是个人问题，而是严重的社会问题了。

天下父母哪个不期望自己的儿女成龙成凤？事实上，大学这道“窄门”每年只能容许部分考生进入。

年轻人自杀，更能引起人们的同情。但对于大学生、高中生的自杀，或许只能惋惜，不应同情。年轻人若缺乏勇气、缺乏斗志、任性轻生，最终会辜负家长的养育和国家的培育。

某市师大附中应届高中毕业生沈某，因承受不了高考压力，在高考结束后的第3天凌晨在家中服农药自杀。因家人发现及时被救。

沈某主诉：害怕考试，承受不了高考的压力，害怕考不上大学，有负父母、亲友、师长的厚望，只有选择自杀获得解脱。

家人介绍说：“最近几天沈某情绪不稳定。曾说过对高考没有把握，不太想参加考试，但没有自杀征兆。”

分析沈某自杀的主要诱因是：害怕成绩不理想、考试不成功。

心理特点及主要干预措施如下。

1. 真诚地理解、接受

不要轻易指责，此时的善意指责和劝解都会因立场不同而无任何作用。多数人劝说自杀者常说：“你太傻了，居然自杀，太没出息了！”，指责很容易使劝说者站到当事人的对立面，使之认为劝说者一点不理解他，而更加剧其孤独感。护士应做的第一步是换位思考，接受其动机和感情，理解其痛苦。使当事人相信并向护士敞开其封闭的心扉，接受帮助。此时任何轻视的眼神、表情或话语都可能伤害其本已很脆弱的内心。

2. 提供宣泄的机会

自杀的不理智行为是当事人内心充满痛苦的抉择，所以，克服其消极情绪的第一步是帮助其彻底宣泄内心痛苦。因企图自杀者多处于思维混乱的状态，情绪激动，缺乏理性，护士一定要沉着、冷静，耐心地予以心理支持和情绪疏导，要求其父母认真并理解地倾听，以便减轻当事人的心理负担。

3. 帮助其承担责任

了解自杀者的原因而与其产生共鸣，旨在帮助当事人主动承担责任。帮助其接受现实，并给予忠告，使其知道他们也和自己一样不时会面临各种困难。

4. 帮助其树立正确观念

教育当事人明白：高考只是人生许多关口之一，一次高考受挫，并非整个人生道路因此而黯淡，只要努力，行行出状元；不宜太看重得失，应放宽心情、保持常态。若感到任何困难，可与几位知心好友交换意见，互相倾吐心中的苦恼、不安，彼此鼓励、安慰，可减少许多困扰。

美国自杀情况介绍

目前自杀位居美国人口主要死因的第八位，每年有30 000多名美国人选择自己结束自己的生命，每天有86个美国人自杀，而有超过1 500个人在尝试自杀。自杀身亡的人数比因艾滋病死亡的人数高出两倍之多，且自杀人口中超过一半是成年男性，年龄在25～65岁，男性死于自杀的可能性是女性的4倍。而许多曾有过自杀企图的人，在有企图的当时从未寻求过专业的帮助。

二、残障病人的心理护理

康复医学中，“残障”是一个非常重要的名词，它代表着各种不同的意义。美国《残障人法》中关于残障的定义是：个体遭受到身体功能或者精神上的损伤，极大地限制了他/她的一项或多项主要的生命活动；或曾经有过这种损伤的历史和记录的个体；或者被他人认为有这种损伤的个体，都是残障人。但没有明确说明“残障”到底包含哪些损伤和损害。

国际通用的定义中，残障分为3个不同的层次：①“失常”：身体器官失去一部分或精神不正常、造成不完整的意思。②“失能”：强调身体与精神失去功能，使活动受到限制。③“残障”：狭义上代表障碍，造成生活、活动上不方便，或无法扮演称职的社会角色。广义的残障可指身体残障，也可指精神残障、社会残障、文化残障等不同意义。

残障病人是康复医学服务的对象之一。任何残障都会造成个体生活、工作和学习的困难与不便，不仅影响其个人的理想和前途，还会影响其家庭；同时他们还会面临他人的冷漠和歧视，使其个人价值感失调，引发一系列心理行为问题。

（一）心理特点

1. 心理危机

在突然致残的重大打击下，会造成伤残者心理危机，主要表现为惊慌失措、恐惧、焦虑、愤怒及睡眠障碍等。有时由于过度紧张也可能出现意识朦胧状态。

2. 自卑、抑郁

病人由于病痛折磨、畸形、毁容等因素的影响，易产生自卑、悲观失望情绪。有些病人会出现猜疑、易激惹等心理反应，更严重者还会产生自杀企图。

3. 依赖、退化

躯体性残障往往会剥夺病人生活的能力，使其处于依赖状态。病人过多地要求周围人的关心和关注，要求别人替自己做其本可胜任的事情，且当此需求得不到满足时，又感到孤单、自怜。

4. 人格改变

残障对病人影响极大，甚至可致其人格某些特点被强化。如本来就敏感多疑的病人，可视他人的好意为动机不良；追求完美的病人，常抱怨护士水平低或护士及家人对自己关心不够；暗示性较强的病人，往往过于悲观、情绪低沉。

（二）心理护理

针对残障病人的心理问题，护士通过积极干预和调适，可调动其主观能动性，发挥机体的代偿功能，使其丧失的功能和社会适应能力获得恢复和改善。

1. 心理危机干预

护士需及时采取以下危机干预措施：① 设法转移病人的注意力，鼓励其多与病友交流；积极参加一些行之有效的、简单的操作训练；制订操作训练目标时应依据具体病情，目标应使病人经努力易达到，以缓解其负性情绪，看到康复的希望。② 医护人员在病人面前保持镇静，与其交流时态度自然亲切、充满自信心，使病人得到良好暗示，以利其树立康复的信心。

2. 重建合理认知

具体措施包括：帮助病人正视现实，接受目前的处境；教会病人与自己的不合理信念辩论。如病人认为"我是个残疾人，没有用"的错误观念属"一叶障目"，合理的信念应是"躯体残疾不等于无用，残疾人同样可以实现个人价值，如海伦·凯勒、张海迪"等；病人认为"我是家庭的累赘，家人不会喜欢我"的错误信念属"以偏概全"，正确的信念应是"我虽然给家庭带来了一定的经济负担，但家里人还是非常关心我"。

3. 实施心理疏导

首先，向病人讲解疾病的性质和预后，及时提供有关疾病好转的良性信息，减轻其心理困惑。其次，鼓励病人说出心中的苦恼与烦闷并给予真诚的理解和接受，使其感到精神上的共鸣和被理解。此外，向病人及家属提供相关政策和法规，使其了解解决困难的办法和途径，增强其重返社会的信心。

4. 利用社会支持

充分利用社会支持保障系统，对残障病人的身心康复具有重要意义。

（1）家庭成员：病人的父母、配偶和子女对其所持态度对其身心康复常具重要意义。

（2）单位领导和同事：与残障病人单位沟通，倡导其单位领导、同事关心和同情病人的同时，适当给予经济支持，帮助病人度过困难时期。

（3）全社会的支持：提倡尊重残障人员的社会风气，给他们送温暖、献爱心，使他们以正常的心理状态勇敢面对自身的残障缺陷。

■ 经典实验

情绪宣泄对健康的益处

Kelley 等人(1997)以 72 名患有风湿性关节炎的病人(可伴有残疾者)为对象,研究情绪宣泄对健康的益处。一半病人作为宣泄组,连续 4 天,每天 15 min 向录音机倾诉心灵深处的感受、身边充满压力的生活事件。控制组则以同样多的时间用在中性任务上,如描绘彩色风景画。结果在短期内,宣泄组的病人情况要更糟一点,因为倾诉任务引发了许多负性情绪;治疗 3 个月后,如在行走和弯腰时宣泄组比控制组生理功能更好一点。

第三节　常见及特殊治疗病人的心理护理

一、药物治疗病人的心理护理

药物治疗是住院病人最常见的治疗方法,且有多方面因素可影响药物的疗效,请看下列试验。

将一种淀粉分别装在红、白色胶囊中,分送给两组健康人服用,并当面告诉被试者,红色胶囊装着兴奋性药物,白色胶囊装着抑制性药物。结果发现,服用红色胶囊者情绪活跃、脉搏加快、血压升高、动作反应加快,服用白色胶囊者则情绪抑郁、没精打采、脉搏减缓、血压降低、反应变慢。

如何解释这一现象呢?从心理学角度分析,多数人有一定程度的暗示性,药物治疗的效果部分与心理暗示有关。所以,了解药物治疗的心理问题,有助于理解心理因素在药物防治疾病中的作用,有利于指导临床合理用药。

(一) 药物的心理效应

现代医学认为:药物不仅通过其药理作用产生生理效应,也通过非药理作用产生心理效应,此两种效应相互作用。积极的心理效应可增强药物的生理效应,消极的心理效应可削弱药物的生理效应。

药物的生理效应是指通过药理作用对机体的生理功能发挥作用,以达到治疗的目的。这是药物的基本效应。药物的心理效应是指通过病人对医生和药物的信任、对接受药物治疗时的体验、评价,以及治疗时外界的暗示等多种心理作用而产生的综合效应。

■ 经典实验

药物的心理效应

美国一位生理心理学家曾将依米丁(致吐剂)通过胃管注入呕吐病人的胃中,并告诉病人这是止吐药物,结果在短时间内病人的恶心呕吐感消失。经过一段时间后病人又出现呕吐,重新注入依米丁,恶心感又很快消失。这个实验说明药物不但有生理效应,而且通过一定的诱导会产生心理效应。在这个实例中,心理效应(镇吐和安慰)的作用超过了药物的生理效应(催吐)。

（二）影响药物心理效应的因素

1. 文化因素

病人的求医行为、选择药物的习惯和偏见、所用药物的民间传说、舆论和宣传、病人的层次、社会地位和经济状况等因素均可影响药物的心理效应。如有人相信中医而有人只相信西医，也有人在中医无效时才去寻求西医治疗。

2. 人格特征

不同性格或特定精神状态，均可显著影响个体的药物感受性。如热情、活跃、健谈者易对安慰剂产生明显的心理效应；对治疗充满信心、心情愉快的病人，可凭借自我暗示的心理作用，使药物的生理作用增强。具有癔症人格特征者，由于受暗示性强，极易接受药物的心理效应。此外，不同年龄段的病人药物心理效应也有差别，儿童易出现心理效应；老年病人较少出现心理效应。

3. 用药心理

病人和医生都喜欢使用作用强、见效快、安全的药物。一般享受公费医疗的病人喜欢用新药、进口药、名贵药，联合用药的心理也十分普遍；而经济状况较差的病人则希望用价廉而有效的药物。

4. 药物种类

药物有心理效应，并非指每种药物对每个病人都起作用，且其作用程度也有所不同。就药物性质而言，镇痛、镇静、助消化等以消除病症为主的药物易产生心理效应，而抗生素、抗寄生虫、解毒剂等以消除病因为主的药物以产生生理效应为主。

5. 药物附属特性

药物的名称、剂型、包装、生产厂家等，也会影响病人对药物的信任，从而增强或减弱药物的临床疗效。如多数病人愿意相信实力强、声誉好、名牌药厂生产的药物，喜欢白色药物、玻璃瓶或压膜包装、甜味等。

6. 用药的方法和途径

一般情况下，服药次数少、采用注射途径的药物可产生较高的心理效应。

不容忽视的是，医生对病人的态度、敬业精神、权威性、行为举止以及药物的毒副作用等均能影响药物的心理效应。

（三）心理性药物依赖

药物虽是治疗疾病的主要手段，但若用药不合理，会造成病人药物依赖或成瘾，既危害病人身体，又给治疗造成极大困难。

药物依赖(drug dependence)是反复地(周期性地或连续地)用药所引起的对成瘾药物产生的一种依赖状态，表现出一种强迫性的或非强迫性的要连续或定期地用药行为和其他反应。药物依赖性包括生理性依赖与心理性依赖。

生理性依赖亦称身体性依赖或躯体性依赖，是指中枢神经系统对长期使用依赖性药物所产生的一种身体适应状态。心理性依赖亦称精神依赖性，是指多次反复使用某药物后，使人产生愉快满足的欣快感，并导致其对所服药物产生强烈欲望，继而引发强迫用药行为，以获得不断满足的心理活动。二者可独立存在,又可同时出现。本节主要介绍药物心理性依赖的内容。

1. 心理性药物依赖的临床表现

心理性药物依赖主要因滥用或误用药物、疗程过长、剂量过大或依病人主观愿望用药等造成的病人对单一药物或给药方式产生的精神依赖。

病人表现为强烈的用药愿望,总是向医护人员主诉病情如何严重、全身如何不适,主动要求用药,甚至采用不良手段骗取药物。病人用药后自觉症状立即消失,得不到药物就感觉症状加重、烦躁不安,严重者出现躯体性依赖,甚至药物成瘾。

2. 产生药物依赖的因素

(1) 人格因素:敏感、多疑、依赖性强、自制力差、内心孤独、不善交际等个体易对药物产生直接快感,或因药物减轻精神和躯体的痛苦而产生间接快感,从而造成心理性药物依赖。

(2) 疾病因素:因疼痛、失眠而长期服用镇痛药、催眠药物等;或焦虑症、抑郁症病人因精神痛苦不能自拔,服用抗焦虑药、抗抑郁药而产生药物依赖。

(3) 药物因素:药物依赖的产生与药物种类密切相关,有的药物本身依赖潜力大,如巴比妥类药物。

(4) 群体因素:经济、文化条件、风俗习惯与产生心理性药物依赖有关。此外,家庭成员以及医护人员都是病人产生心理性药物依赖的因素。

(四) 药物治疗病人的心理护理

1. 一般药物治疗病人的心理护理

(1) 做好用药前指导:用药前,医护人员可根据病人的年龄、文化程度、人格特点、疾病情况等,观察了解病人的心理特点,选择给药时机;配合恰当的言语暗示,使病人相信药物的作用。若病人有抗药心理,应做好解释工作,切不可勉强。

(2) 运用积极的暗示:护士应在给药前用语言及行为给予病人积极的心理暗示,克服和避免可能带来的消极暗示,使其调节情绪,充满信心,积极愉快地配合治疗。

(3) 建立良好的护患关系:护士要态度和蔼、语言亲切,经常与病人沟通,争取病人的信任,以免病人对药物产生怀疑而出现消极的心理效应。

2. 化疗病人的心理护理

化疗是目前治疗癌症复发的一种主要手段,对化疗药物敏感者具有明显疗效,对延长存活期具有积极的作用。但化疗药物的毒副作用又使病人在遭受癌症折磨的同时,还要忍受化疗带来的痛苦,心理上承受巨大压力,陷入紧张、悲观情绪之中。心理护理除按照恶性肿瘤病人(详见第八章)及一般药物治疗病人的措施实施外,还应注意以下几点。

(1) 化疗前:耐心向病人介绍化疗的必要性、化疗方案及其优越性,以及化疗药物可能引起的毒副作用,使病人有所准备,充分放松,以良好的心境配合治疗;尽可能根据病种,把病人安排在同一病房,增加病人间的情感交流;嘱病人尽量自理生活,以淡化病人角色意识,增加其参与社会生活的情趣和意识。

(2) 化疗中:及时向病人讲解化疗中的有关信息,如治疗效果,使之主动配合治疗,增强治疗信心;对病人提出的问题,给予明确、有效、积极的答复,消除其顾虑。

(3) 化疗后:由于病人难以适应化疗所致的乏力、恶心、脱发等痛苦,易产生负性情绪,甚至产生放弃治疗的念头。护士应主动与病人沟通，鼓励并安慰病人；护士除自身做病人主要的支持者外，还可积极倡导病人的亲友、同事、领导经常安慰、关爱病人，生活上给予帮助与照顾，使病人感受到来自各方面的关爱，体验其存在的价值，激发其生活的信心；利用同类病人的榜样作用和现身说法，鼓励病人树立战胜疾病的信心。

前沿与动态

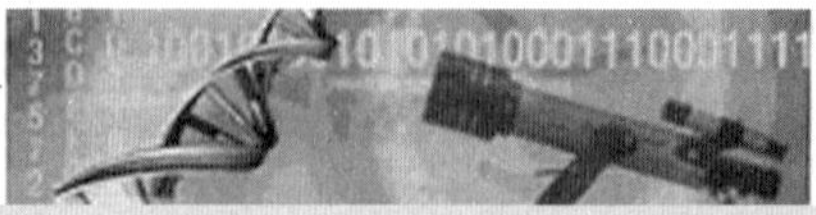

近年来，随着影像学、计算机技术及微电极导向技术的成熟和应用，功能神经外科及立体定向技术取得飞速发展。与此同时，伴随着药物成瘾心理依赖机制的深入研究，发现众多与心理依赖相关的大脑结构，如伏隔核、腹侧苍白球、扣带回前部、杏仁核、导水管周围灰质、内侧前脑束，这些结构均有可能成为治疗药物成瘾的靶点，于是人们把期待的目光重新投向了立体定向功能神经外科。

1998—2002年，俄罗斯圣彼得堡脑科研究所采用双侧扣带回切开术治疗了348例毒品成瘾患者，其中45%病例完全摆脱毒瘾，17%病例仅在术后2个月有过1~2次复吸，12%病例无改善，其他病例有部分改善。国内20世纪90年代末及21世纪初曾有γ刀毁损扣带回及杏仁核戒毒的文献报告。2001年7月，广东三九脑科医院立项进行脑科手术戒毒研究。随后，国内先后有二十几家单位开展了戒毒手术，但效果不一，有些患者出现了较为严重的并发症甚至死亡。原卫生部于2004年11月2日对毁损手术紧急叫停，并要求相关单位对已做病例进行临床随访，观察疗效。据统计，国内二十余家单位进行了1 200多例手术，通过近期和中期随访观察，发现毁损手术可以有效地消除或部分缓解阿片类药物依赖患者的心理依赖。

二、手术治疗病人的心理护理

手术作为治疗疾病的重要临床手段，无论大小对躯体都是一种创伤，接受手术的病人无疑会产生各种心理反应。其心理反应又反过来直接影响手术效果，特别是术后康复。有调查显示，术前发生过心理障碍者，术后半数出现并发症或适应性问题。因此，及时了解手术病人的心理特点，采取积极有效的心理护理措施，对帮助病人顺利度过手术关具有重要意义。

（一）手术病人的心理特点

1. 术前病人的心理特点

手术前，病人由于对手术缺乏了解，对手术成功和效果信心不足，害怕术中疼痛甚至死亡等，病人既想手术又怕手术，可产生一系列心理应激反应。

（1）影响因素：① 信息缺乏：病人对手术及麻醉缺乏正确的认识，担心手术效果，害怕手术引起剧烈的疼痛与不适，担心术中出血过多、发生麻醉意外、手术失败留下后遗症、术后形体改变、增加经济负担等。② 手术经验：如果病人经历过一次失败的手术，那些不愉快的心理体验可能重现。③ 对医护人员的信任：不信任医护人员的技术水平，或者医护人员有过不良的言行态度，都是导致病人产生恐惧和焦虑情绪的因素；而过度的信任医护人员，则会导致病人产生依赖心理。④ 其他：包括病人的家庭关系、单位人际关系、治疗费用、手术对日后工作和学习的影响等。此外，手术的种类、性质、病人的年龄、性别、文化程度、经济状况、人格特质等都是影响病人心理反应的因素。

（2）心理特点

焦虑与恐惧：主要原因是对手术的安全性缺乏了解；担心手术效果，对手术成功缺乏信心；害怕术中和术后疼痛；其他如家庭关系、人际关系、经济负担、前途问题等。

调查显示，病人入院初期主要表现为：盼望早日手术；当手术日期确定后即表现出紧张、焦虑和恐惧情绪，此负性情绪在术前晚达到最高峰，有些病人即使服用安眠药仍难以入睡；国内有学者研究发现，择期手术或病情稳定的病人中有76%术前有明显焦虑；紧急救治手术或病情严重者有24%显示焦虑。

焦虑的轻重会不同程度地影响手术治疗效果。轻度焦虑是病人正常的心理适应性反应，有利于机体生理功能的调节；术前过度的焦虑和恐惧可降低病人的痛阈，使其术中或术后感受强烈的创痛，对手术效果的自我感觉不佳；术前无焦虑者预后效果欠佳，因病人采取了回避和否认的心理防御机制，或对手术及医生存有过度的依赖心理，对手术危险及术后并发症等缺乏足够的心理准备，一旦面临问题便措手不及，一筹莫展。

依赖：期望家人关心自己；期待护士精心照顾自己。

自责：担心自己给家人造成负担，增加家庭经济压力等。

2. 术后病人的心理特点

手术后的病人，多会出现疾病痛苦解除后的轻松感，可出现一段积极的心理反应期。但有些病人在病情平稳、脱离生命危险后，也可能出现各种心理反应。

（1）影响因素：① 社会人口学因素：如性别、年龄、文化程度、经济状况、人格特征、社会支持情况等。调查显示，65岁以上的老年手术病人，约50%产生术后忧郁。有学者分析，女性节育后精神障碍的高发，与病人家庭的不认同、社会传统的偏见呈显著相关。② 疾病因素：疾病性质、择期手术、急诊手术、手术大小等均可对病人术后心理反应产生不同程度的影响。

（2）心理特点

烦躁抑郁：由于伤口疼痛、身体虚弱、自主活动受限等，易导致病人烦躁不安；当疼痛减轻、脱离生命危险后，又会出现抑郁，对周围事物兴趣下降等。

角色强化：主要表现为心理退化现象，对各种不良刺激的耐受性降低等。

担心：手术效果是术后病人最担心的问题。如果对术后正常感觉和反应没有正确的认识，如将术后的不适感作为判断手术是否成功的臆想标准，则可产生沮丧、埋怨情绪。

此外，有些病人还可产生投射心理和缺失心理等。

（二）手术病人的心理护理

对实施手术者和术后的病人进行心理调节，维持和增进其心理平衡，以保证手术治疗效果。

1. 术前病人的心理护理

术前病人的心理反应个体差异甚大，有研究认为，成年早期、女性、文化程度较高的病人反应较重。故心理护理应根据病人术前的心理反应、应对方式、病情和手术性质等灵活地采取心理护理措施。

（1）提供信息：详细介绍病情，阐明手术的重要性及必要性，尤其就手术安全性问题给予恰当解释，对帮助病人了解手术的目的、程序和可能发生的并发症等有重要作用；对于危险性大、手术复杂、心理负担重的病人，还可介绍有关专家是如何反复研究其病情并确定最佳手术方案的，必要时强调病人实施手术的有利条件，使其意识到医护人员对其病情十分了解，对手术极为负责；提供有关医院规章制度的信息，使病人对术后生活做好心理准备。

（2）行为及认知控制：帮助病人学会行为控制技术，如放松练习、分散注意法、深呼吸等，以减轻病人术前紧张与焦虑。认知控制主要是教会病人怎样关注治疗的正面信息及结果，正确理解手术带来的不适等。

（3）社会支持：Kulik 等人在“社会支持与术后恢复关系”的研究报告中指出：已婚病人中的家庭支持高者，手术后较少使用止痛剂，且恢复快于支持低者。因此，应安排家属、朋友及时探视，引导他们安慰和鼓励病人，增强其战胜疾病的信心。条件许可时，可安排病人与已手术并成功的病人同住一室，充分利用病友间的榜样示范作用。

经典实验

术前焦虑程度影响术后恢复

James Kulik 和 Heike Mahler 以 46～69 岁将进行心脏搭桥手术的男性心脏病病人为对象进行研究。从住院到手术前两天，按照病房的实际情况，给每一名病人安排一位病友。约一半的病人和同样在等待手术的病人住在一起，而另一半则和已经做完手术、处于恢复期的病人住在一起。评估这些病人在术前一晚的焦虑程度、术后一周的体能及康复速度。结果显示：那些与已经做完手术的病友在一起的病人和那些与病友在一起等待手术的病人相比，前者在术前焦虑程度较轻，术后活动较积极，平均可以提前 14 天出院。

分析原因可能是：

第一，将 2 个都在等待手术的病人安排在同一病房，会通过情绪感染使得 2 个人的焦虑程度都增加。也许术前的病人想通过与病友的交谈减轻焦虑，但是他们分享的信息可能会使 2 个人更加焦虑。

第二，当病人住在多人间时，他们会和疾病或手术与自己相同的病友更多地交流。

经典实验

提供信息可降低手术前后焦虑

Erling Anderson 把 60 名即将进行心脏搭桥术的成年男性随机分为 3 组。第 1 组，只进行普通会谈，并接受常规的术前准备，包括病人和护士一起讨论手术前后的注意事项。第 2 组，接受常规术前准备并提供相关信息。提供信息分两种形式，一是组织病人观看录像片，内容主要为搭桥术后康复病人的访谈及对一个病人从入院、术前检查、术前准备到手术、康复、出院全过程的追踪;二是发给病人一盘录音带,回到病房后自己播放。第3组,接受行为控制并获得信息。他们和第2组的术前准备一样,但是他们还学会了很多术后需要进行的活动,如有效咳嗽和床上翻身。

测量病人入院、术前一晚及术后一周的焦虑程度。结果显示:3组病人在入院时的焦虑程度几乎是相同的,但是随着心理护理方法的不同而逐渐分离,提供信息和行为控制方法都能有效减轻病人手术前后的焦虑程度。通过血压监测发现,仅接受常规术前准备的病人,75%发生了急性高血压,使用了血管扩张药物;而提供信息组有45%的病人发生了急性高血压;信息及行为控制组仅有40%的病人发生了急性高血压。

2. 术后病人的心理护理

除需要社会系统的支持外,还应注意以下几点。

(1) 反馈手术信息:病人麻醉清醒后,应立即告之手术的有利信息,并给予支持、安慰和鼓励,以减轻其心理压力。不利的信息,一般只告诉家属,做好保护性医疗措施。

(2) 疼痛护理(详见本章第一节)。

(3) 克服抑郁:病人术后发生抑郁情绪的原因很多,护士应酌情实施有针对性的心理护理。若病人因手术疗效的错误评价导致心理问题,护士可告诉其正确的评价方法,即根据其自身特点、手术情况及术后检查情况进行客观评价,不能仅与自己术前或其他同类病人比较,使病人感知其正在康复。对某些可能导致残疾的手术病人,护士要给予同情、支持和鼓励,使他们能正视和面对伤残的现实,积极对待人生。

三、透析治疗病人的心理护理

透析治疗是用多种办法将病人身体内有毒的代谢产物清洗出去,使体内有毒物质减少,症状减轻或消失,达到治疗目的的治疗方法。透析疗法一般分为:血液透析,腹膜透析,口服胃、肠透析,结肠透析。

透析疗法虽疗效显著,但它仅为一种代替疗法,只能代替肾排除代谢有毒物质,调节水、电解质、酸碱平衡,而肾的其他功能,如促细胞生成素等内分泌功能,透析治疗则无法代替,尿毒症病人死亡率仍较高。对此,护士应做好透析治疗病人的心理护理,使病人保持有利于治疗的最佳心理状态。

(一) 透析治疗病人的心理特点

1. 矛盾

透析治疗的病人总是面临健康与疾病的矛盾、生存与死亡的矛盾,如果不透析,对病人就意味着死亡;有透析机器的支持,就可像正常人一样生活。

2. 焦虑与抑郁

病人因对透析的效果、安全性、价格、家庭承担能力等问题顾虑重重,出现焦虑、抑郁情绪。其抑郁的临床表现主要有4组特征:① 抑郁心境、悲观、失望;② 自我评价下降、自责、无用感,严重者自罪,萌生自杀之念;③ 睡眠障碍、食欲减退、性欲下降;④ 社交退缩,活动减少。

3. 孤独

透析室特殊的治疗环境，没有亲友陪护，可使病人感到孤独压抑，有问题不敢问，对任何事情都变得异常敏感、紧张、多疑。

4. 敌对情绪

透析治疗所实行的各种限制，如严格限制饮水量，可造成病人不满，而过度违拗可破坏治疗计划，造成严重后果。少数病人对治疗方案和周围人持怀疑态度，甚至敌对情绪。

（二）透析治疗病人的心理护理

1. 透析前

根据病人的性格、年龄、精神状态实施有针对性的心理护理。与病人建立良好的护患关系，了解病人产生不良情绪的原因，耐心倾听病人的倾诉，有针对性地做好解释、安慰，使病人及时宣泄负性情绪。另外，与病人共同商讨如何积极有效地对待，使其针对透析过程中可能出现的各种并发症，早做好心理准备。

2. 透析中

护士应主动介绍有关知识。透析过程中，若病人出现呕吐、寒战等症状时，护士可告知其反应是暂时现象，给予及时处理的同时应详细说明其发生原因，增强病人对透析治疗的理性认识，消除紧张心理。

3. 透析后

护士应主动告诉病人可能出现的并发症，使病人能及时应对和处理并发症。指导病人分散注意力，保持良好心境。

主动联系病人的单位及家属，形成给病人以心理支持的合力。许多研究都证明社会支持对缓解心理压力的作用，当某个体有他人可以依靠时，就能更好地应对和处理严重疾病及各种挫折造成的压力。但还应注意掌握好社会支持的“度”，以防亲友过度的支持及过高的期望，增加病人的心理负担和痛苦。

■ 经典实验

病人心理与他们期望的关系

1997 年，Hatchett 等人以晚期肾病正在进行透析的病人为研究对象，探索病人心理与他们期望之间的关系。研究者请病人回答一些问题，如“我有时觉得家人和朋友期望我能够更好地对付我的疾病，但超过了我的能力所及”和“我有时觉得我的家人和朋友期望我能够对自己的治疗负起更多的责任，但我做不到”，然后要求病人从“非常不同意”到“非常同意”的量表上进行评定。研究者还对病人应对疾病的情况进行测量。结果显示，期望和痛苦程度之间存在正相关。那些感受到了家人和朋友的期望超过他们能力的病人更容易报告出抑郁和较低的生活质量。

四、器官移植病人的心理护理

器官移植作为新的医疗技术，随着肾移植、肝移植、心脏移植、角膜移植、小肠移植等相继成功，将有更多的脏器移植出现在医学临床实践中。研究与脏器移植有关的心理反应、心理护理措施，将成为临床护理心理研究的热点和重要工作任务。

（一）器官移植病人的心理特点

器官移植病人由于长期受疾病的折磨、病情反复、经济负担重，因而心理问题比较突出。

1. 心理特点

（1）器官移植前的心理特点：病人既希望尽快手术，又担心手术不成功，在等待移植器官的过程中，病人一直在做着生或死的心理准备。因而，易产生焦虑、抑郁等不良情绪反应，有些病人还可出现器质性脑病综合征，表现为感知觉异常、思维异常、注意力不集中，严重者可出现意识障碍。

（2）器官移植后的心理特点：所有病人在移植早期阶段均有欣慰和再生感，随着继续治疗及并发症的出现，又会产生不同的心理变化。研究发现，器官移植后病人的心理反应可分为3个时期，即心理排斥期、认同期和同化期，每期病人的心理特点也各不相同。

心理排斥期：也称异体物质期，发生于器官移植术后的初期。病人对植入躯体的器官有强烈的“异物”感，主观认为移植的器官与其生理功能不协调，躯体的完整统一性受到了破坏，因而担忧、惊恐不安。

认同期：担忧、恐惧情绪有所好转，病人希望了解供者的情况，甚至是生活琐事。

同化期：不良心理反应大大减少。国外研究表明，病人在了解供体的详细细节后，在认同的基础上，其心理活动、人格特征就会受到供体心理特征的很大影响。

2. 影响因素

影响器官移植病人心理反应的因素主要分为两类。

（1）疾病因素：器官移植的病人都身临绝境，不移植他人器官即不能存活。随着躯体的日益衰弱，病人依赖性逐渐增强；由于器官来源不足，许多病人需要等待很长时间，希望与失望的交替过程会对病人心理产生严重负面影响。

（2）社会因素：影响病人心理反应的社会因素主要包括：家人的情感投入及理解，家庭关系、家庭经济状况，不能重返工作岗位，社会活动空间缩小，与周围同龄人、同学相比有一定的差距等，导致病人社会价值感降低或丧失，使其感到苦恼，产生负罪感。

（二）器官移植病人的心理护理

1. 术前

认真讲解，使病人了解手术的基本情况和存在的危险。重视对术前病人的健康教育和信息支持，有计划、有目的、系统地提供相关信息及有关手术、预后等知识。让病人及家属了解手术的大致内容和术后可能发生的各种并发症。客观地说明器官移植是一种治疗方法，但不会100%成功；至今尚未完全解决移植器官发生排斥反应的问题，移植后任何阶段都可能发生排异反应，病人及家属均需建立充分的思想准备，使病人保持积极良好的精神状态迎接移植手术。此外,教会病人精神舒缓的方法;鼓励家人提供支持,合理安排生活;解除病人的后顾之忧,改善心理状态,减少面临手术的焦虑,确保病人顺利接受移植手术。

2. 术后

认真观察病人情绪变化,主动与病人沟通,鼓励其说出担心的问题,了解病人焦虑的原因并予以耐心解释,消除病人的错误猜测;护士可向病人介绍同类移植成功的病例,增加其接受治疗的信心。此外,家属及社会给予病人精神和经济的支持,可减少其抑郁、焦虑等不良心理反应。

第四节　常见神经症性障碍病人的心理护理

神经症性障碍属轻型精神障碍,近年来其发病率不断增加。虽然此类疾病属精神疾病范畴,但病人往往首次就诊于综合医院,尽管临床生物学检查多无阳性指征,但病人可因痛苦呻吟被收治入院;而且此类病人心理问题突出、心理反应强烈,有时比其他临床科室的病人有更大的心理危机,故应重视对此类病人实施心理护理。

一、神经衰弱病人的心理护理

神经衰弱是常见的精神障碍,是指因长期的情绪紧张和精神压力,使个体精神活动能力减弱的状态,如学习、工作过度紧张、人际关系不协调、家庭不和、亲人亡故、长期思想矛盾等,都可诱发神经衰弱。

(一)人格特点

神经衰弱与个体的人格特征有关。神经衰弱者多具有内向、自卑、敏感、多疑、缺乏自信、主观、好强、急躁、自制力弱等特点。某些精神因素与其个性心理特征相结合,很容易导致其生活的张弛调节障碍,使大脑处于持续紧张状态而发病。

(二)心理特点

神经衰弱病人的心理特点为:自控能力下降、易烦躁、易激动;平时自制较强者患病后也变得易激惹,常为一些小事悲伤流泪;对刺激物的感受性异常增高,特别敏感;注意力涣散,记忆力减退。以上症状并非每个病人都全部具有,有的只表现其中的几种,且轻重程度也有所不同。

(三)心理护理

1. 建立良好的护患关系

护士应给病人以真诚的关心与同情,与病人建立良好人际关系。

2. 引导认知疾病的性质

为病人讲解疾病的相关知识,使其知晓此病可通过改变认知态度、思维方式和处事方式好转或痊愈。了解该病由长期工作负担、精神压力过大引起,积极配合治疗可治愈等,增强病人战胜疾病的信心。

3. 指导防病与自我调节

指导病人合理安排生活,注意劳逸结合,以积极态度面对生活和工作;恰当处理人际关系;

运用放松训练、冥想疗法、音乐疗法、瑜伽、气功等方法,进行自我心理调节。

案例分析

刘女士觉得自己真的病了,这一年来她常感从早到晚头痛、头昏、疲乏无力,工作时不自觉地走神,读书看报时注意力难以集中,记忆力明显减退,脾气变得很坏,常为一些小事与家人争吵。思考该想之事感到吃力,对不感兴趣的事情却想个不停,无法自控。她还常因头晕、心慌、失眠、胃部不适、月经不调等往返于各大医院相关科室进行诊治,做过脑电图、CT等检查,总找不到可解释的相应病变,医生诊断为"神经衰弱",让她服用谷维素、维生素和各种补脑安神的中药,可一点效果没有。她疑惑不解,进而责怪医生不负责任、医术不佳。逐渐地,她产生了悲观和消极的情绪。

分析:在欧美很多国家,"神经衰弱"的概念已不复存在,国内的这一疾病概念也不断缩小。传统意义的"神经衰弱",指一种没有特征的综合征。常常被分诊为焦虑症、心境恶劣、疑病症、躯体化障碍等。国内外专家已研究证实,原"神经衰弱"病人有约80%伴有抑郁状态。

"神经衰弱"病人的躯体不适,大多由过度的心理压力和精神疲劳引发神经调节功能的失衡或感觉过敏所致,尤其自主神经系统功能失调可使相应器官、系统出现形式各异的不适,但无组织结构的器质性改变。患"神经衰弱"者十分注重自身的躯体不适,他们往往表现情绪不稳、失眠、郁郁寡欢,有时出现知觉错乱,对十分重要的事物会茫然无所知觉,对声音极度敏感,即使轻微声音也会使其惊恐得心跳、冒汗等。"神经衰弱"不论伴有哪种躯体症状,最合适的就诊科室应是精神科或临床心理科。

二、躯体形式自主神经功能紊乱病人的心理护理

躯体形式的自主神经功能紊乱主要特征为:病人的症状似乎符合自主神经支配的器官或系统的躯体障碍。病人持续存在自主神经的兴奋症状,如心悸、出汗、颤抖、脸红等;具有个体特异性和主观的附加主诉,如部位不定的疼痛、烧灼感、沉重感、紧束感、肿胀感等;病人坚持将其症状归于特定器官或系统患有严重病变,却并无器官和系统发生病变的证据;医生的反复保证和解释无济于事。

一般认为,躯体形式是"生物、心理、社会"3方面的演化过程,经此过程,以躯体症状表达、解释个人及人际问题,且体验为躯体症状。换言之,病人诉说的是躯体症状,表达的则是社会、心理方面的问题。

躯体形式的自主神经功能紊乱包括:心脏神经症、胃神经症、心因性肠胀气、肠激惹综合征、腹泻综合征、心因性咳嗽、心因性尿频和排尿困难等。

(一)人格特点

躯体形式的自主神经功能紊乱者多具有神经质个性特征,他们更多地把注意力集中于自身的躯体不适及相关事件,导致感觉阈值下降,增加了对躯体感觉的敏感性,使其易产生各种

躯体不适和疼痛。另有研究发现，躯体形式的自主神经功能紊乱常合并一定的人格障碍，主要以被动依赖型、表演型、敏感攻击型人格障碍为多见。

（二）心理特点

1. 紧张和焦虑

紧张和焦虑是本症的致病因素，又是本症的心理反应。研究发现病人的躯体症状多由重要生活事件、工作或学习紧张、人际关系不协调所致。且一旦出现躯体症状，又反过来加重病人紧张和焦虑情绪。

2. 疑病

躯体形式的自主神经功能紊乱者特别明显，因用药治疗病人的躯体化症状效果欠佳，病人坚信自己患有某种躯体疾病而不断求医，不断否认多名医生就其症状给予的“缺乏医学诊断与保证”的忠告与保证。

3. 求助

此类病人的临床表现往往与检查结果不符，如疼痛程度偏重或疼痛部位与解剖位置不一致等，究其原因是以身体症状作为其表达病痛或寻求帮助的方式，可使其更多获得亲人的照顾，且使其职业、社会角色的失败得到合理化解释，有时单纯的安慰和关心也可产生一定疗效。

（三）心理护理

1. 提高认知能力

（1）告诉病人个体的情绪和行为都可受其对事物评价的影响，若个体能客观地评价自己、看待他人和事情，则会保持良好的心态，重建战胜疾病的信心；而不客观甚至扭曲的评价则可能诱发负性情绪体验。

（2）针对病人具体存在的躯体不适症状及心理问题，护士预先制订讨论方案，列出病人可能提出的问题及干预方案和理论依据。然后，共同分析、评估病人对自身症状认知的真实性及与实际情况的差距，使病人意识其认知的不合理性。此时重点针对病人自己诉说的问题，而不必讨论其根源如何。

（3）随着病人的曲解认知被矫正，负性情绪体验可得以消除。

2. 心理支持

护士应详细了解病人的生活、工作和学习情况，了解导致病人躯体症状的心理因素；向病人解释疾病的本质、患病因素等基本知识，并用充分客观的检查依据给予保证、支持，消除其顾虑。护士应以接纳的态度告知病人：“你有这么多不适，一定非常痛苦，我非常理解。”而不宜对病人说“你根本没病，都是你自己想出来的”。

3. 分散注意力

护士可指导病人适当从事体育或娱乐活动，以分散其集中于自身躯体不适及相关事件上的注意力，消除其紧张心理，增强体质。必要时可辅助使用抗焦虑药和抗抑郁药物。

4. 运用暗示

护士可尝试为病人精心设计一种日常食品，伪装成“灵丹妙药”；或把注射用水称作“特效”针剂，由其信赖的护士或医生亲自实施，也许可收到较好效果。还可由权威性亲友现身说法，称其过去也有相同病史，经此方法治疗后康复如初。

但上述暗示方法并非对所有病人奏效。实施时若能结合病人的生活经历、文化程度、精神状态，并辅以心理治疗效果会更好。

案例分析

赵女士，35岁，公司职员，因胸闷、腹胀、上腹部痉挛性疼痛伴紧张不安一年，在综合性医院做过多次检查，未发现任何实际病症。后又在武汉、广州、北京、上海求助过一些知名专家，多数专家都认为其无器质性疾病，但病人仍感痛苦难忍。

住院后护士主动与其交流，取得了病人的信任，详细沟通后才得知，一年前病人因工作出现一次小失误，造成人际关系紧张，并且受到领导批评。自其发"病"后，同事及领导都非常关心她，问寒问暖，陪她去医院检查，并放松了对她的上下班时间及工作质量等要求。

经分析认为：病人偶尔的症状发作使她无意中获得好处，得到同事及领导的关爱，而他们的行为又无意中强化了病人的症状，病人便有意无意地借着躯体症状，唤起同事、亲人及领导的关注。

护士与病人对话摘录如下。

护士："你有这么多不适，一定非常痛苦，我非常理解。但你看了这么多家医院，又做了这么多化验，结果都是正常的，而你又觉得自己有病，你怎么解释这一现象？"

病人："我不清楚，但我确实感到身体不舒服，我想我的确有病。"

护士："如果我告诉你，你到任何地方都不会检查出病来，你会怎么想？"

病人："我觉得是科学还没发展到那一步。"

护士："实际上目前存在两种可能：一是你确实有病，而医生没有诊断出来；二是你自己确实没有躯体方面的问题。"

病人："但我的确感到不适，很难受。"

护士："问题可能是你太相信自己的感觉了，但每个人的认知都有局限性，感觉不等于现实。从现在开始我们换一种思维方式好吗？"

病人：……（沉默）

护士："你还应该看到，除了你的主观不适外，并无客观的医学证据和临床不适的表现，如消瘦、卧床不起。所以，你应该接受现实，而不只接受感觉。"

后来病人感觉自己不适有所好转，心情也愉快了许多，还主动列举一些自己的心理问题而不是躯体问题的证据，后经过多次的心理护理及指导，病人的症状很快消失。

（张银玲）

第八章　心身疾病病人的心理护理

近年来，流行病学调查资料表明，随着市场竞争的加剧、生活节奏的加快，人们的精神负担日益严重，心身疾病的患病率逐年增加，且分布越来越广。而针对心身疾病的单纯药物治疗已难以奏效，行为干预与心理护理的作用逐渐显现。本章重点介绍心身疾病一般知识及各种常见心身疾病心理特点及心理护理措施。

第一节　心身疾病概述

一、心身疾病的概念

公元前古希腊就开始关注心理与躯体(mind - body)的关系，我国古代中医文献中也有相关的描述。目前，从“心身统一”的整体观和多元化角度认识健康和疾病、解决临床各类问题，已成为现代医学发展的一大趋势。

心身疾病(psychosomatic diseases)有狭义和广义两种。狭义的心身疾病指心理社会因素在疾病的发生、发展过程中起重要作用的躯体器质性疾病，如冠心病、原发性高血压和溃疡病。广义的心身疾病指心理社会因素在疾病的发生、发展过程中起重要作用的躯体器质性疾病和躯体功能性障碍。心身疾病通常都有生理功能或组织结构的病变。因此，也有人把心身疾病称为心理生理障碍(psychophysiological disordeos)。

心身疾病的概念一直在演变。1952 年，美国精神疾病诊断治疗手册(DSM - Ⅰ)中将“心身疾病”设为单独的一类疾病；1968 年，DSM - Ⅱ中心身疾病被“心理生理性自主神经与内脏反应”所取代，定义为“由情绪因素引起的单一器官系统的躯体症状”；DSM - Ⅲ、DSM - Ⅲ - R 中列有“心理因素影响的躯体状况”，指由不良影响的心理或行为因素造成的医学疾患，这种分类体系延续到 DSM - Ⅳ。

我国 1958 年公布的精神疾病分类中设有心身疾病；1995 年的《中国精神疾病分类》第 2 版修订版(CCMD - 2 - R)取消了心身疾病分类，但把相关内容放在“与心理因素有关的生理障碍”(分类 5)和“神经症及与心理因素有关的精神障碍”(分类 4)中，另一些放在“儿童少年期精神障碍”中，这种情况一直延续到 CCMD - 3。

总之，虽然在目前的权威性心理障碍分类体系中心身疾病的概念被其他概念所取代，但心身疾病的精髓已融入整个医学领域。

(一) 心身疾病的范围

美国心身疾病专家 Alexander 最早提出了 7 种心身疾病，包括溃疡病、溃疡性结肠炎、甲状腺功能亢进症、局限性肠炎、类风湿关节炎、原发性高血压及支气管哮喘。但随着现代医学模式及多因素发病理论被广泛认可，心身疾病的概念由狭义扩大到广义，其范围也得到了扩展，几乎包括了人类所有的疾病。

心身疾病主要具备以下特征：① 心理社会因素在疾病的发生发展过程中起重要作用；② 体格检查可发现器质性疾病或具有已知的病理生理过程，如呕吐、偏头痛等；③ 心身疾病通常发生在自主神经支配的系统或器官；④ 遗传和人格特征与心身疾病的发生有一定的关系，不同人格特征的个体对某些心身疾病的易感性不同；⑤ 同样性质或强度的心理社会因素，对于一般人，只引起正常范围内的生理反应，而对心身疾病易感者，则引起明显的病理生理反应。

心身疾病的分类有多种方法，一般习惯从机体各系统和临床各科来分类，以便及时诊治。

（1）消化系统：胃或十二指肠溃疡、神经性厌食、神经性呕吐、溃疡性结肠炎。

（2）心血管系统：心律失常、冠心病、原发性高血压、心肌梗死，心脏神经症。

（3）呼吸系统：支气管哮喘、神经性咳嗽、过度换气综合征。

（4）皮肤：神经性皮炎、瘙痒症、牛皮癣、慢性荨麻疹、湿疹、银屑病。

（5）内分泌系统：甲状腺功能亢进、肥胖症、糖尿病、更年期综合征。

（6）神经系统：睡眠障碍、紧张性头痛、偏头痛、自主神经功能失调。

（7）泌尿生殖系统：月经紊乱，经前期紧张症，功能性子宫出血，性功能障碍，易激惹性膀胱、遗尿症。

（8）骨骼肌肉系统：腰背痛、书写痉挛、肌痛。

（9）其他：癌症、咽部异物感、梅尼埃病、原发性青光眼、口腔炎。

（二）心身疾病的流行病学特征

由于心身疾病界定的范围不同，报道数据差异甚大，国外调查显示，人群中心身疾病的发病率为10% ~60%；国内对综合医院门诊与住院病人的调查显示，发病率为30%左右。在世界范围内，不同民族、不同年龄、不同性别、不同职业和不同社会文化背景下的各类人群均有发病。

1. 社会文化特征

不同的社会文化背景下心身疾病患病率不同，一般认为，脑力劳动者高于体力劳动者；城市高于农村；工业化程度高的国家高于发展中国家。以冠心病以例，患病率最高的国家为美国，其次为芬兰、前南斯拉夫、希腊及日本，最低为尼日利亚，这主要取决于种族差异、饮食习惯、人口的年龄组成、体力劳动者的多与少等社会文化因素的影响。

2. 人格特征

某些心身疾病与特定的人格特征有关，如冠心病及高血压的典型人格特征为A型；癌症的典型人格特征为C型。

3. 年龄特征

65岁以上及15岁以下的群体患病率最低；从青年期到中年期，患病率呈上升趋势；更年期或老年前期为患病率高峰期。

4. 性别特征

总体上女性高于男性，两者比例约为3∶2。但溃疡病、冠心病和支气管哮喘则男性大于女性。

需要注意的是，医学界关注的对象已不仅停留于传统心身疾病，而是扩展到心理社会因素与各种躯体疾病发生发展过程中的相互作用上。而且，被列入心身疾病范围的许多疾病未必符合心身疾病的诊断标准，而许多未被列入心身疾病范围的疾病，其发生及发展过程则与心理社会因素有明显相关，如临床发现，有些原发性高血压病人的发病与心理社会因素无明显关系。由此，要确认心身疾病流行病学的特征存在一定困难。

二、心身疾病的致病因素及发病机制

（一）心身疾病的致病因素

心身疾病由多种因素引起，各种因素之间互有联系和影响。目前认为，在其发生和发展过程中，社会文化因素、心理因素与生理始基联合作用，共同构成了心身疾病发病的危险因素。

1. 社会文化因素

社会文化因素指人们的生活和工作环境、人际关系、家庭状况、角色、社会制度、经济条件。如风俗习惯、社会地位、职业、文化传统、宗教信仰、种族观念等诸多方面的因素。

社会文化背景不同，心身疾病的发病率也不同。美国每年死于冠心病的人数高达60万人，占死亡总数的1/3以上；尼日利亚在8 000例尸体解剖中，仅发现6例心肌梗死，占其死亡总数的0.75%。这种差异固然与种族、饮食习惯等有关，但更重要的可能是社会文化因素的差异。

同一社会文化背景的人群，由于地位和社会分工的不同，心身疾病的发病率也各不相同。上海有调查显示，上海脑力劳动者冠心病的发病率为15.45%，而体力劳动者仅为1.72%。

生活事件也与心身疾病的发病密切相关。国外对4 486名年龄超过55岁的鳏夫进行长达39年的随访研究发现，其妻子去世后半年内死于冠心病者为5%，高出已婚同龄人40%。

2. 心理因素

心理因素是心身疾病的重要致病因素已被大量研究所证实，近期研究进一步发现，疾病不是事件本身所致，而是由于个体对事件的认知和评价引起的情绪变化所致。

置身社会中的个体，对大量的外界信息都要做出主观评价并采取相应的态度，这必然使个体产生相应的情绪体验，心理因素对躯体内脏器官的影响，正是以情绪活动为中介而实现的。积极情绪对生命活动具有积极作用，可动员机体的潜能，以适应不断变化的环境；而消极情绪虽然也是适应环境的心理反应，但强度过大或时间过久，则会使个体心理活动失去平衡、神经系统功能失调，对健康产生不良影响，严重者导致某些器官和系统的疾病。

资料显示，长期处在严重忧愁、悲伤和痛苦等情绪状态下，胃肠功能会受到严重影响，易导致胃、十二指肠溃疡及胃肠道恶性肿瘤的发生；长期严重的消极情绪还可影响呼吸系统功能，诱发支气管哮喘、过度换气综合征等；此外，抑郁、惊恐、愤怒等消极情绪还与神经性皮炎、皮肤瘙痒、荨麻疹、斑秃等皮肤疾病的发生发展有密切关系。

近代的研究资料已经证实：人格特征和行为类型对心身疾病的发生、发展和病程的转归具有明显影响。A型行为是冠心病易感人格，C型行为是癌症易感人格。

3. 生理始基

生理始基即某些心身疾病病人发病前的生理特点，它决定个体对疾病及种类的易患性。研究发现，一些重大灾难过后，仅少数个体患心身疾病，而且所患疾病也各不相同，其原因除了个体的个性特征和行为方式外，主要取决于病人原来生理特点的差异。如研究发现，高甘油三酯血症是冠心病的生理始基，高尿酸血症是痛风症的生理始基，高蛋白结合碘是甲状腺功能亢进的生理始基。

总之，心身疾病是社会文化因素、心理因素、生理始基共同作用的结果。

（二）心身疾病的发病机制

心身疾病的发病机制比较复杂，是目前医学心理学领域亟待深入研究的中心课题之一。目前虽有多种理论对其作出各自的解释，但尚无一种理论可解释所有的心身疾病。以下主要介绍3种理论。

1. 心理动力学理论

心理动力学理论由精神分析学家提出，主要关注潜意识心理冲突在各种心身疾病发生中的作用。该理论认为心身疾病有3种发病因素：① 未解决的心理冲突；② 身体器官的脆弱易感性；③ 自主神经系统的过度活动性。个体特异的潜意识特征决定其特异的心理冲突，心理冲突通过自主神经系统功能活动的改变，造成某些脆弱器官的病变，从而引起特定的心身疾病。

很显然，心理动力学理论的发病机制虽有一定道理，但它过分夸大了潜意识的作用。

2. 心理生物学理论

心理生物学理论重点说明哪些心理社会因素、通过何种生物学机制、作用于何种状态的个体，最终导致何种疾病的发生。

心理生物学理论认为，心理神经中介途径、心理神经内分泌途径和心理神经免疫学途径是心身疾病发病的心理生理中介机制。该理论关于不同种类心理社会因素与心身疾病关系的研究表明，不同心身疾病的发生可能与特定心理社会因素有关，如紧张和抑郁情绪，可能产生不同的心身反应；关于心理社会因素对不同遗传素质个体致病的差异性研究发现，高胃蛋白酶原血症的个体在心理因素影响下更易产生消化性溃疡。

3. 行为学习理论

行为学习理论认为，某些社会环境刺激引发个体习得性心理和生理反应，由于个体素质的问题，或特殊环境因素的强化，或通过泛化作用，使其习得性心理和生理反应被固定，从而演变成为症状和疾病，如紧张性头痛、过度换气综合征、高血压等心身疾病症状的形成，均可用此机制解释。

此外，哮喘儿童可因哮喘发作获得父母的加倍照顾而得以强化，这属于条件反射性学习；儿童的有些习惯可能是对大人习惯的模仿，这属于通过观察或认知而学习获得。

学习理论对疾病发生原理的解释，虽然缺乏更多的微观研究证据，但对于指导心身疾病的治疗工作已显得越来越有意义。

三、心身疾病的预防

从现代医学的角度分析，心身疾病的预防应该采取整体、多维度、综合性的措施。从内容上应该包括心理和生理两个方面；从形式上应该包括个性预防和社会预防两个方面；从方法上应该包括心理咨询、心理治疗、药物治疗、物理治疗以及对症治疗等。

1. 一级预防

一级预防主要在于防止心理社会因素长期、反复刺激而导致心理功能失调。具体预防措施主要是培养健康的心理素质、提高应对各种不良刺激的能力。对心理素质有明显弱点的人，如易暴怒、抑郁、孤僻及多疑倾向者等，应及早通过心理指导加强其健全人格的培养；对于有明显行为问题者，如吸烟、酗酒、多食及缺少运动等，应利用心理学技术指导其进行矫正；对于工作和生活环境里存在明显应激源的人，应及时帮助其进行适当的调整，以减少不必要的心理应激。

2. 二级预防

二级预防主要在于防止心理功能失调进一步发展为心身疾病。对心理功能失调进行早期诊断和干预是二级预防的核心。医护人员应以生物－心理－社会医学模式为指导，了解心身疾病的发生、发展规律，通过心理咨询和治疗，及早帮助和指导病人恢复失衡的心理，及早对病人的心理问题进行干预，阻断病情向躯体疾病方向转化。

3. 三级预防

三级预防是针对已经发生心身疾病的病人进行心理干预，防止病情进一步恶化。这个阶段不仅要实施有效的药物治疗，还应实施有效的心理咨询和心理治疗。

总之，心身疾病的预防是多层次和多方面的，这也是护理工作的重要内容。

第二节 临床常见心身疾病的心理护理

心身疾病涵盖的范围很广，这里只介绍临床常见的心身疾病病人的心理护理。

一、原发性高血压病人的心理护理

原发性高血压（primary hypertension）是危害人类健康的严重心身疾病之一，其发病原因至今尚未完全明确。近25年的研究认为，原发性高血压是一种多因素疾病，除遗传因素、肥胖、高盐摄入、饮酒、缺乏运动外，心理社会因素也具有相当重要的影响。研究发现，精神紧张、情绪压抑、心理矛盾等因素可以导致原发性高血压；痛苦、愤怒通过增加外周血管阻力而升高舒张压；恐惧则通过增加心排血量而使收缩压升高；此外，研究发现，人格特点也与原发性高血压的发生有密切关系。正是由于原发性高血压的发生与心理因素关系密切，所以已被划入心身疾病的范畴。

（一）心理社会因素

1. 人格特征

研究发现，暴露于竞争情况下，A型性格者（其特点为争强好胜、时间紧迫感、急躁与敌意）的血压和血浆肾素活性有较明显升高，对应激呈现高反应性。有资料表明，高血压病人中有79.5%的人具有A型行为特征。我国学者研究也发现，原发性高血压与A型行为有关：① 原发性高血压组与对照组之间A型与非A型行为者差别显著；② A型行为者平时与激动时的收缩压有明显差别，而B型行为者则无显著差异，说明A型行为者激动后交感神经的活性增加明显大于B型行为者；③ 原发性高血压组中，无论是脑力劳动者还是体力劳动者，均以A型行为类型为多见。

但关于原发性高血压病人的人格特征仍有争论，有学者认为原发性高血压病人的个性特征并无特异性，其可发生于各种个性特征的个体，但经常处于焦虑状态和易发生心理冲突的个体发生高血压病的概率更高。

2. 社会文化因素

早期跨文化研究表明，原发性高血压多见于应激、冲突明显的社会；职业压力、经济拮据、家庭不和、工作不顺、事业受挫、关系紧张、需求不满、社会动乱等因素均与原发性高血压有关。

流行病学调查表明，高血压发病率的总趋势是发达国家高于发展中国家，城市高于农村，知识阶层高于非知识阶层；社会经济水平低、犯罪率高的地区居住者，血压水平明显升高；在结构稳定的社会人群中，血压水平较低，而在传统解体或变迁的社会中，居民的血压升高。不同的工作性质和工作环境在原发性高血压的发生上有一定的意义。研究表明，精神紧张、责任重大的职业群体有较高的发病率，如在高应激水平下工作的空中交通员更易患原发性高血压，其发病率比条件相仿的领航员高 5.6 倍。

3. 不良行为

导致高血压疾病发生的不良行为主要包括高盐饮食、致肥胖行为及烟酒等不良嗜好。高盐饮食行为是高血压发病的重要原因，如果每日摄盐量 >7 g，过多的 Na^+ 可沉积在动脉管壁而致动脉硬化发生，也可致使水分潴留，血容量增加，血压升高。肥胖是高血压的易感因素，肥胖者高血压发病率是正常人的 2 ~ 6 倍。此外，有烟酒嗜好者也易患原发性高血压，调查发现，中等量以上的饮酒者，发病率明显增高。

4. 情绪因素

近年的研究已经证明，血压对于情绪变化极为敏感，监测 24 h 血压变化发现，一天之内血压变动明显，几乎任何情绪状态改变均可导致血压的变化；驾驶汽车时，如见车前行人穿行，瞬时司机血压可升至 280 mmHg(37.3 kPa)以上。此外，在医院里测量病人的血压往往要比在家里测得的数值高，原因就是病人的心情紧张造成血压的异常变化，这就是所谓的“白大衣综合征”(white coat syndrome)现象。

在各种情绪中，与原发性高血压关系最为密切的是焦虑、愤怒和敌意(仇视)情绪。焦虑时，血压升高以收缩压为主；愤怒或敌意时，则以舒张压升高为主。因此，有人认为，压抑和敌视情绪可能是导致原发性高血压的心理因素。

(二) 心理特点

1. 焦虑、紧张

因高血压病程漫长，变化复杂；有些病人对其康复情况期望值过高；也有一些病人据其一知半解的知识，就对自己的身体状况持有疑虑，惶惶不可终日，担心高血压治不好引起脑出血、瘫痪等并发症，最终导致焦虑、紧张情绪的发生。

2. 猜疑

目前原发性高血压大多采用单纯药物治疗的方法，而服药后，有些病人的血压居高不下，或有些病人的血压出现明显波动，导致其内心缺乏安全感，常顾虑重重、敏感多疑，对别人的观点往往持怀疑态度，认为医生、护士或家属对其隐瞒真实病情。

3. 恐惧

近年来，越来越多的人对高血压及其后遗症有一定了解，高血压病人常因担心血压过高引起后遗症而生活不能自理、失去工作能力甚至致残等后果而产生恐惧感。

4. 偏执

偏执多见于知识分子或具有一定医学知识的高血压病人。他们虽然对高血压知识缺乏深入了解，却固执己见，对现行治疗方案不信任，希望医护人员依照其所认同的报纸、杂志介绍的办法，或生搬硬套书本上的治疗方法进行治疗。

（三）心理护理

现代心身医学认为，心理治疗与心理护理对原发性高血压的康复有着十分重要的作用。一般来说，轻度血压升高的病人，单独心理疗法就可达降压目的，治疗措施也主要针对造成紧张、压抑的心理因素进行；中度、重度的原发性高血压病人，除在医生的指导下适当服用一些降压药物外，采用心理疗法已成为其综合治疗中不可或缺的措施。由此可见心理护理在高血压病人康复中的重要作用。

1. 缓解心理应激源

社会环境、生活事件及心理状态等各种因素均可作为应激源诱发或加重高血压，而血压升高又加重病人的心理负担，使其情绪不稳、忧心忡忡，结果使血压更加增高，病情进一步加重，从而形成恶性循环。心理护理的目的就是针对社会环境、生活事件及病人的消极心理状态等心理应激源采取有针对性的措施，打破“应激源→血压升高→负性情绪→血压更高”的恶性循环。

（1）评估病人的心理状态：综合运用观察法和调查法，评估病人的心理状态，并了解近期生活事件对病人的影响。具体方法包括：直接观察病人的情绪和行为；运用临床量表和行为问卷评定病人实际的心理状态。

（2）消除负性情绪：在了解病人心理状态及生活事件影响的基础上，运用沟通技巧，有效缓解病人的心理压力，稳定病人的情绪，消除焦虑、恐惧、抑郁等不良反应对病人的负面影响。

（3）发挥病人主观能动性：帮助病人理清思路，恰当评价自己的能力、所处的社会环境及遭遇生活事件，调节期望值与自身的能力相当，减少社会环境及生活事件的负面影响。

2. 指导病人实施自我心理护理

由于高血压病程漫长、变化复杂，一次治疗不能完全解决问题。因此，教会病人进行自我心理护理，做好自我心理调适，对提高社会适应能力非常重要。

（1）建立合理认知：合理的认知评价可使病人保持情绪稳定；不合理的认知评价可诱发负性情绪。所以，护士应向病人提供高血压的一般医学知识、病因、降压药的用法及副作用，使其对高血压产生正确的认知，认识到高血压并不可怕，不必惊慌失措，并充分做好与疾病做斗争的心理准备。

（2）控制情绪：告诉病人乐观大度的性格及平衡的心态对控制血压的重要性；教会病人情绪控制的方法，如在情绪失控前深呼吸、转移注意力等，以避免情绪波动对疾病的影响。

（3）合理安排生活：指导病人合理安排工作和休息，保证充足的睡眠；鼓励病人适当参加活动，以利调整身心、稳定血压。

3. 疏导负性情绪

高血压病人往往认为自己给家庭和社会带来了负担，因而其心理上承受着极大的压力，如果病人无力应对这些压力，就会产生焦虑、紧张、恐惧等负性情绪。疏导负性情绪就是以言语为工具，引导病人充分宣泄内心的压力，帮助其实现从消极情绪到积极情绪、从逃避现实到面对现实的心理转化过程。具体措施如下。

（1）帮助病人客观自知：护士以平等的态度与病人真诚交流，共同分析，使病人明确自己的心理需求、承受的压力及压力来源。针对心理需求，护士在工作中应尽量满足；针对压力及其来源，教育病人不要回避，寻求合理的解决方式，学会积极的应对策略。

（2）帮助病人了解自己：高血压病人评估自我能力时有两种倾向：一种是估计过高，多见于年轻个体，他们平素身体健康，认为高血压不算病，没必要紧张，常出现不遵医嘱服药等现象，反而使病情加重；另一种是评估过低，多见于病程长的病人，他们往往对治疗失去信心，不愿按时服药，因而也不利于血压的有效控制。护士要提示病人依据实际情况客观评价自身能力以采取适当的、符合自身状况的治疗行为。

（3）鼓励病人宣泄压力：为防止过高压力导致病人情绪、行为发生改变或人格解体和精神崩溃，护士应及时鼓励高血压病人宣泄，以减轻其精神压力，如向亲友诉说、写日记等。

（4）引导病人发挥能动性：鼓励病人增强同疾病作斗争的勇气和信心，使其明白心理困惑只有靠自己解决，逐步激发病人自我领悟、自我认识和自我矫正的能力，充分调动其治疗的主观能动性，以达到解除负性情绪，并进一步巩固疗效的目的。

二、冠心病病人的心理护理

冠心病（coronary heart disease）是一种常见病、多发病，多发生于40岁以上年龄组。随着高龄人群所占人口比例的增加，冠心病的发病率也随之增加，每100位40岁以上的国人中就有4～7名冠心病病人。据2007年WHO统计显示，我国死于冠心病的人数排名世界第二。

（一）心理社会因素

1. 行为类型

A型行为模式（type A behavior pattern，TABP）被称为“冠心病倾向行为”。

美国心脏病专家弗里德曼（Meyer Friedman）和罗森曼（Ray Rosenman）等发现冠心病病人的行为特征与正常健康人有很大差异，冠心病病人的行为模式有3个特点：竞争性完成倾向、时间紧迫感和愤怒/敌意。具体表现为：好胜、竞争心强、不怕困难、勇于进取，性格外向、锋芒毕露、说话急速有力、时间安排特别紧，易急躁、易怒、好激动、不能容忍自己看不惯的事情。此外，他们对自己漠不关心，不知道休息和照料自己，不会享受生活的乐趣，整天处于“紧张状态”。

与上述行为特点有明显差异者被称为B型行为模式（type B behavior pattern，TBBP）。B型行为模式的3个特点为：低水平竞争性、低时间紧迫感和低敌意。具体表现为：不争强好斗，无竞争压力；办事往往慢条斯理、不慌不忙，工作有主见、不易受外界的干扰；紧张工作后能愉快地休息，拿得起放得下，能自行宽慰，消除各种烦恼。也就是说，他们更可能会“停下来，闻闻玫瑰花”。

为证实A型行为与冠心病相关，弗里德曼等又进行了前瞻性研究。结果证实：A型行为者患冠心病的危险性约为B型行为者的两倍,A型行为确实是冠心病的危险致病因素,而非冠心病的结果。

前沿与动态

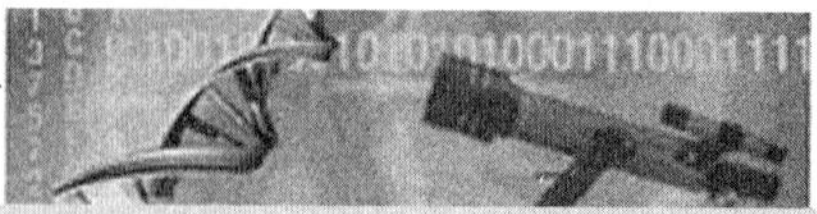

A型行为与冠心病的相关研究

Rosenman等人于1975年、1976年报道:西方合作研究组曾对3 000名、年龄39~59岁的职业男性的健康状况和行为模式进行长达8年半的随访。结果发现,A型行为模式的被试者发生冠心病以及死于冠心病的人数是B型行为模式的两倍。

20世纪80年代以来的研究资料表明,A型行为与患冠心病的关系受个体年龄、性别和职业的影响;A型行为与冠心病的患病率而非死亡率有关;在已具其他冠心病危险因素的高危人群中,A型行为与日后冠心病的发病无关。所以,研究资料提示将个体的行为划分为A型或B型的做法不够精确或规范,将A型行为与冠心病连在一起的模型存在一定程度的不足。所以,目前的研究转而分析A型行为概念下的具体行为特点与冠心病的关系。研究发现,对环境和其他人保持敌视态度的A型行为者患冠心病的危险性增加,而适应并享受生活、热爱生活的A型行为者其危险性并不增加。

■ 经典实验

A型行为表现是冠心病的病理基础

选择一些A型性格和B型性格的个体,围在一张桌子旁边,桌上放着一瓶上等法国白兰地酒。然后医生提出问题,如果谁能在15 min内第一个正确地回答问题,这瓶酒就属于谁。结果是:A型性格者特别认真,显得非常紧张和兴奋,B型性格者却显得十分轻松、平静。当宣布A型性格者获胜时他们往往兴高采烈,手舞足蹈;若评判其回答有误时,他们就十分气恼,甚至争论得面红耳赤;而B型性格者则对此泰然自若,十分坦然。这时,对参加实验者进行检查,结果发现A型性格者血压升高、心搏加快、血浆中肾上腺素和去甲肾上腺素的含量均比实验前明显升高,且迟迟不能恢复常态;而B型性格者的各项指标则变化不大。

正是由于A型性格的行为表现,促使心脏负担加重,增加心肌的耗氧量,引起心肌缺氧;而且促使血浆中三酰甘油、胆固醇升高,增加血液黏度,从而加速冠状动脉粥样硬化形成。这些因素的长时间作用,就成了冠心病的病理基础。

2. 负性情绪

负性情绪对冠心病的影响包括两条途径:一是当人们处于负性情绪时,更易采用不健康的生活方式;二是负性情绪会产生一些生理上的变化,进而增加对冠心病的易感性。

3. 年龄、性别、社会文化因素

随着年龄的增长，冠心病的发生率逐渐增加，尤其在45岁以后。研究发现，在老龄以前，男性比女性更易患心脏病或死于心脏病，尽管女性比男性心脏病发作的可能性小，但女性一旦发作更易致命。社会生活中的应激性事件是患冠心病的重要原因之一，病人在心肌梗死发作前6个月里的LCU大幅度升高，远远超过病人自己前两年的水平，可达3～4倍。

4. 生活方式

不良的生活方式，如吸烟、缺乏运动、过食等因素与冠心病的发生密切相关。饮食与冠心病联系的连接点是脂肪，它决定了血液中胆固醇的水平，而后者是冠心病的重要危险因子；吸烟、缺乏运动等不良生活方式直接通过机体的病理生理作用促使冠心病的形成。

（二）心理特点

1. 恐惧

恐惧是冠心病病人最主要、最普遍的心理状态，也是促使病情恶化的原因。病人主要表现为神情紧张、惊慌失措、语调低沉、不敢活动、害怕死亡即刻降临。有的病人外表看似十分平静、少言寡语，但实际其内心的恐惧却可非常强烈。

2. 焦虑

冠心病病程较长、容易反复，再加上病人对自己的病情及预后普遍不了解，所以，易产生焦虑情绪。主要表现为顾虑重重，担心疾病能否完全治愈、是否会引起心血管以外的疾病、是否遗留后遗症等。

3. 抑郁

抑郁情绪往往发生于病人住院第3天后，因为病人担心生病会导致个人独立性的丧失，担心收入减少、地位改变、性功能障碍或者躯体活动受到影响等。主要表现为情绪低落、悲哀、失眠、食欲减退、反应迟钝等。

4. 药物依赖心理

病人对药物依赖心理较重，认为只要坚持服药，疾病就会有所好转。而依赖药物的心理有时可提高药物疗效，甚至使某些本无疗效的药物起到安慰剂效用。

（三）心理护理

1. 纠正不合理认知

目前，有些人认为冠心病就等于不治之症，这种认知会严重影响康复信心。因此，改善其不合理认知，对于病人保持良好的情绪非常重要。

具体方法：帮助病人了解心脏的结构、冠心病的形成原因及常见诱发因素，使病人对疾病形成正确的认识。帮助病人了解冠心病用药的一般知识，以便合理运用药物的心理效应，最大限度地发挥药物的生理效应，克服不利于疾病康复的依赖心理。

2. 实施行为矫正

冠心病病人的A型行为特征一般会获得社会赏识，故正常情况下不易改变。但患上冠心病后，意识到竞争和敌意等行为可加重心悸、胸闷、乏力等症状，则可使病人产生改变原有行为的动机，也会使行为矫正训练收到效果。

(1) 评估病人是否属于A型行为:虽然A型行为模式的个体容易患冠心病,但并非所有的冠心病病人都属于A型行为模式。

(2) 制订训练计划及矫正目标:帮助病人实施行为矫正训练前,护士先与病人一起研究制订训练计划,明确矫正目标,确定其需矫正之处,如对自己期望值过高、太过强烈的竞争意识和敌意等,分析引起病人产生此类行为的心理根源。

此外,目标设置应循序渐进,使病人经过努力后能够达到,使病人看到希望,积极配合治疗;目标必须具体,要针对病人的实际情况。

(3) 设置评价标准:标准要符合病人的实际情况和要求,使病人感到满意是完成任务的关键。

(4) 具体矫正措施:包括:督促病人每天记录自己主观的紧张或紧迫感;进行放松训练,以助病人改善负性情绪状态;教会病人自我控制技术以控制其行为。

自我控制技术分两个阶段:第一,自我监督阶段,要求病人记录其紧张感在什么情况下发生以及与什么因素有关等。通过一段时间的记录,使病人逐渐认识到紧迫感对冠心病的危害性。第二,自我强化阶段,通过自我奖励或惩罚,强化其适应行为,减弱易诱发冠心病发作的危险因素。

此外,护士应清楚地告诉病人及亲友:行为矫正训练效果的好坏关键是病人本人,护士只能提出建议,真正的实施还必须通过病人自己;要求病人亲友一起参加,为病人提供社会支持,也有利于督促病人行为的改变。

Rosenman曾制订了针对匆忙症和好胜心过强特征的自我训练方法,将此方法具体应用于临床,着重强调以下几个方面:① 针对匆忙感:每天记录匆忙事件及其原因,每周进行一次小结;做耐心的听众,尽量不打断他人的谈话;放弃同时思考几个问题或做多件事情的习惯;需要等待时,避免焦虑,可通过看书、听音乐等转移注意力;不要超过你前面走得快的人;时间短、任务多时,先易后难,逐一解决。② 针对好胜心过强:学会认输;学会理解他人;当不能肯定自己对或错时,说声"可能我错了";对帮助过自己的人诚心说声"谢谢";对熟识的人主动微笑、打招呼;面对焦虑时,坦然平静;面对挫折时,做到退一步海阔天空。

3. 稳定情绪

负性情绪会使冠心病突发的危险大大增加。所以,稳定病人的情绪至关重要。

■相关研究

愤怒、恐惧情绪与心脏病的关系

美国研究者对1 600名个体进行研究发现,在大发雷霆后2 h内,心脏病发作的危险增加了1倍;另有研究发现,在亲人死亡后的24 h内,因为忧伤引起心脏病发作的危险增加了14倍。也有证据表明恐惧和紧张与心脏病发作的关系。在海湾战争中"飞毛腿"导弹开始发起攻击时,虽然没有人因导弹造成的伤害而死亡,但因心脏病发作而死亡的人数却明显增加。

(1) 评估病人的情绪状态:通过观察法或应用心理量表评估病人的情绪状态;通过访谈法了解引起其情绪状态的原因,以此作为改善病人负性情绪的依据。

(2) 指导病人合理自我暗示:自我暗示是利用心理状态的可变性,主动使疾病所致的消极、不良心理状态转变成可增强抗病能力的积极、良好的心理状态,以促进病体康复。自我暗示方法有多种,语言自我暗示是其中常用的方法之一,病人可运用语言自我暗示诱发积极的情绪并保持。

(3) 指导病人处理各种关系:针对病人的A型行为模式,指导病人凡事不要过分追求十全十美;以平和的心态对待各种竞争,合理调整期望值;生活中按照有进有退,有所为有所不为的原则,以免心理压力过大而引发消极情绪。

(4) 指导病人消除负性情绪:采用向知己、亲友倾诉、写日记、听音乐或自吟自唱等方法消除消极情绪。

4. 正确的健康指导

指导病人合理的饮食、起居,劳逸结合;矫正嗜烟或酒、过食等不良行为;忌看易致激动的电影、书籍等,避免情绪激动、精神紧张。

案例分析

张先生,42岁,在一家外企人力资源部工作,他凭着自己的能力和出色表现进入了管理高层。虽在外企工作收入高,使其生活得十分滋润,但压力也很大。最近几年,他从未准时下过班,有时晚上还要加班,而且同事之间的竞争让人不进则退,争强好胜的张先生便不惜以损害自己的健康为代价与别人一争高低。后他因感觉胸闷、心前区隐隐作痛,到医院检查。原来是工作、生活压力过大,他性格又比较急躁,结果患上了冠心病。张先生住院期间的心理特点为情绪低落、悲观,自暴自弃,精神颓废。

分析:冠心病是一种严重危害健康的常见心身疾病。此病多发生在40岁以后,但近几年呈年轻化趋势。其人格特点是争强好胜,竞争心强,不怕困难,勇于进取。他们性格外向,锋芒毕露,说话急促有力,易急躁,易怒,好激动,不能容忍自己看不惯的事情。他们对自己漠不关心,不知道休息和照料自己,不会享受生活的乐趣,整天使自己处于"紧张状态",而张先生正符合这些特点。

心理护理具体措施如下。

(1) 鼓励病人合理安排工作和生活,避免过度劳累和情绪激动,注意劳逸结合,保持充足睡眠。适当参加体力劳动和体育运动,但要注意运动以不增加心脏负担和不引起不适感为原则。体育活动也要循序渐进,不要勉强做剧烈运动。

(2) 针对病人心理特点,进行有的放矢的心理护理。该病人属于"工作狂",平时身体健康,一旦发现自己身患终身性疾病,便认为自己此生无望了,整天郁郁寡欢,治疗态度不积极。此时,护士要向病人讲解现代医学诊断和治疗冠心病的先进手段,并介绍治愈的病例,鼓励病人树立战胜疾病的信心,可请已治愈病人现身教育。另外,护士还应动员家属和亲朋好友共同作好病人的心理安抚(社会支持)。

前沿与动态

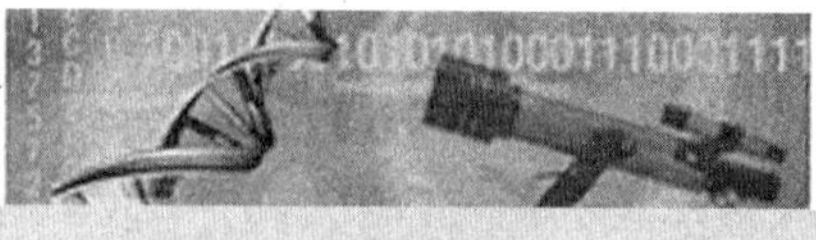

心理社会因素与A型行为的关系

许多影响A型行为模式的心理社会因素，在4个方面起作用。

个人内部：在个人内部，A型行为是与许多心理因素相关联的，如个人控制。A型行为似乎代表着个体对控制他们生活中应激性体验的努力。

个人之间：社会过程和A型行为的相互作用。通过让成对的A型行为的个体共同参与任务的研究检验了这一点。例如在儿童或大学生的实验中，他们在游戏中可能合作或竞争，A型行为的对子比B型行为的对子表现出更多的竞争性行为和较少的合作行为。一项已婚夫妻的研究发现，A型行为的夫妻在讨论婚姻中的冲突时比B型行为夫妻表现出更多的敌意和支配行为。

制度：包括人们在教育和环境中的经历，这些经历可能培养了A型行为。

文化：某些文化强调工作至上、永拔头筹、崇尚地位、不懈地积累财富以获取和巩固地位。在这些文化中形成了相应价值观的人，相比其他文化中的人，会更多地表现出A型行为的特征。

三、支气管哮喘病人的心理护理

支气管哮喘(bronchial asthma)是一种常见的心身疾病。全世界支气管哮喘者约1亿人，国外的支气管哮喘患病率、死亡率逐渐上升，成为严重威胁人类健康的主要慢性疾病。我国的哮喘发病率为1%，儿童达3%。

(一) 心理社会因素

1. 人格特点

早年的相关研究发现，支气管哮喘病人具有依赖性强、较被动顺从、敏感、易受暗示、情绪不稳定、希望被人照顾和自我为中心等特点。这主要是因为过度焦虑、依赖及心理压抑等因素影响自主神经系统，继而影响支气管平滑肌，导致哮喘发作。

近年的研究认为：① 支气管哮喘没有单纯或统一的人格类型；② 许多哮喘病人(约占1/2)有强烈的乞求他人(特别是母亲及其替代者)保护的潜意识愿望，且此愿望使病人对与母亲分离特别敏感；③ 特殊的乞求愿望由母亲对哮喘儿童的态度所引起。儿童期，母亲若对患儿的哮喘行为过分关注，可使儿童通过操作学习机制形成条件反射，致哮喘发作更容易延续。哮喘患儿一旦住院，即使治疗方案不变，只是医务人员对患儿的哮喘发作不像其父母那般过分焦虑，反而利于其病情改善。但对哮喘儿童及其家庭的研究并未找到单一形式的母子关系。

2. 负性情绪

剧烈的情绪表达是触发哮喘的重要因素之一，5%～20%的哮喘发作由情绪因素引起。以8名哮喘非发作阶段的学龄儿童为对象，研究情绪与哮喘发病之间的关系，结果发现：观看使其感到厌恶的电影，或做复杂而无味的数学题，会导致这8名儿童都出现呼吸频率减慢、呼吸道阻力增加。《全球哮喘防治战略》(global initiative for asthma，GINA)制定的手册特别说明，剧烈情绪反应，如大哭大笑，会引起或加重哮喘发作，提示在预防治疗哮喘时应加强心理治疗。

3. 生活事件

家庭、工作、生活三方面负性生活事件均会增加哮喘的发病，如亲人死亡、母子冲突、家庭不和、意外事件、个人欲望未满足、生活环境改变、过度紧张和疲劳等。国外研究报道，角色关系紧张能通过内分泌系统影响免疫系统进而导致哮喘发作。研究还发现，丧偶、失业是引起哮喘病人死亡的重要原因。

（二）心理特点

1. 紧张、焦虑

哮喘初次发作时，由于发病突然，症状明显，病人极度呼吸困难而不能平卧，甚至影响其饮食、睡眠和正常的语言交流；而且病人对本病缺乏足够的了解和心理准备，往往产生紧张、焦虑。

2. 烦躁、恐惧

因哮喘多在夜间发作，且持续发作时，支气管舒张剂均无效，致使病人筋疲力尽，有濒死感。病人易表现出烦躁、恐惧，对各项检查和治疗缺乏耐心和信心，对疾病的预后过于担心。

（三）心理护理

发作期病人最典型的心理问题是紧张和烦躁。

1. 心理护理的重点是提供心理支持

当哮喘症状不能很快缓解时，病人往往表现出消极、悲观情绪，心理护理的重点是支气管哮喘的病因，目前尚不十分清楚，但一致认为主要原因是过敏和自主神经功能紊乱，重要诱因是情绪的强烈变化。故当病人哮喘状态有所缓解时，护士应耐心询问或与病人共同分析哮喘发作的具体原因。

2. 针对性心理护理

如病人是由于沮丧、失望、恐惧等紧张情绪诱发哮喘，即针对造成其紧张情绪的事件，采取相应的情绪疏导，缓解病人的紧张情绪状态；如果病人因周围有人哮喘发作，导致其情绪紧张，随之出现憋闷感、呼吸困难、哮喘发作，可在条件许可时使病人尽量远离刺激源，或实施训练，帮助病人克服敏感、焦虑、抑郁等不良人格特征。

3. 指导病人自我护理

病人有时会根据其经验，每当哮喘发作之前，即表现精神紧张，将注意力集中于对发病的恐惧，反而促成发病。针对此类病人，护士应指导病人进行自我护理。

指导病人感到哮喘发作征兆时应保持镇静，把注意力转移到其他事情上；可建议病人建立一份“档案”，记录每次发作的时间、轻重程度、周围环境、当时的情绪、有无其他特殊事件、有无疲劳或剧烈活动等，以便找出哮喘发作的诱发因素，采取适当措施避免疾病复发。

研究报道——哮喘与心理社会因素的关系

心理社会因素包括压力，可以引起或加重哮喘发作。许多哮喘病人发现，哮喘发作的诱因经常包括他们的情绪状态，如在焦虑、生气或激动时容易发作，看扣人心弦的电影时也容易发作。研究还发现，暗示可以诱发哮喘病的症状。一项研究让哮喘病人吸入非致敏的药液，但是在药液的瓶子上贴着致敏的物质的标签，并且每瓶所含致敏物质各不相同，结果接近半数的病人出现哮喘症状。另一项研究也证实了暗示的作用，但同时也发现，如果一开始就给病人服用安慰剂，并告诉他是一种治疗哮喘的新药，再让他吸入前面所提的"致敏物质"，则不会诱发哮喘。研究还发现，如果病人说他的气道正在发生堵塞，则会加重他的呼吸困难。

儿童治疗专家也发现心理社会因素在治疗哮喘中的作用。大约1/3的哮喘儿童在住院之后表现出很快地减轻了症状，即使他们使用的药物没有改变，当他们返家后，症状又重新出现。这种现象的发生是因为孩子对他们家中的某些东西过敏还是别的因素？在一项对家中粉尘过敏的哮喘儿童的研究检验了这个问题。没有孩子知道研究者提取了他们家中的粉尘，然后把从他们每个房间收集到的粉尘分别搬到他们个人在医院的房间中。但孩子们暴露在他们家里的粉尘中时，没有一个人出现呼吸困难，提示了哮喘可能与心理社会因素有关。

四、消化性溃疡病人的心理护理

■ 经典实验

紧张情绪诱发消化性溃疡

动物实验研究：Brady 用猴子做实验，实验猴与对照猴均每隔 20 s 受到一次电击。如果实验猴在电击开始前按下一个杠杆，两猴均可避免电击一次，对照猴按压杠杆则无此效应。结果发现：实验猴为避免电击，终日处于紧张状态之中，负担过重，其胃肠道发生了广泛的溃疡性损害，对照猴则安然无恙。

消化性溃疡（peptic ulcer）是常见的心身疾病之一，心理应激、个性特征、情绪状态、社会支持等在发生、发展及转归过程中起着极其重要的作用。本病可发生于任何年龄段，估计约有10%左右的人在其一生中患过此病。消化性溃疡的发病率男性比女性高2～4倍。但近年来妇女参与社会活动逐步增加，她们在职业、个人责任等方面的压力越来越大，女性发病呈不断上升趋势。

（一）心理社会因素

1. 人格特点

20世纪30年代，Dunbar 等人发现溃疡病人具有负责、进取、强烈的依赖愿望，易怨恨、常压抑愤怒等人格特征。其后，国外采用艾森克人格问卷进行严格的配对研究，发现消化性溃疡病人具有内向及神经质的特点，其人格特点一般表现为孤独、缺少人际交往、被动拘谨、顺从、依赖性强、缺乏创造性、刻板、情绪不稳定、遇事过分思虑、愤怒而常受压抑等。由于此类病人习惯于自我克制，使其在应激时情绪得不到宣泄，从而使迷走神经反射更为强烈，胃酸和胃蛋白酶原水平增高明显，易诱发消化性溃疡。

另有许多研究表明，虽然人格特征与消化性溃疡疾病有关，但并无特异性，如十二指肠溃疡病人存在不同的人格特征，75.4%有明显的焦虑倾向，24%为神经质型，51%为依赖型，而24.6%的病人无病理型人格特征。

近年来，国内外学者多倾向于对胃、十二指肠溃疡分开研究，认为十二指肠溃疡病病人人格特征更具有典型意义。这类病人有显著的依赖、神经质人格变异和高度的焦虑、抑郁情绪反应等。

2. 负性情绪

消化系统对情绪反应非常敏感，不良情绪反应与溃疡发病或复发有着因果关系，这是先"心"后"身"的心身疾病特征。实验研究发现，不良情绪通过增强迷走神经的兴奋性，使胃液分泌量增加、酸度增高，胃部运动发生变化；由于他们自制力较强的人格特征，不良情绪反应多数被压抑，喜怒不形于色，导致更为强烈的自主神经系统的反应。

3. 生活事件

研究者在2000名新入伍战士中，依据胃蛋白酶原水平，选出胃蛋白酶原水平最高者63名，最低者57名，经4～8周紧张军训后进行胃肠X射线检查，结果发现有5名新兵发生了十二指肠溃疡，且均属高胃蛋白酶组。研究还发现，初诊为消化性溃疡或复发的病人中，分别有84%和80%在症状发作前一周内有严重生活事件刺激。因此，严重生活事件和重大的社会变革，如亲人丧亡、离异、自然灾害、战争、社会动乱等，是诱发消化性溃疡病的主要因素。

（二）心理特点

1. 焦虑

由于疼痛影响病人的休息和工作，所以，进餐前后，病人往往表现出紧张、焦虑情绪。另外，病人经常担心进餐后疼痛出血，故整日惶恐不安，情绪极不稳定。

2. 抑郁

因疾病久治不愈或反复发作，病人自认为拖累亲人并加重了家庭经济负担，常常自卑、自责、唉声叹气。

3. 恐惧

病人常担心腹痛加剧导致胃穿孔或严重大出血致死，因而精神极度恐惧。而当其紧张、恐惧时，胃收缩明显增强甚至痉挛，胃酸分泌增多，可致溃疡加重，甚至形成恶性循环。

研究报道——负性情绪对胃功能的影响

一名叫Tom的病人同意在一项长期和详细的胃功能检查中合作。他在9岁时曾做过一次胃部手术，在身体左侧有一个开口，通过这个开口能观察其胃的内部情况。结果发现，当Tom产生敌对和焦虑情绪时，他的胃液分泌大大增加；当他在情绪紧张状态下数周后，胃的内壁出现明显的变红。

另一项研究报告了相似的结果。一名15个月大的女婴，其胃部也有一个暂时的开口，当她愤怒时，胃酸的分泌出现最高的水平。

（三）心理护理

研究发现，单用抗溃疡药物治疗溃疡病复发率为29%，而合并心理治疗者其复发率可降至16%。采用身心并重的综合治疗措施，往往能收到更好的效果。因此，应重视病人的心理护理。

1. 正确认知疾病

病人的焦虑、抑郁及恐惧情绪，多与其缺乏正确疾病认知有关。护士应向病人介绍疾病诊治的相关知识，耐心解答病人的各种疑问，消除其曲解认知，逐渐树立战胜疾病的坚定信心。

2. 提供心理支持

精神紧张甚至恐惧状态不利于疾病的康复，护士应及时提供心理支持，缓解病人的负性心理状态。具体措施如下。

（1）建立和谐的护患关系：心理支持的必要条件是护士要用言语和行为与病人建立良好的人际关系，以对其心理、情绪进行准确而深入的分析与评估。

（2）倾听：护士应认真倾听病人倾诉其内心的压力与烦恼及其产生的原因，使其通过倾诉获得轻松感。

（3）鼓励与安慰：护士应充分理解病人，并给予同情、支持、鼓励和安慰，使病人体验到被理解、被关心。护士除提供疾病相关知识外，还应帮助病人客观对待他人及生活中的事件，正确面对生活中的挫折与失败，提高其心理耐挫力，减少负性情绪的发生。

（4）解释：使病人深刻认识到负性情绪对疾病的消极影响，教会病人运用自我控制技术控制负性情绪，防止疾病复发及促进疾病的良好转归。

另外，护士应为病人营造温馨的氛围、安静的环境，让病人在轻松愉快的氛围中放松身心，恢复平和心态，以助疾病的转归和康复。

3. 加强健康指导

鉴于此病有反复发作的倾向，且随着溃疡反复发作，并发溃疡出血、穿孔、梗阻甚至癌变的机会也增多，健康指导的重要内容就是指导病人预防疾病复发。护士应针对性地做好出院病人的心理护理，指导病人保持平和心态，合理安排工作与生活，避免精神紧张，减少负性情绪诱发疾病的概率。

案例分析

吴女士，30岁，一家媒体的记者，负责报道新闻热点。无论寒暑，她都要到外面与同城的媒体记者竞争同一新闻焦点，而且报社每个月都有数量、质量的考核。每天早上一起床，她就翻看报纸，了解自己有否漏掉新闻，自己写的新闻报道是否有别人写得好等。吴女士很少准时进餐。繁忙的采访任务及竞争压力，令她从不敢停歇。她感叹道："不知道黄金周休假是什么滋味。"长期的生活不规律及过度的精神高压，使得她患了胃溃疡。病人主诉：胃痛，反复发作2年，常嗳气，吐清水，偶有反酸，食欲减退，精神欠佳。

心理护理要点如下。

（1）指导病人放松心情，保持乐观情绪，避免精神过度紧张，做到松弛有度，劳逸结合。

（2）做好战胜疾病信念的教育。胃痛的折磨影响病人的正常工作，病人易出现焦虑情绪。护士在工作中做到态度热情、亲切、语言温柔；对病人的疑问给予恰当解释，解除了病人紧张、焦虑的情绪，使病人对所患疾病有正确认识，树立了战胜疾病的信心。

五、恶性肿瘤病人的心理护理

恶性肿瘤(cancer)已经成为严重危害人类健康的常见病、多发病。在美国,恶性肿瘤的死亡率排在第2位,且在20世纪50年代后迅速增长,每年56万人死于恶性肿瘤,新确诊病例超过120万。2010年我国估计新发恶性肿瘤病例约309万,死亡病例196万,全国恶性肿瘤死亡率为148.81/10万。尽管恶性肿瘤已不再是人们普遍认为的“不治之症”,但治愈方法尚未问世。

研究报道——良好的心理因素可使癌症自然消退

近来美国癌症协会的科学家发布了一项令人振奋的研究结果:癌症病人中,约有10%可出现癌症自然消退,而且消退之后极少复发。他们对176例自然消退的癌症病人进行长期观察后发现,这些病人绝大多数属于平日性格开朗、喜欢运动锻炼和生活乐观的人。由此可见,癌症能否自然消退并痊愈,与癌症病人的心理因素息息相关。

(一)心理社会因素

1. 人格特征

近年来,学者们就恶性肿瘤病人的人格特征进行了大量研究,虽未得出一致结论,但多数研究倾向于癌症病人具有C型人格特征。

其特征是① 童年形成压抑、克制内心痛苦而不对外表达的性格;② 行为特征过分合作、协调、姑息,谦让、自信心不足,过分忍耐、回避冲突、屈从让步、负性情绪控制力强,追求完美、生活单调等。

相关研究发现,具有C型人格特征者,癌症发生率较非C型人格者高3倍以上;但并非所有C型人格特征者一定患癌症。不良的社会心理因素对癌症具有促发作用,许多资料证明忧郁、失望和难以解脱的悲哀是癌症的先兆。恶劣情绪可能是癌症的活化剂,它可降低和抑制机体的免疫能力,减弱免疫系统识别及清除恶性细胞的监视作用,从而使恶性细胞株得以增殖。

2. 负性情绪

负性情绪可使人易患癌症或加速癌症的发展,确信癌症诊断的病人,尽管进行早期治疗,但病情仍往往迅速恶化致死;而怀疑癌症诊断的个体却常常较好;长期存活15~20年突然复发的癌症病人,多在复发前6~18个月内有过严重的情绪应激。这些都证明了负性情绪与癌症发病的关系。

3. 生活事件

流行病学研究发现,生活变故引起的慢性心理压力和高度的情绪应激与癌症发病率升高有一定的关系。国内研究发现,胃癌病人在被确诊前的8年内有76%的病人报告遇到过生活事件;在被确诊的前3年内62%的病人报告遇到过生活事件;在各类生活事件中,以人际关系、意外事件和幼年时期的经历较为突出。癌症发病前最常见的生活事件是失去亲人，亲人死亡的事件一般发生于癌症发病前6～8个月。

4. 生活方式

专家指出，癌症是一种生活方式病，与癌症发生有关的生活方式包括以下几个方面。

（1）不合理膳食：高脂肪、高热量及低纤维膳食与乳腺癌、大肠癌、胰腺癌及前列腺癌的发生有关。腌制、熏烤和煎炸食品中的致癌物质主要为亚硝胺类、真菌毒素及酮类等；酒精虽然至今尚未被证实为致癌物质，但已证实为促癌物质，患病毒性肝炎后继续饮酒者与不再饮酒者相比，前者患肝癌的危险性高出后者两倍。

（2）吸烟：吸烟导致人体吸入大量致癌物质，如苯并芘等。因此，吸烟对健康构成多种危害，不仅会导致心脏病，而且也会增加癌症的发生率。

（3）缺少运动：缺少运动与癌症的发生有关，如大肠癌等。

（二）心理特点

癌症一直以其高病死率使几乎所有人"谈癌色变"。尽管随着医疗技术的不断进步，癌症病人的存活率和临床治愈率明显提高，但病人仍因面临死亡威胁而承受着巨大的心理压力。了解癌症病人心理反应特点，对实施有效的心理护理具有重要的意义。根据病人对其疾病的了解程度，可将病人的心理特点划分为3个阶段。

1. 发现期

如果体检时被发现占位性病变等征象，人们便会自然联想是否患恶性肿瘤。此时，病人的心理特点主要表现为焦虑伴侥幸。

病人一方面因害怕恶性肿瘤被证实而焦虑，另一方面又存在"结论错误"的侥幸心理。此期病人多急于四处求医，奔波于很多医疗机构和医生之间以求确诊，是否患恶性肿瘤的矛盾心理一直持续到获知疾病真相。

2. 确认期

一旦被确诊为恶性肿瘤，病人的心理特点主要有如下表现。

（1）恐惧：是病人得知患病之初最强烈的表现。由于人们对恶性肿瘤的认识仍存在不同程度的片面性，认为患恶性肿瘤等同于被判死刑，因而最强烈的心理反应是恐惧，并伴有惊恐、心慌、眩晕、昏厥甚至木僵状态等。女性病人常因惧怕而哭泣。有的病人表现出敌视态度，以此发泄其内心的恐惧。

（2）怀疑与否认：被确诊为恶性肿瘤时，病人一方面恐惧，另一方面又怀疑医院误诊。许多病人不愿也不敢相信其患肿瘤的事实，便借助"否认"心理应对恐惧。主要表现为：烦躁、紧张、焦虑，极力否认患病事实，到各大医院重复检查，八方寻医求证等。

（3）愤怒与沮丧：一旦患恶性肿瘤被证实，病人可有愤怒、攻击性行为等表现。有的病人会变得沮丧、悲观，感叹命运对自己不公，甚至绝望，出现轻生念头或自杀行为。

（4）认可和依赖：随着时间推移，病人的幻想破灭，不得不接受恶性肿瘤的事实时，其情绪会逐渐趋于平静。此时，病人表现既不痛苦也不害怕，显得十分平静。但多数病人不能恢复病前的情绪状态，长期表现出抑郁和悲伤。

另外，病人出现强烈的依赖心理。一方面依赖家属和医护人员，他们非常愿意与家人待在一起，以得到精神的鼓励和安慰，也希望得到医护人员更多的关心和照顾；另一方面也会产生较强的依赖药物和相关治疗的心理特点。

3. 治疗期

此期病人的心理活动常随着治疗及病情变化而变化。如采用手术治疗的病人，会表现出手术前后的心理特点；放疗和化疗的病人可由于治疗的毒副作用，出现痛不欲生等严重的心理反应。

经典实验

积极心理状态是战胜癌症的要素

实验一：将小白鼠分置在A、B两个笼里，A笼置于环境幽雅的地方，B笼不断地被敲打，使笼中的老鼠处于“恐怖”之中，再分别给予致癌物质。结果A笼的老鼠仅少数患癌，生存期也较长；而B笼的老鼠则大多数患癌，并很快死掉。

实验二：给完全相同的两组小鼠投放相同数量的致癌物质尿烷，但让其中一组小鼠隔着玻璃观看同类小鼠触电后痛苦不堪的情形。10多个月后，给予精神刺激的小鼠癌症发生率5倍于未给予刺激的一组小鼠，而且肿瘤体积大。

《吉尼斯世界纪录大全》记录了美国电气技师詹逊接受手术889次的世界纪录。30年前，他患皮肤癌，并相继扩展到骨骼和内脏，他因此而一次又一次接受手术，脸部、颈部、手臂、背部、脑部和胆囊均留有手术痕迹。他是世界著名的明尼苏达州梅奥(Mayo)诊所的长期病人，医生准备在他去世后研究其遗体，但此想法迄今并未实现，因为他还健在，还在继续创造世界纪录。30年来，詹逊坦然面对疾病，从不让死亡阴影笼罩自己，这种心理状态显然是他战胜癌症的一个要素。

（三）心理护理

许多研究表明：恶性肿瘤病人的心理活动、情绪好坏、生活态度等，对病症的转归与康复起着至关重要的作用。治疗恶性肿瘤不仅为延长病人的生命，更需重视提高病人的生活质量。因此，恶性肿瘤病人的心理护理应引起医护人员的高度重视。

1. 慎重告知诊断

研究表明，对已确诊为恶性肿瘤的病人采取保密做法弊多利少。因保密的做法不利于病人建立足够的精神准备，无法有效地激发、调动其机体抵御癌细胞的能力；但考虑到病人的机体已受癌细胞侵害，为避免其再受精神打击，保密的动机无可非议。故在实际工作中，护士需因人而异，根据病人的人格特征、适应能力、病情轻重、病程及对恶性肿瘤的认识等，慎重决定如何告知病人真相及告知的时间及方法。

2. 协助行为矫正

护士在了解病人生活方式、行为习惯的基础上，与病人共同分析其生活方式、行为与肿瘤发生、发展、治疗、转归的关系，使病人识别不健康生活方式及行为的危害性并努力矫正。

3. 积极心理暗示

晚期恶性肿瘤病人常受到持续、顽固性疼痛的折磨，盼望有特效药物减轻其痛苦。为避免病人产生药物依赖，护士可运用言语暗示法，如告诉病人“这种药物止痛效果很好，你的疼痛会很快减轻的……”通过言语暗示不仅可以发挥药物的心理效应，减轻病人的疼痛，也可避免药物成瘾。

此外，护士应告诉病人：虽已身患癌症，但其免疫系统仍在与癌症进行斗争。指导病人运用自我暗示法，想象“自己体内的抗癌大军——免疫杀伤细胞正在主动攻击肿瘤细胞，肿块在慢慢缩小”。这不仅可使病人由消极被动治疗转变为积极主动治疗，而且还可提高病人战胜疾病的勇气和信心。

4. 实施心理疏导

许多癌症病人确诊后，因长期处于负性情绪状态，可使机体的神经－内分泌－免疫网络进入负面调节，免疫功能急剧降低，加速肿瘤恶化。护士要对病人适时进行心理疏导。

（1）纠正错误认知：大量研究表明，凡能正确认识癌症，保持良好心态的病人，五年生存率显著提高。所以，护士要加强恶性肿瘤科普知识的宣传教育，使病人了解恶性肿瘤虽是威胁人类健康的疾病，但只要及时发现、及时治疗，自身保持积极心理状态，恶性肿瘤有可能治愈；即使不能完全治愈，也可提高生存质量。

（2）放松训练：指导病人通过听音乐、静思、放松心身的行为训练方式，达到改善焦虑、抑郁等不良情绪的目的。

（3）给予信息支持：根据病人需求给予信息支持，可消除病人恐惧、绝望情绪，恢复心理平衡。如向确诊病人提供疾病预后、治疗等方面的信息；向晚期、临终病人提供情感支持。

5. 引导有效应对

针对病人否认、攻击、依赖等消极防卫反应，护士应引导病人恰当运用心理防御机制，如可运用转移机制，使病人及时疏泄紧张、恐惧情绪等，提高生存质量。

6. 强化社会支持

家庭成员对恶性肿瘤病人的支持和照顾对提高其生活质量举足轻重。护士应关注每位病人的社会关系网，尽力开导和劝慰其家属，协同医护人员为病人提供心理支持，使其积极配合治疗与护理。此外，单位领导的关怀，同事、亲朋的探望慰问，也可为病人提供相应的心理支持。

7. 榜样示范

首先，在病房创建积极的氛围，使每位病人都感受正性的影响；其次，组织病人与“抗癌明星”座谈，请“明星”讲述其与肿瘤抗争、身体康复的经历与经验，使病人从“明星”的现身说法中获得巨大的心理支持和鼓励。此外，鼓励病友间的讨论和交流，以助病人获得良好的心境。还可引导病人结合自身情况积极参与讨论，说出面临的问题，使病人在群体抗癌中得到心理支持与安慰。

研究报道——恶性肿瘤的心理社会干预

在一项研究中，恶性肿瘤病人被随机分为两组，干预组和对照组，并在项目开始前、结束时及结束后6个月分别对其进行心理和免疫功能的测评。

干预组病人每6周一次1.5 h的聚会，病人们讨论他们关注的问题及遇到的困难，学习一些促进健康的活动、积极的应对技巧及控制压力的技巧等，而对照组不接受任何心理社会干预。项目结束后6个月的评价表明，干预组的病人免疫功能更好，精力更充沛，应对更积极，抑郁体验更少。在6年后的随访中发现，对照组病人29%已经死去，但是干预组仅9%去世。

社会支持与癌症存活时间

以86名乳腺癌已扩散的病人为研究对象，其中50人为心理支持实验组，除常规医学治疗外，还额外参加每周一次的小组支持治疗，共进行一年时间，这些病人聚在一起，讨论她们患癌症后遇到的方方面面的问题以及应对经验，同时她们还有机会表达自己的恐惧和其他强烈情绪，并得到一个被接受的环境。控制组只接受常规医学治疗。

将近10年的随访中，心理支持组和控制组病人在存活时间上存在显著差异。心理支持组的病人平均存活36.6个月，控制组只有18.9个月。该研究说明，支持性的团体环境可以延长癌症病人的存活时间。

案例分析

王先生，62岁，已婚，育有2男1女；原为某公司高级管理人员，最近因咳嗽、常感胸部不适，到医院检查被诊为“肺癌”。

既往有抽烟习惯，1包/日，约30年，偶尔少量饮酒；无任何遗传及慢性疾病。

由家属代诉得知：病人个性急躁但好相处，与同事、朋友相处愉快；处理事情有主见。

住院期间，病人常主诉疼痛。病人入院后因无法尽其做父亲、丈夫的责任，常表现出抑郁情绪，甚至告诉家人对不起他们。病人住院期间主要照顾者为妻子，儿女因工作忙只能轮流来院探视，家人的互动及感情良好；但病人的妻子常于病人身体不适并谈及“死”时感到手足无措，常趁病人睡着时在其床旁掉泪，并向护理人员诉说其心中不舍及害怕面对病人死亡，晚上回家最害怕接到医院电话，所以常于夜间无法入睡。

针对病人及其家属的心理特征，心理护理应注意以下几点。

(1) 建立良好的护患关系，多与病人接触，促其回顾以往的幸福生活，让其觉得自己被爱、被尊重。鼓励病人情绪发泄及哭泣。可酌情告诉病人目前的医疗护理措施，以减轻其疑虑。

(2) 做好疼痛护理。鼓励病人表达其真实感受，并给予情绪支持；与病人讨论，使其了解引发疼痛的因素，并事先做好预防；由医师向病人及家属说明目前控制疼痛的方法及后果；以电视观赏或听广播的方式转移病人的注意力。

(3) 做好家属的心理疏导。接受家属的情绪发泄；告知家属目前的医护措施及病人的病情进展，以降低家属的疑虑。

六、糖尿病病人的心理护理

糖尿病(diabetes mellitus)在全世界范围内都属于一种非常流行的疾病,它是一组以糖尿和高血糖为特征的多因性内分泌-代谢障碍,它被认为是遗传和环境共同作用的结果。情绪、生活事件、人格特点、心理应激、生活方式等不良心理社会因素与糖尿病的发生、发展和预后关系密切。美国有1 000万病人确诊患有糖尿病,超过500万的未明确诊断的病人。在2008年11月14日举行的“中华医学会糖尿病学分会第十二次全国学术会议”上,正式公布一组由中华医学会糖尿病学分会(CDS)负责展开的关于中国糖尿病流行病学的最新调查数据。该流行病学调查结果显示,在20岁至70岁的人口中,我国男性、女性和总人口糖尿病患病率分别为12.0%、9.5%和10.5%,糖尿病患病率是2001年的两倍。此次调查总人数超过4万人。国际糖尿病联盟(IDF)公布第6版“IDF糖尿病地图”数据:中国2013年糖尿病患者人数为9 840万,居全球首位;到2035年,中国的糖尿病人数将达1.43亿。糖尿病已成为日益严重的公共健康问题。

(一)心理社会因素

1. 人格特点

Dunbar(1936)认为糖尿病是经典的心身疾病,其调查发现,大多数糖尿病病人性格不成熟、具被动依赖性、做事优柔寡断、缺乏自信,他们缺乏安全感,有受虐狂的某些特征。可其后的研究表明,这些人格特点不只见于糖尿病病人,也见于其他慢性病病人。

2. 情绪因素

情绪因素与糖尿病发病和加剧有关,忧郁、紧张和悲愤等情绪常导致病情加剧或恶化。研究发现,在不良情绪刺激下,无论是糖尿病病人还是非糖尿病病人,都会显示出糖尿病的某些病状,如血糖、尿糖增多;但与糖尿病病人不同,当移除不良情绪刺激后,非糖尿病病人很快恢复正常,而糖尿病病人不能恢复正常水平;而且,伴有抑郁障碍的病人平均血糖水平明显升高,血糖水平与抑郁程度呈正相关。

3. 生活事件

调查发现,2型糖尿病病人中双亲去世、家庭破裂、离婚、失业等严重生活事件较多,且此类生活事件都发生在糖尿病发病前。回顾性和前瞻性研究也发现,在一定时间内累计的生活变化单位与糖尿病的发作和严重程度有关。此外,一些糖尿病病人在饮食和治疗药物均不变的情况下,会因为生活事件的突然冲击,病情迅速加重,甚至出现严重并发症。

4. 生活方式

流行病学调查发现,高能饮食、缺乏粗粮、缺乏运动等饮食习惯及生活方式均是导致糖尿病的危险因素。

(二)心理特点

1. 负性情绪

由于糖尿病是一种难以治愈的终身性疾病,且随着病程的进展还会出现多种并发症。所以,一旦个体被确诊患有糖尿病,往往会表现出焦虑、恐惧、悲观及失望等负性情绪。主要表现为情绪低落、对生活失去信心、害怕死亡、精神高度紧张，甚至感觉过敏。

2. 怀疑、拒绝

病人因不愿接受不同于他人的生活方式，易拒绝胰岛素治疗、血糖检查或治疗饮食；有些病人因早期症状较轻或无症状，认为血糖高对身体无大碍，也会拒绝治疗；有些病人怀疑医生诊断有误，拒绝改变饮食习惯。此心理特点会阻止病人适当的自我监护，导致病情加重。

3. 厌世

随着病程迁延，引发较严重的并发症，若此时仍治疗效果不佳，病人很可能抗拒治疗，自暴自弃，甚至不信任医护人员。主要表现为表情冷漠、对所有事情均无动于衷。特别是年轻病人，会感到前途暗淡、生命脆弱。

（三）心理护理

大多数糖尿病病人除了有临床症状之外，还不同程度地存在着精神、思维、情感、性格等方面的心理障碍，单纯应用药物疗效往往不够理想，若同时配以心理疗法，可收到单纯应用药物达不到的效果。

1. 情绪疏导

情绪可影响糖尿病病人的血糖控制，重视糖尿病病人的情绪疏导有利于疾病转归。

（1）真诚交流：针对具体病情，护士以鼓励性语言与病人交流，帮助其解除心理顾虑，充分调动患者主观能动性。

（2）鼓励病人倾诉：护士应鼓励病人倾诉心中的压力与烦恼。一是鼓励病人向护士倾诉，护士做一个耐心、值得信赖的倾听者。二是鼓励病人向其朋友和亲人倾诉，以得到他们的理解与支持。三是鼓励病人向专业心理咨询人员倾诉。

（3）转移注意力：有些病人在确诊患糖尿病之后，将全部注意力集中在糖尿病上，陷入深深的苦恼和忧愁之中。对于此类病人，护士可用言语诱导，转移其注意力；或鼓励病人多参加户外活动，促其转移对疾病的高度关注。

（4）提供积极信息：给病人提供效果好转的病案，使病人明白只要系统治疗就能控制血糖、预防并发症的发生；此外，及时向病人反馈病情好转的信息，使其看到希望，心情舒畅。

2. 健康教育

通过有计划、有目的、有评价的教育活动帮助病人掌握疾病的相关知识，重建对疾病的合理认知，改变其不健康的行为，以预防疾病、促进健康、提高生活质量。

（1）教育前评估：了解病人对糖尿病的认知；明确病人的糖尿病知识；了解病人对健康的需求与糖尿病有关的不良行为和习惯。

（2）选择教育内容：根据病人的文化程度、接受能力、态度和兴趣及需求等情况，选择教育内容，制定健康教育计划，纠正病人对糖尿病的错误认知，使病人知晓糖尿病并非不治之症及合理饮食和良好心理的重要性；根据前期评估结果，确定宣传糖尿病与生活方式的关系，帮助病人改变不良行为习惯，形成健康的生活方式。

（3）确定教育方式：对住院病人，共性问题可采取小组教育的形式，或发放健康指导手册、利用病房走廊宣传栏等宣传方式；有特殊需求的病人，如老年病人、受教育程度低的病人等，可以采取个别教育的方式。

(4) 效果评估:在整个教育过程中,通过护患交流、知识问答等形式评估教育效果,同时及时发现问题,及时采取相关措施,保证健康教育的连贯性和实效性。

3. 鼓励参与

鼓励病人在病房与病友交流或参加糖尿病病友俱乐部组织,使病人在团体组织中学习如何生活。这是消除病人孤独的最好方法。

4. 倡导身心自护

糖尿病是终身性疾病,绝大部分时间都在院外治疗,倡导病人身心自我护理具有积极意义。

(1) 正确认识糖尿病:告知病人虽然目前的医疗技术水平尚不能根治糖尿病,但是经过医患共同努力,病情完全可以控制,病人完全可以像正常人一样生活、工作和学习,并享受正常寿命。

(2) 放松情绪:告知病人情绪变化与血糖的关系,使病人明白保持稳定、健康、乐观情绪的重要性,使其在生活中时刻提醒自己保持身心处于最佳状态。心理负担重时可向家人或医护人员倾吐,以解除和排泄压抑的情绪。

(3) 愉悦心情:① 保持和谐的工作和家庭环境;② 适当参加活动,如练气功、打太极拳、听音乐、外出旅游等,既可保持心情舒畅,又利于降低血糖。

(张银玲)

第九章　生物理化因素所致疾病的心理护理

生物因素主要包括病原微生物（如细菌、病毒、真菌、立克次体等）和寄生虫。此类病因（特别是病原微生物）侵入机体后常常构成一个传染过程，所致疾病许多具有传染性，如临床常见的病毒性肝炎和结核病，以及近年来发病率有所提高的性传播疾病及艾滋病等。物理因素包括机械力、温度、气压、辐射、电流和噪声等。化学因素包括无机和有机化合物、动植物毒性物质等。理化因素所致疾病如工伤和交通事故、各种烧伤和中毒等，临床上致死、致残率极高，严重危及人类的健康与生命。

大量研究和临床实践表明，即使完全由生物理化因素所致的疾病，其发生、发展和转归也明显受心理社会因素的影响。因此，对生物理化因素所致疾病的病人实施心理护理，对提高疗效、促进康复具有重要意义。

第一节　生物因素所致传染性疾病的心理护理

一、结核病人的心理护理

结核病是由结核杆菌引起的慢性传染病，可累及全身多个脏器，但以肺结核（pulmonary tuberculosis）最为常见。结核病具有传染性强、病程长、耐药性高、死亡率高、给病人及家属带来忧虑和恐惧等特点，严重影响了病人的身心健康，使病人具有较重的心理反应和明显的心理特征。

临床观察和相关研究证实肺结核病人普遍存在有不同程度的心理问题，心理社会因素对结核病的发生发展有一定影响。心理因素与结核病情的控制有着微妙、复杂的关系。因此抓住疾病不同时期的心理特点及障碍，运用心理学知识进行干预和疏导，加强心理护理，配合药物治疗可提高病人自身心理适应能力，从而促进疾病早日康复。

结核病小知识

结核病又称为痨病和“白色瘟疫”，是一种古老的传染病，自有人类以来就有结核病。在历史上，它曾在全世界广泛流行，曾经是危害人类的主要杀手，夺去了数亿人的生命。1882 年科霍发现了结核病的病原菌为结核杆菌，但由于没有有效的治疗药物，结核病仍然在全球广泛流行。自 20 世纪 50 年代以来，不断发现有效的抗结核药物，使结核病流行得到了一定的控制。但是，近年来，由于不少国家对结核病的忽视，减少了财政投入，再加上人口的增长、流动人口的增加，使结核病流行下降缓慢，有的国家和地区还有所回升。所以，世界卫生组织于1993年宣布“全球结核病紧急状态”，确定每年3月24日为“世界防治结核病日”。结核病还是因病致贫、因病返贫的主要疾病。因此，结核病不仅是一个公共卫生问题，也是一个社会经济问题。

我国是世界上22个结核病高负担国家之一，我国1/3左右的人口已感染了结核杆菌，受感染人数超过4亿。2010年全国15岁及以上人群中，活动性肺结核患病人数为499万，患病率为459/10万；涂阳肺结核患病人数为72万，患病率为66/10万；菌阳性肺结核患者人数为129万，患病率为119/10万；结核病死亡人数为5.4万，死亡率为4.1/10万。据研究，受结核菌感染的人群中，10%的人会发展为结核病。如果我们不采取有效的控制措施，在未来的10年，我国可能有近5 000万的感染者发生结核病。

（一）心理特点

结核病病人的心理复杂，临床常见其焦虑、抑郁、悲观、过分执拗或依赖等心理特征。

1. 焦虑型

病人常有“死亡阴影”笼罩感，情绪不稳，寝食不安，对预后不乐观。

2. 抑郁型

抑郁型病人主要表现有：年轻患者怕被别人歧视，怕同事朋友知道后疏远自己，怕传染给家人，担心自己的学业、前途、工作、恋爱、婚姻受影响；老年患者对治疗缺乏信心。此类病人多表现为整日孤寂寡言，有时无端发脾气，对疾病转归有很强的期待心理，对预后忧心忡忡。

3. 悲观型

悲观型病人多为病情危重、病程长、多次复发、多次住院的慢性纤维空洞型肺结核或合并肺癌者，有的曾有大咯血；而其子女、亲属或同事时有对他们感情冷淡、缺乏同情或体贴。多种因素使此类病人悲观失望，对疾病转归缺少信心，有的甚至产生轻生念头。

4. 过分执拗或依赖型

过分执拗或依赖型病人多为长期患病或病情较重者，病前有一定社会地位、家庭条件较好，且多数有一定文化知识或多次住院而“久病成医”“自以为是”，有时不听劝阻，不服从医院或医护人员管理，甚至不配合治疗。有的病人因在单位和家庭长期有人照料，便过分依赖医护人员、配偶、子女和同事。

（二）心理护理

1. 焦虑型病人

对此类病人主要采取心理疏导的方法。心理疏导主要是护士运用语言帮助病人从正在经历的痛苦中自我解脱，对心理压力过大的患者，应及时鼓励缓解和解除压力，还应引导患者分析影响疾病恢复的主观因素，调动其主观能动性，降低或消除其过度焦虑，使其配合治疗。

2. 抑郁型病人

对此类病人主要采取开导和疏通的方法，使病人面对现实，改变错误认识，主动配合治疗。还可采用休闲娱乐的方法，如在病区开展读书报、下棋、打扑克、看电视等既有益健康又增加乐趣的活动；鼓励病人参与“文明疗养员、文明病室”的评比，使其心有依托，日有欢乐。引导病人广交病友、朋友，消除其孤独和抑郁情绪，乐观地配合治疗。

3. 悲观型病人

对此类病人主要采取心理支持的方法，心理支持建立在护士与病人相互沟通的基础上，要求在语言和行为两方面建立相互信任的治疗关系，对病人的心理和情绪问题有深入的了解和评估，给予病人不同形式、不同程度的心理支持：一是让病人感受医护人员、家人和社会对其非常关心，感到有人在极力帮助其共同应对当前的困境，激发其战胜疾病的勇气和信心；二是为病人提出改善困难的措施和建议；三是为病人讲述结核病及并发症治疗的新进展，及时告知病人病情的点滴好转；必要时将某些重要病情及不良预后暂时向病人保密，以减轻其心理负担；四是做好病人亲属的工作，建议其经常探视并无微不至地关怀和体贴病人，激发病人对美好生活的追求和向往；五是经常巡视病房，及时了解病人的心理活动和变化，适时把握和注意病人的心理动态，防止意外的发生。

4. 执拗或依赖型病人

对此类病人，主要以较客观合理的认识和信念取代不合理的信念和态度。对执拗的病人，护士要注意改变病人不正确的认识，经常鼓励病人用新的观念来看待事物，以良好心态做出适应性行为反应。只有其认知、价值取向发生基本改变，病人才能产生改变不合理行为的态度和行动。对过分依赖的病人，护士除为病人提供精心护理外，还需鼓励其多做些力所能及的事，转变其过分依赖和专等他人照顾的心态，增强其自理意识，经常表扬其配合医疗和护理的点滴进步，以增进他们的自强意志。

案例分析

典型病例——肺结核①

詹姆斯太太是个脸颊红润，眼眸含笑的可爱老太太，非常温和而容光焕发，她为我讲了一件50年前的事。

这已是50多年前的事了，可是一想起来仍然历历在目。那时我得了很危险的病——肺结核，可当时我还不知道这病有多严重，直到我听到一个医生在病房外跟护士的谈话。他要她每隔2 h来看一下我的状况，护士就问他为什么，结果这医生的回答让我一辈子也忘不了。他说，我想吃什么都尽量满足我，因为我只剩下不到1个月的寿命可活了！

“你可以想象，我简直完全被摧毁了，我不想死，我才23岁啊！听到这个消息后，我整天都紧闭着双眼，祈祷。当天晚上，一个中国老人来敲我的房门，她送来一些杂志。我根本没有心情看杂志，可是她的笑容是那么温暖，她说她专门带了特别杂志给我看，所以我接受了。”

“她在我屋里待了一会儿，和我谈了些有关生命的话题，然后就很快地转到健康的主题上。她向我提及健康的秘密，又给我了一张名单，她说，这些人可以给你一些帮助。”

“她走后，我好奇地拿起杂志来看。幸好我那时打开了杂志，因为里面真的有一个很特别的信息，而那条信息救了我的性命。”

“我5岁时，双亲就离婚了，而后就没见过我父亲或听到他的任何消息。我父亲是个很杰出的建筑师，我一直认为他从来不关心我，我和母亲搬出父亲的家后，他不曾寄过一张生日卡给我。可事实上从杂志上透露，这一切听起来简直就像我父亲。我的生活中没有父爱，而父

① 摘自周郁秋主编：《护理心理学》，人民卫生出版社2006年版。

亲也得不到我的爱。现在,我在病榻上,我终于知道自己一直被父亲思念、爱和关心着。我决定在死前让父亲知道,我也爱着他。”

“读完那篇杂志上的故事,我决定马上打电话给他。文章上提到他居住的小镇,所以要得到他的电话号码并不困难。我将近20年没跟他讲话了,当他接起电话时,我竟然爆发出强烈哭泣。”

“第二天早上,父亲坐在床边紧握住我的手,这种感觉很奇怪,难以形容,好像吃了什么神奇万年丹一样。我恢复了食欲,几天后,我已可以每天都跟我父亲在医院的花园中散步,尽情呼吸山中的空气和花园中玫瑰的香味。”

“这段时间里,医生又帮我做了些检查和检验,以追踪病症的发展。然后有一天,当我和父亲正坐在玫瑰花园中,一个医生从屋里跑出来对我喊叫,手里还挥舞着几张纸。这次作的所有检查都是阴性。”

“我想,我的健康可能应归于一些综合因素——饮食,新鲜干净的空气,祈祷和运动。我出院后从那张名单中找到一些人,从他们身上我学到了些秘诀。不过我心里确信,对我健康帮助最大的,应是一种很少被讨论到、在医学和治疗上也很难认定的东西,那就是“爱的力量”。我知道这听起来可能很奇怪,可我跟你保证,这是真的。”

二、病毒性肝炎病人的心理护理

病毒性肝炎(viralhepatitis)是由多种不同肝炎病毒引起的一组以肝损害为主的传染病,包括甲型肝炎(hepatitis A)、乙型肝炎(hepatitis B)、丙型肝炎(hepatitis C)、丁型肝炎(hepatitis D)及戊型肝炎(hepatitis E)。甲型肝炎主要经粪-口途径传播。粪便中排出的病毒通过污染的手、水、苍蝇和食物等经口感染,以日常生活接触为主要方式,通常引起散发性发病。通过注射或输血传播的机会很少。乙型肝炎的传播途径包括:① 输血及血制品以及使用污染的注射器或针刺等;② 母婴垂直传播;③ 生活上的密切接触;④ 性接触传播。此外,尚有经吸血昆虫(蚊、臭虫、虱等)叮咬传播的可能性。丙型肝炎的传播途径与乙型肝炎相同而以输血及血制品传播为主,且母婴传播不如乙型肝炎多见。丁型肝炎的传播途径与乙型肝炎相同。戊型肝炎通过粪-口途径传播,水源或食物被污染可引起暴发流行;也可经日常生活接触传播。

近年研究发现,病毒性肝炎病人由于其传染性强,住院隔离和限制活动,病情反复、久治不愈而出现各种各样的心理问题,心理社会因素对病毒性肝炎的发生、发展及转归具有重要作用。因此,护士应根据病人的心理反应和特点实施心理护理,以提高治疗效果。

病毒性肝炎流行特征及预后

病毒性肝炎的分布遍及全世界,但在不同地区各型肝炎的感染率有较大差别。我国属于甲型及乙型肝炎的高发地区,但各地区人群感染率差别较大。甲型肝炎全年均可发病,而以秋冬季为发病高峰,通常为散发;发病年龄多在14岁以下,在托幼机构,小学及部队中发病率较高,且可发生大的流行;如水源被污染或生吃污染水中养殖的贝壳类动物食品,可在人群中引起暴发流行。乙型肝炎见于世界各地,人群中 HBsAg 携带率以西欧、北美及大洋洲最低(0.5%以下),而以亚洲与非洲最高(6%~10%),东南亚地区达10%~20%;我国人群 HBsAg 携带率约10%,其中北方各省较低西南方各省较高,农村高于城市。乙型肝炎的发病无明显季节性;患者及 HBsAg 携带者男多于女;发病年龄在低发区主要为成年人,在高发区主要为儿童,成年人患者多为慢性肝炎;一般散发,但常见家庭集聚现象。丙型肝炎见于世界各国,主要为散发,多见于成年人,尤以输血与血制品者、药瘾者、血液透析者、肾移植者、同性恋者等多见;发病无明显季节性,易转为慢性。丁型肝炎在世界各地均有发现,但主要聚集于意大利南部,在我国各省市亦均存在。戊型肝炎的发病与饮水习惯及粪便管理有关。常以水媒流行形式出现,多发生于雨季或洪水泛滥之后,由水源一次污染者流行期较短(约持续数周),如水源长期污染,或通过污染环境或直接接触传播则持续时间较长。发病者以青壮年为多,儿童多为亚临床型。

1. 急性肝炎

预后大多良好。甲型及戊型肝炎患者大多数能在3个月内恢复健康,但戊型肝炎少数病例可发展为重型肝炎;孕妇病情重,病死率较甲型肝炎为高。乙型肝炎有10%~15%发展为慢性肝炎。丙型肝炎发展为慢性肝炎的比例更高,为40%~50%。HDV 重叠感染于乙型肝炎者使病情加重,且易发展为慢性肝炎、肝硬化、肝细胞性肝癌。

2. 慢性肝炎

慢性迁延型肝炎的预后较好,但其中少数可能发展为慢性活动型肝炎、肝硬化或肝癌。慢性活动型肝炎的预后较差,可发展为肝硬化或重型肝炎。

3. 重型肝炎

预后差,病死率高。存活者常发展为坏死后肝硬化。

4. 无症状 HBsAg 携带者

预后一般良好。但部分病例在长期后可能发展为肝硬化或肝癌。

(一)心理特点

1. 否认

病人怀疑或否认自己患病。慢性肝炎常起病隐匿,当症状不明显或体征不典型时,病人常否认疾病存在或怀疑疾病的严重性。否认虽在一定程度上起自我保护的作用,但在许多情况下又起贻误病情的消极作用。有研究表明,否认心理可分为真正否认和情感压抑,前者可在一定程度上缓解心理应激程度,后者则使心理环境进一步恶化,对疾病具有消极作用。

2. 焦虑

焦虑乃是一个人感受到威胁而产生的恐惧和忧郁。这种威胁主要分两大类:一是躯体的完整性受到威胁,一是个性受到威胁。对病人生理及心理上的威胁往往是统一的,而且会一直持续下去,直到病人在生理与心理再度达到安全稳定为止。疾病初期对病因及疾病转归,尤其是预后不明确,可导致与疾病无关的焦虑,或是对病因、疾病转归和预后过分担忧。这时,如果医生、护士不及时向病人讲清楚,就会出现夸大病情严重性的倾向。正如 Fletcher 讲的:“无可奉告,并非好事,它会诱发病人的恐惧。"多数病人进入医院有焦虑反应,他们看到重病人的情况,听到病友的介绍,看到为抢救危重病人而来回奔忙的医生护士,不禁产生一种异乎寻常的恐怖感,好像自己也面临巨大的威胁,也可产生恐惧和焦虑。乙型肝炎病程迁延、反复,缺乏特异性治疗方法,大多数患者担心预后,如转化为肝硬化、肝癌等。疾病使劳动能力丧失、生活水平降低、医疗费用增加,造成较重的家庭经济负担,也是病人焦虑的因素。一定程度的焦虑可调动机体的防御机制,有利其摆脱困境,但长期过度焦虑可致其心理失衡,妨碍疾病的治愈。

3. 抑郁

抑郁是一种闷闷不乐、忧愁压抑的消极心情,它主要是由现实丧失或预期丧失引起的。由于慢性肝炎呈反复发作、进行性加重,一些具有内向不稳定个性、缺乏必要社会支持的病人易产生抑郁情绪。病人对日后的生活、个人前途、人生幸福感持消极态度及他人对此病的偏见,均可致其心理压力加重。有研究表明,中度以上慢性肝炎病人抑郁者达61.29%,长期处于抑郁状态,可经心理-神经-免疫机制,致机体免疫力下降,使疾病迁延恶化。

4. 自卑

肝炎因具有很强的传染性(病人怕传染亲友或他人惧怕感染)可致病人生活受限,社交减少。慢性肝炎病人或有抑郁症状的病人多伴有自卑心理,对生活悲观失望,表现出情感脆弱、信心不足、被动依赖等,形成消极的心理状态和病人角色固着,可使病情迁延、反复,不利于治疗并影响康复。

(二)心理护理

根据病人所患病毒性肝炎的类型及临床特点,实施相应的心理护理措施。

1. 急性肝炎病人

发病初期,大多数病人产生否认心理,不愿接受患病的现实,或因工作岗位、经济利益等不愿承认患病,或不切实际地认为可很快治愈,急于求成,未及时进入病人角色,造成病情迁延、加重,甚至少数发展成重型肝炎等严重后果。护士应多与病人交谈,随时了解其心理变化,以热情、友好、诚恳的态度鼓励病人说出所关心的问题并耐心解释,给予病人精神上的安慰和支持,使病人认识到不良情绪会导致中枢神经系统功能紊乱,免疫力下降,不利于肝功能的恢复。随着病情好转,应指导病人进行适度的活动,增强康复意识,摆脱心理依赖,适时由病人角色向健康角色转化。

2. 慢性肝炎病人

慢性肝炎病人易长期伴随焦虑、抑郁等负性情绪,是其疾病不良发展的重要症结,自我心理调节对消除负性情绪不可缺少。护士应理解病人的处境,多与病人沟通,进行疏导、解释,目前虽无特效药,但现有的治疗和护理是完全可以控制病情进展的,安然处之和保持良好心态是战胜疾病之本,指导病人保持豁达、乐观的心情,以利于病情的康复或缓解;此外,还需与家属取得配合,安排时间让亲友探视,让家属了解慢性肝病易生气、易急躁的特点,对病人更多宽容理解,使其保持生活和心理上的愉快。对于精神高度紧张与明显焦虑者,可使用松弛训练使其心率缓慢并趋平静,呼吸深沉而宽大,肌肉松弛,心境平和等。护士应特别重视慢性肝炎病人的认知重构,使其了解虽然肝炎感染率高,但多数可治愈,促其了解病因、改变态度、矫正行为、积极配合治疗、降低焦虑和抑郁等负性情绪。

3. 病毒携带者

无症状病毒携带者,可以与正常人一样进行日常的工作、生活和社会活动。护士应教育他们做到以下几点。

(1) 正确对待疾病,培养乐观向上的人生态度,始终保持愉快的心境。

(2) 调节好自己的情绪,避免和控制焦虑与愤怒等不良情绪;一方面进行自我调控与调节,使不良情绪延迟发作或发作适可而止;另一方面注意宣泄自己的情绪,这也是平衡心身的重要方法,压抑情绪不利于疾病康复。

(3) 建立良好的人际关系,人生活在错综复杂的人际关系之中,保持良好的人际关系是维护与增进心身健康的重要途径。对病毒携带者,要想保持心身健康,不使个体发展为疾病状态,注重建立良好、和谐的人际关系是非常重要的一个方面。

总之,通过心理护理使疑虑的病人产生信任感,使焦虑、恐惧的病人获得安全感、紧张的病人得以松弛、孤独感的病人得到温暖,从而能配合治疗,安心养病,自觉遵守有关隔离制度和措施,促进病人的治疗和康复。

一位病毒性肝炎病人的自述①

3个月前的一个周末,我和同学聚餐时喝了些酒,饭后我觉得特别疲乏,腹痛难忍,即在当地医院就诊,被收住院治疗。当时我心里很着急,因为我正在上高三准备高考,学习很紧张。

两天后,当得知自己患了病毒性肝炎时,我心理上有了负担,虽然不懂医学知识,但我对此病略知一二,它需要较长时间的恢复过程。如果因病休息较长时间,就意味着我不能参加今年的高考了,这使我很遗憾也很沮丧。同学来看望,我不想多说话,心想咋这么倒霉呢?那些天我吃得很少,一直感觉很疲乏。透过镜子我看到自己眼睛巩膜发黄,尿也变得黄如浓茶,这时我心里有些紧张,有了更大的心理压力,由于不清楚病毒性肝炎的预后如何,我非常担心我的病治不好。那几天的我,很焦虑,吃睡不安、坐卧不宁。在我的要求下父母将我转到一所大医院。

为弄清病毒性肝炎的发生、发展及治疗效果,我自己买了一本医学书看。主管医生、护士也给我讲些病毒性肝炎的医学知识,使我对病毒性肝炎有较全面了解,这种病的恢复过程虽然较长,但只要我遵从医嘱,注意休息规范治疗,按照护士的指导,生活有规律,不过于劳累,调节自己的情绪,以愉快心情面对每一天,我仍然能像健康人一样生活、工作。

为使自己的身体能尽快恢复健康,我主动接受并积极配合治疗和护理,经过两个多月的住院治疗,我发病时的一些症状逐渐消失,病情减轻了,饮食在增加,精神状态也好了许多。医生告诉我近来的化验结果基本正常,还说再过几天,我就可以出院了。

① 摘自周郁秋主编:《护理心理学》,人民卫生出版社2006年版。

三、艾滋病病人的心理护理

艾滋病是获得性免疫缺陷综合征（acquired immunodeficiency syndrome，AIDS）的简称，是由人类免疫缺陷病毒（human immunodeficiency virus，HIV）又称艾滋病病毒所引起的致命性慢性传染病，分为两型：HIV－1型和HIV－2型，它们又有各自的亚型。

HIV本身并不会引发任何疾病，而是人体的免疫系统被艾滋病病毒破坏，使人体对威胁生命的各种病原体丧失了抵抗能力，从而发生多种感染或肿瘤，最后导致死亡。HIV终生传染，破坏人的免疫系统，使人体丧失抵抗各种疾病的能力。当艾滋病病毒感染者的免疫功能受到病毒的严重破坏，以至不能维持最低的抗病能力时，感染者便发展为艾滋病病人。随着人体免疫力的降低，人会越来越频繁地感染上各种致病微生物，而且感染的程度也会变得越来越严重，最终会因各种复合感染而导致死亡。艾滋病主要通过血液、不正当的性行为、吸毒和母婴传播四种途径传播。国际医学界至今尚无防治艾滋病的有效药物和疗法，也无有效的预防疫苗。因此，艾滋病也被称为“超级癌症”和“世纪杀手”。艾滋病具有发病隐匿（在发展成艾滋病病人以前外表看上去正常，他们可以没有任何症状地生活和工作很多年）、潜伏期长（平均为12～13年）、传播速度快等临床特征。

艾滋病的起源和发展

艾滋病起源于非洲，后由移民带入美国。1981年6月5日，美国亚特兰大疾病控制中心在《发病率与死亡率周刊》上简要介绍了5例艾滋病病人的病史，这是世界上第一次有关艾滋病的正式记载。1982年，这种疾病被命名为“艾滋病”。不久以后，艾滋病迅速蔓延到各大洲。1985年，一位到中国旅游的外籍青年患病入住北京协和医院后很快死亡，后被证实死于艾滋病。这是我国第一次发现艾滋病。

艾滋病严重地威胁着人类的生存，已引起世界卫生组织及各国政府的高度重视。艾滋病在世界范围内的传播越来越迅猛，严重威胁着人类的健康和社会的发展，已成为威胁人们健康的第四大杀手。联合国艾滋病规划署2006年5月30日宣布：自1981年6月首次确认艾滋病以来，25年间全球累计有6 500万人感染艾滋病毒，其中250万人死亡。到2005年底，全球共有3 860万名艾滋病病毒感染者，当年新增艾滋病病毒感染者410万人，另有280万人死于艾滋病。2006年11月，联合国艾滋病规划署和世界卫生组织（WHO）在日内瓦共同发布2006年艾滋病全球流行的最新情况。该报告显示，全球艾滋病流行仍呈增长态势：目前共有3 950万人感染了艾滋病病毒，比2004年增加了260万人，其中15岁以下儿童感染人数达到230万。2006年全球共有290万人死于艾滋病，其中15岁以下儿童死亡数为38万；同年还新增了430万感染者，其中65%（约280万人）出现在南撒哈拉非洲国家。

近年来，艾滋病在我国的传播速度明显加快，截至2011年年底，估计中国存活艾滋病病毒感染者和艾滋病病人为78万，表明我国艾滋病已从传入期、播散期，进入快速增长期，防治形势十分严峻。

（一）心理特点

艾滋病病人由于预后较差，且无特殊有效的治疗措施，加之特殊的流行病学特征，因此病人极易遭受社会歧视，难以得到亲友的关心、照顾和支持；而且用于治疗艾滋病的药物价格较高，病人不仅心理上出现沉重的压力，还有身体上的痛苦和经济上的困难。因此，病人极易产生恐惧、焦虑、抑郁和悲观等不良心理反应，少数病人可产生企图报复、自杀等心理倾向。

HIV 病毒感染者与艾滋病病人的概念不同，所处病程阶段不同，心理状态也不一样。

1. HIV 感染者的心理特点

HIV 病毒感染者有两种情况，一类是未接受抗体检测者，因本人不知已受病毒感染，心理变化不明显；另一类是经抗体检查确认阳性者，通常会出现一系列心理变化。

（1）否认：感染者通常不相信自己被艾滋病病毒感染，否认曾有高危行为。他们或认为检验不准，或怀疑弄错了血液标本，要求医生重复检查。当一再被证实为艾滋病病毒感染阳性，才无可奈何地承认现实。

（2）愤怒：当其明确艾滋病病毒感染是不可改变的事实时，便产生愤怒情绪，自认是受害者，自悔不该有高危行为，憎恨使之受感染者，埋怨政府打击贩毒、卖淫不利，甚至产生报复心理；无辜被感染者的愤怒尤为突出。

（3）妥协：随时间推移，感染者向现实妥协，不再怨天尤人，心境逐渐恢复平静。然而艾滋病的威胁仍不可摆脱，开始四处求医问药，寻求一线生机。

（4）抑郁：许多感染者逐渐认识艾滋病治疗的难度，对前途丧失信心，陷入焦虑、抑郁状态，甚至轻生自杀。

（5）接受：绝大多数感染者都要面对现实并与艾滋病共存，他们开始较理智地处理疾病与个人生活、工作的关系。无论哪种社会环境，艾滋病病毒感染者都面临着一系列生活难题，经济、家庭、社会、医疗、人际关系等，一切都要从头适应。

由于社会文化背景、心理素质不同，个人心理反应有很大差异，表现不一，并非每个感染者都顺序地出现上述特征，各种心理状态持续时间也有差别，界限并不明显，可混合出现。

2. 艾滋病病人的心理特点

（1）发病前未知艾滋病病毒感染者，无 HIV 病毒感染者经历的心理体验，直到出现症状才就医。此类病人一经确诊，病情轻者与病毒感染者相似；病情重者将面对死亡即将来临的现实。

（2）发病前已知 HIV 病毒感染者，艾滋病发作在其意料中，通常不会出现否认、愤怒等心理反应，因为其早已面对现实，对艾滋病发作有心理准备。但艾滋病发作，毕竟意味其疾病进入最后阶段，死亡威胁日益接近，许多病人仍会陷入抑郁。

（二）心理护理

1. 理解同情并体恤病人

护士应做到：① 努力使感染者和病人持久地保持希望，这是许多感染者能较长久生存的重要因素。向病人表示医护人员会用多种方法综合治疗、尽全力缓解和减轻他们的痛苦。对于艾滋病病毒感染者，护士要使之明白从感染到发病还有较长时间，有理由好好生活下去并尽可能使生活有意义，使其相信随着医学发展，将会研制出有效的药物和治疗方法。② 理解感染者和病人的过激行为，看到病人发脾气、宣泄愤怒情绪时，不要觉得尴尬而设法离开，此时的同情、劝慰会更有效。应告知病人某些过激情绪产生虽属于正常，但却对身体有害。应使其明白 HIV 病毒感染的现实虽无法更改，但在很大程度自己上可把握生存时间的长短。③ 主动与感染者或病人交谈，取得他们的信任，鼓励其说出内心的感受并认真倾听，给予理解和同情。对内心充满忧郁和悲伤的病人，应为其提供合适的时间和空间使之倾诉内心痛苦的体验。病人诉说时，要用语言及非语言行为做出恰当反应。感染者或病人情绪低落和感到孤独时，可拥抱和抚摸病人，以示自己并不厌恶和恐惧对方而是给予接纳和友善，某些时候这种方式可产生很好的安慰效果。④ 创造一些条件，使 HIV 病毒感染者或病人能与其他 HIV 感染者建立联系。如条件许可，可让他们定期见面，相互诉说各自的感受。以此使感染者相信，他并不孤独，社会上有许多和他一样的人仍活得很好，以利感染者树立继续生活的信心。⑤ 对病人实施此类心理支持和情绪疏导时，要注重言语技巧，不宜仅强调自己的社会标准和观念，需站在病人的立场，了解病人的心身，归纳病人的问题。分析问题时，要能使病人接受。要注意患者谈话所传达的信息，除言语表述的，还有语意中隐含的信息。体察患者的感受后能用语言准确地把意向传达给病人，当病人感受到护士尽一切努力关照自己，内心就会感到宽慰。

2. 帮助家属谅解和接纳病人

一个家庭出现艾滋病病人，除给家庭造成沉重的经济负担和心理负担外，还可累及家人也要承受他人或社会的歧视，不可避免地影响照料者的情绪，有时照料者难免无意识地在言谈中流露出不耐烦或不满的情绪。应引导照料者努力克制其情绪，因为一般的感染者或病人特别留意照料者的态度，其无意识情绪流露很可能导致感染者或病人离家出走或自杀等严重事件。要帮助艾滋病人亲属充分了解和认识病毒的感染途径，劝告其谅解病人的高危行为，真诚关心、积极医治、全力支持病人。特别要提示病人的配偶不要过多抱怨，尽可能让病人在家庭里生活和治疗，无顾虑地感受家庭温暖和亲人照料，以较好心态接受治疗和护理。日常生活中，应鼓励感染者和病人尽量保持自理能力，如让他们力所能及地做些家务，既可融洽其与家人的关系，也可使其认识到自己的价值所在，有利于提高感染者和病人生活质量。

其实，家属也同样具有 HIV 感染者或病人的心理特征（即否认、愤怒、妥协、抑郁、接受），在护理 HIV 感染者或艾滋病病人的同时，也要给病人家属以基本相似于病人的同情、理解和支持。

对已经发病者，特别是发病晚期的病人，应实事求是地告知其病情和预后。在此过程中，不可避免地涉及死亡。应细心了解病人逝前最牵挂的问题，如病人过世后，其家庭和子女的生活、后事如何安排等，可协助亲友向病人解释，使病人在亲属的关爱下无遗憾、平静地走完人生的最后旅途。

3. 健康教育与咨询

HIV 感染者和艾滋病病人或怀疑感染 HIV 者及其亲属，需经常进行情感帮助和心理支持。因其面临的生活、医疗、工作、家庭、心理等难题可周期性出现并加剧对其心身、情感的压力，健康教育与咨询在确认并帮助病人及亲友处理其主要问题时尤为有效。

护士为病人及家属提供健康教育时，首先应了解其需求、所遇困难和障碍；其次，纠正其不恰当想法，宣传科学的防治知识；最后，有针对性地为其提供服务信息、解决难题的方法和技巧。

健康教育是帮助病人得到或增强自助能力的过程，通过教育和咨询使病人及家属本身的力量、资源得到充分开发，如帮助其欣赏自己生活中某些被遗忘的美好往事，过自食其力、充实的生活。此时咨询者需充当“病人支持者”的角色，为病人及其家庭、社区创造治疗性力量，使感染者保持活力，有助于减少对卫生、社会服务及他人的依赖，也可减少心理问题的发生。

一位艾滋病病毒感染者的自述①

我不得不从那个噩梦般的夜晚开始。

那是一个平常的星期二，没有风和雨。一项繁重的工作结束后，我和同事出去吃饭。我们庆祝工作顺利完成，都多喝了一点酒。

饭后同事带我去一个平时我不屑一顾的地方——洗头房。其实，我鄙视那些隔着玻璃窗诱惑的眼神和肢体。但那一天，酒后的我迷失了……

那一夜约2周后，我像是得了感冒，昏昏沉沉地睡了一天，很巧，当时认为患了流行性感冒就没有当回事。接着身上和脸上出现了红色皮疹，晚上又低烧。此状况持续了约1周半，我开始担心自己是否染上性病。于是上网查找有关资料，按照网上医院提供的方式，偷偷吃了些抗生素，症状很快全部消失，我也放心了。看见网上那些性病病人的照片，我害怕又觉得恶心，暗下决心再也不去那些肮脏地方。在网上查找性病资料时，几乎每个站点都有与艾滋病相关的资料，但我压根儿没想到自己仅因一次荒唐的高危行为竟会感染艾滋病。为彻底放心，我又去正规医院做了RPR(梅毒)和HIV(艾滋病)的检测。

看到检测结果是阴性，我狠狠地舒了口气，自感重回人间。不久后在网上看见一篇《百万富翁的艾滋病》的文章，说一位事业有成的年轻男子，与一个神秘女子由网恋开始，最后引发艾滋病的故事。于是我又起疑心，为对自己和家人负责，决定再次检测，医生说取结果要等3天。

等候的3天，我的睡眠时间累计不足8 h，诡异的噩梦让我害怕，我开始怀疑自己感染了HIV。

看结果时，医生含糊地说要复查，可能是梅毒，5天后才有结果，当时我就预感自己完了，一定在劫难逃。

那一夜我根本无法入睡，悔恨、恐惧、绝望令我一次次从床上坐起，我拼命地揪自己的头发，将欲裂的头撞在墙上不觉疼痛，只有悔恨、恐惧、绝望交替侵蚀我的心……

第二天晚上，我实在无法再忍受，悄悄来到医院，趁医生换班，我偷看了检测结果，发现在我的名字下边，梅毒检测是阴性，而HIV有一道粗红色记号和一个红色问号。熬到天亮我去了各个医院的门诊部，对医生谎称自己失眠，疯狂地收集安定，一共积攒了80片，我想足够我安安静静地离开人世了，我太累了。

决定命运的第5天到了。我被告知初筛检测为阳性，需要复测。后几天，忍无可忍的悔恨和恐惧，常常令我无法正常呼吸，我必须大口大口地喘息，才可获得短暂的平静。一想到

① 摘自周郁秋主编：《护理心理学》，人民卫生出版社2006年版。

父母心中骄傲的乖儿子，朋友心中出色有才气的伙伴，忽然变成艾滋病病毒携带者，就好像有双无形的手紧紧扼住我的喉咙，我的心感到被狠狠地击打，全身痉挛让我呕吐不止，几乎丧失的食欲又令身体每况愈下。最可怕的是夜夜无穷尽的噩梦折磨……

6 天后结果出来了：确诊为 HIV 阳性，那一刻我被告知是 HIV 携带者：表明我身上的毒无药可解！我必死无疑！

那天，距离大年三十只有 10 天。

四、突发性传染性疾病病人的心理护理

突发性传染病的威胁在于其无法预测和迅速传播，它不仅侵袭身体、威胁生命，还以其"传染"性威胁人们的社会生活和人际关系，影响人类的文明与和谐。病人被确诊为患突发性传染性疾病后，不仅自己要蒙受疾病折磨之苦，更痛苦的是自己成了对周围人造成威胁的传染源。为了避免疾病的传染和蔓延，患突发性传染性疾病的人都要实行隔离治疗。人是社会的人，都有爱与归属的需要，都有社会交往的需要。隔离就是对这些需要的限制与剥夺，这在病人的心理上必然要引起剧烈的变化。2003 年，我国"非典"疫情的爆发和近几年世界各国不断出现的高致病性禽流感，社会公众特别是疫区人群，也出现各种各样的心理反应。

（一）心理特点

1. 侥幸

疾病流行的初始阶段，人们对突发性传染病的严重性认识不足，自以为平时很少患病，不会被传染，表现为满不在乎，也不认真防护。

2. 恐慌

随感染病例激增，疾病快速蔓延，疫情进入社区、学校等公共场所，更多人认识到疫情严重，普遍产生恐慌心理。有人紧张过度，不敢与人交往或交谈；过分关注身体状况，怀疑自己被传染；整日闭门不出，有意将自己隔离，过量使用消毒剂和免疫药物。

3. 轻信

突发性传染病的流行期，人们普遍对自己、对社会缺乏信心，觉得无法把握自身健康，生活中充满不确定性，灾难随时可能降临等。此时最容易轻信传说，随波逐流。

4. 逃避

由于极强的传染性，使人群对其普遍恐惧，特别是疫情高发区的人群。不少与病人有过接触或已有不适感觉的人，担心到医院看病会被感染，多产生逃避的心理。不积极主动去检查就医，有的甚至烧香磕头，信奉神灵，乞求上帝保佑或自我安慰。

（二）心理支持与干预

在突发性传染性疾病疫区，需要心理支持与干预者较多，几乎涉及疫区人群的大多数。既包括发病者、疑似者，也包括密切接触病人者，还包括一线工作的医护人员、应急服务人员、志愿人员等，对此应实施相应的心理支持与干预措施。

（1）普及预防知识：让疫区人群、公众了解突发性传染疾病的基本特点、传染源、传播途径及预防知识，以便主动、科学地预防。

（2）如实通报信息：疾病的突发期和传染期，应及时、如实通报疫情，宣传政府有关部门所采取的得力措施，引导和组织公众正面接收各种媒体所报道的疫情，纠正各种有误信息，增加安全感。

（3）鼓励相互交流：面对疾病暴发流行时人们的恐慌、焦虑等情绪，可鼓励社区之间的公众加强沟通和交流，相互鼓励，相互介绍应对传染的体会，以取得心理支持，减轻心理压力。但此时要特别注意避免无防护的面谈和群聚，鼓励通过电话、互联网、手机短信等方式交流。

（4）适当隔离防护：使公众了解若其周围有亲戚、朋友或同事被确诊此病，无论其是否确定被感染，都不要心存侥幸，应主动与他人隔离，及时采取防治措施或就医，切不可丧失早期发现、治疗的良机。

（5）营造有序氛围：面对疫区公众的恐慌、紧张、焦虑等情绪，要引导营造有序的生活和工作氛围，以良好的生活和工作习惯、良好精神状态将病人从恐慌中自我解脱出来，以增强防病及抗病能力。

人感染禽流感与新生突发性传染病

1. 什么是禽流感？

禽流感主要是指禽中流行的由流感病毒引起的感染性疾病。禽流感病毒可分为高致病性禽流感病毒、低致病性禽流感病毒和无致病性禽流感病毒。高致病性禽流感病毒目前只发现 H5 和 H7 两种亚型。由于种属屏障，禽流感病毒只在偶然的情况下可以感染人，既往确认感染人的禽流感病毒有 H5N1、H9N2、H7N2、H7N3、H7N7、H5N2、H10N7，症状表现各不相同，可以表现为呼吸道症状、结膜炎甚至死亡。

2. 什么是 H7N9 禽流感病毒？

流感病毒可分为甲（A）、乙（B）、丙（C）3 型。其中，甲型流感依据流感病毒血凝素蛋白（HA）的不同可分为 1～16 种亚型，根据病毒神经氨酸酶蛋白（NA）的不同可分为 1～9 种亚型，HA 不同亚型可以与 NA 的不同亚型相互组合形成多达 144 种不同的流感病毒。而禽类特别是水禽是所有这些流感病毒的自然宿主，H7N9 禽流感病毒是其中的一种。H7N9 亚型流感病毒既往仅在禽间发现，在荷兰、日本及美国等地曾发生过禽间暴发疫情，但未发现过人的感染情况。

3. 目前我国人感染 H7N9 禽流感疫情现况如何？

截至 2013 年 4 月 9 日 18 时，我国共确诊了 28 例人感染 H7N9 禽流感病例，死亡 9 例。病例分布在上海市（13 例，死亡 5 例）、江苏省（8 例，死亡 1 例）、浙江省（5 例，死亡 2 例）和安徽省（2 例，死亡 1 例）。这是全球首次发现的人感染 H7N9 禽流感病例。

4. H7N9 禽流感感染病例的主要临床表现是什么？

患者一般表现为流感样症状，如发热、咳嗽、少痰，可伴有头痛、肌肉酸痛和全身不适。重症患者病情发展迅速，表现为重症肺炎，体温大多持续在 39℃ 以上，出现呼吸困难，可伴有咳血痰；可快速进展出现急性呼吸窘迫综合征、休克、多器官衰竭等，甚至死亡。目前对人感染H7N9禽流感临床特征的认识还有限，病毒感染谱不清，28例病例中有1例表现为流感样症状，提示可能存在一定比例的轻型病例，该病毒感染能否引起其他临床表现尚不清楚。尚不确定是否存在隐性感染。随着更多的病例信息的积累，对该疾病的认识将会发生变化。

5. 全球人感染甲型 H7 流感病毒情况如何？

1996—2009 年，荷兰、意大利、加拿大、美国和英国曾报道人感染甲型 H7 流感病例，病毒亚型分别为 H7N2、H7N3 和 H7N7，临床表现主要为结膜炎与轻型的上呼吸道感染。此前，我国从未发现过 H7 亚型流感病毒感染病例。鉴于多地、短时间出现多例人感染 H7N9 禽流感病例，提示 H7N9 禽流感病毒可能具备比 H5N1 更容易从禽类传播到人的能力。但根据现有的资料，目前尚无证据表明该病毒具有在人群间传播的能力。

这提示我们，传染病可能会不分地理区域、不分时间地出现。社会发展与经济全球化，使得突发性传染性疾病的发生可能跨越国界、超越时空，因此要求我们必须有全局观念，控制传染病是一个大的科学与社会工程。这些突发性传染病再次说明传染性疾病可能会给人类带来的灾难其实离我们很近，要求我们必须提高对突发与新生病原的重视程度。

第二节　理化因素所致疾病的心理护理

一、创伤病人的心理护理

由机械性致伤因素所致的损伤称为创伤(trauma)，是暴力作用造成组织结构的破坏和功能障碍。创伤在临床上很常见，多由交通或工伤事故、斗殴、自然灾害和战伤所致。其发病率、致残率都很高。

创伤可引起局部组织破坏、功能障碍、创伤性炎症反应，多伴有出血、疼痛等症状，还可引起全身神经、内分泌系统活动及物质代谢的变化。可使伤者产生相应的心理反应，出现不同程度的紧张、痛苦、忧虑、焦虑，甚至愤怒、情绪烦躁不安、感觉过敏或夸大伤痛等。而意外创伤由于病人缺乏心理准备，某些严重创伤可能急剧地改变病人的生理、心理和社会状况，使病人出现复杂的心理反应；造成功能障碍或永久性严重残疾者，则可出现更强烈的心理反应。具体心理反应因人、因创伤种类及程度不同而异。

（一）心理特点

1. 情绪休克

创伤初期，神志清醒的急性外伤者，常可出人意料地表现镇静和冷漠，被称为“情绪休克”。受伤者大多对突然的意外伤害完全没有心理准备，无法接受由充满活力的健康人瞬时变成不能动弹、身不由己的伤病现实。在超强度应激源作用下，受伤者的反应阈值提高，反应迟钝，对答简单，对治疗的反应平淡。“情绪休克”是一种心理防御反应，也是一种超限抑制。一定程度上对个体具保护作用，可减少其因焦虑、恐惧所致过度心理反应。但受伤者显现“安静”行为，并不意味其伤势不重，临床上常见不喊不叫的病人伤势更重。

2. 紧张恐惧

创伤病人面对突如其来的打击，往往不知所措，开放性创伤者看到血淋淋的伤口，普遍有心率加快、血压升高、面色发白、肌肉紧张甚至发抖等交感神经系统功能亢进表现。由于缺乏心理准备，加之外伤所致痛苦，常表现为紧张，惊恐。病人急于得到诊治，不时地发出呻吟和呼救，当创伤病人需急诊手术时，他们最关注手术的目的与做法、安全程度、施术医生、术后效果等，他们害怕麻醉、疼痛、残废和死亡。由于应用多种抢救的医疗设备、因身体各部位连接导管、较长时间被动地处于某个体位而使活动受限，感到疲劳与不适。一些意识清醒者目睹医护人员的严肃表情和紧张节奏，会产生紧张与恐惧的情绪。

3. 焦虑抑郁

随着病人从情绪休克状态复苏，意外创伤所致死亡威胁逐渐远离病人后，伤者又可面临：① 一系列身体、生活问题，担心创伤可能造成终生残疾而焦虑不安，心情抑郁；② 不了解病情和预后而产生期待性焦虑，过重估计病情可加重焦虑不安；③ 突发事件后的“丧失感”引发抑郁，如毁容、残废，影响工作、学习、婚姻、家庭生活，担心事故责任等；④ 有些伤者可由深感悔恨，发展为自责自罪。有的伤者沮丧绝望，整日沉默不语，严重残疾者可出现轻生念头，甚至自杀行为。

（二）心理护理

1. 创伤初期

接诊创伤病人要求护士具有良好心理素质，能够保持冷静，处乱不惊，通过亲切自然的言行、果断有序的处理，缓解创伤病人的心理压力。娴熟的技术也是做好心理护理的重要前提，护士应运用扎实的理论知识、熟练的操作技能，使病人在抢救过程中获得安全感，并鼓励安慰病人，保持情绪稳定，增强治疗信心。

2. 创伤中期

为伤情较轻者行清创、包扎、止血或伤口缝合等操作时，可转移和分散病人的注意力，尽量避免其直视伤口，如询问其工作、学习和生活等情况。同时配合语言效应，讲解病人最关心的问题，指导病人正确保护伤口及其他注意事项，消除病人的紧张情绪。

严重创伤者，因伤情复杂、变化快，不仅躯体遭受巨大痛苦，心理也受到强烈刺激。护士必须沉着冷静，迅速敏捷地配合医生救治，增加病人的安全感。同时给予其更多的关心、体贴和理解，有目的地与病人交谈，耐心倾听病人关于躯体和心理的倾诉，以便及时了解其病情变化，叮嘱病人如有不适及时告诉医护人员。

需要实施手术时，应向病人和家属：① 详细介绍病人的伤情，说明手术的重要性和必要性，尤其要恰当解释手术的安全性；复杂的大手术前，可介绍医务人员经反复研究其病情才确定最佳手术方案，使之感到医护人员十分了解其病情、对手术极为负责。② 对某些可选择多种治疗方法者，应详细介绍手术及其他治疗方案的利与弊，让病人及家属参与手术方案的选择。③ 恰当使用语言，使病人在轻松氛围中了解手术过程及真实痛苦体验、术后各种治疗护理措施及对病人的要求。提供信息的同时，应耐心地纠正其各种误解和疑虑，使之全面、正确理解术前各种信息。

3. 创伤恢复期

创伤后无任何躯体功能残缺者，其不良心理反应大多随其身体康复得以改善。而意外创伤造成永久性严重残疾者，则可能从心理上被击垮。护士针对后者应做到：① 为病人提供宣泄情绪的条件，鼓励其用语言和非语言形式表达情感。② 与病人共同讨论所面临问题及可能的解决方法，帮助病人认识自身的力量和资源，提高战胜困难的自信心。③ 加强病人的社会支持，引导亲友与病人的情感交流，全面提供心理支持。④ 鼓励病人之间交往，增加与病友的联络，相互交流自我恢复功能有关的体会。⑤ 指导病人合理使用运动锻炼程序，调节心理状态，培养积极情绪；提高机体的抗病能力，并及时向病人反馈身体状况改善的信息。

此外，外伤康复期，尤其工伤、交通事故及斗殴致伤者，可因肇事方负责赔偿其全部损失而极易出现迁延不愈的"赔偿性神经症（compensation neurosis）"，即其病症迟迟不消失或与外伤程度不符。主要原因是继续患病可取得一定利益，如经济赔偿或长期休息等。其"继发性获益"的心理被强化，可使病程大为延长，少数人甚至终身"社会性残疾"。护士应告诫病人其"继发性获益"的弊端，及时通报其伤情好转情况，让其建立起恢复工作或自理生活的心理准备。让家属适当关心及照顾病人，避免过度生活照料，以免病人产生病态型依赖心理。

二、烧伤病人的心理护理

烧伤（burn）的范畴包括热力（火焰、热液、蒸气和高温固体）、电能、放射线或化学物质等作用于人体而引起的损伤。临床上最多见的是由热力引起的烧伤，其他原因所致烧伤，则以病因命名，如电烧伤、化学烧伤等。烧伤的程度由温度的高低、作用时间的长短而不同。局部的变化可分为 4 度：第一度，因血管麻痹而充血。第二度，形成充满血清的烧伤水疱。第三度，组织坏死。第四度：组织的炭化。临床经验证明，烧伤达全身表面积的 1/3 以上时，则可有生命危险。

烧伤是最常见的意外损伤，病人缺乏心理准备，极易造成心理打击和压力。病人的心理反应与其年龄、家庭角色、社会角色、信仰及价值观念、医疗费负担或承受力等因素密切相关。早期病人一般出现精神紧张、发抖、行为异常等恐惧性反应，有的病人表现迟钝、麻木及凝视，或者呻吟、大哭、烦躁、缺乏自制力；中期因疼痛、经济拮据、手术治疗而焦虑、紧张；后期因容貌毁损、躯体功能障碍或致残而长期心理困扰、烦闷、抑郁，甚至悲观厌世，严重影响病人的精神生活质量、重新投入社会生活和工作的能力。因此，针对病人的心理特点，做好烧伤病人的心理护理，可提高病人的生活质量和社会工作能力。

（一）心理特点

根据烧伤的病理生理特点，病程大致分 3 期：① 急性液体渗出期，液体渗出是组织损伤后的即时反应，一般持续 36 ~ 48 h。② 感染期，进入烧伤水肿回收期，感染就上升为主要矛盾。③ 修复期，组织烧伤致炎症反应的同时，组织修复也已开始。

1. 急性液体渗出期

此期病人大都因剧烈疼痛而紧张、恐惧、惊慌失措、啼哭甚至尖叫，希望立即得到救治。

2. 感染期

感染期的病人常有焦虑、失眠、对事物反应冷淡及悲观厌倦等情绪反应，这主要与烧伤特别是大面积烧伤的治疗时间长、痛苦大、经济负担重，且其感染期体温持续38℃以上有关。

3. 恢复期

此期病人常有两种不同反应。

（1）为即将痊愈而激动，急于出院，不经意地造成新生皮肤损伤甚至感染。

（2）随着创面愈合、形成瘢痕，病人会出现不同程度的忧虑心理，特别是头面部瘢痕形成及肢体功能严重障碍、自我形象紊乱，造成生活自理困难者，易产生悲观、绝望心理；有些病人也可由于他伤出现“赔偿性神经症”。

（二）心理护理

1. 急性液体渗出期

（1）了解受伤史，仔细查看伤情，判断烧伤面积、深度和严重程度。

（2）迅速采取相应的处理措施，以镇定的神情和娴熟操作使伤者获得安全感。

（3）选择适当的语言安慰病人，耐心解释有关病情变化，解释救治措施的必要性及重要性，以稳定病人情绪，使其主动配合救治并增强信心。护士在接诊时应热情、主动，以微笑的面容，平静的目光注视患者，倾听患者的叙述，并表示同情、关心，使患者产生温暖、安全、亲切感，并能平静地接受治疗。

2. 感染期

（1）判断伤员的疼痛反应是否与恐惧、不适、焦虑或缺氧有关，诚恳开导、耐心解释烧伤恢复过程；讲明换药、手术、翻身可致不同程度的疼痛，减轻其惧痛心理。

（2）就病人最关心的植皮问题给予健康宣教，告知其大面积烧伤后超高代谢，蛋白质消耗量大，应摄入足够的营养物质，促进皮片存活和创面愈合。

（3）以真挚的同情心与病人沟通，鼓励其说出内心的痛苦和想法。理解病人强烈的甚至对医护人员不友好的情绪发泄，体恤病人的非理智性表达且不予评论。娴熟的技术，沉着、稳重的举止，可消除患者心理疑虑，给患者以安全、信任感。护士能够在危、急、重症患者面前表现出勇敢、坚毅、镇定、当机立断等非语言行为，无疑能使患者的情绪由恐惧、焦虑到平静、稳定。从而达到护患之间的默契与配合。

大面积烧伤患者的治疗所需时间长，痛苦大，进入感染期后，一些患者对治疗失去信心，产生绝望心理，情绪不稳定，常无缘无故发脾气，责骂医生、护士，甚至拒绝治疗。这时护士应明确自己的角色，不应对患者产生厌烦情绪，应站在患者一旁表示沉默，让患者将内心的情绪宣泄出来，当患者安静后，再安慰与鼓励患者。

3. 恢复期

（1）针对病人的心理问题讲述医学新进展，说明日后可经整容手术使其外貌基本复原。

（2）讲述同类病人身残志坚的事迹，使其接受并正视现实，增强生活的信心。

（3）与病人家属、朋友及同事取得联系，嘱其探访时避免刺激病人，减少病人的情绪波动。

（4）多与病人沟通，给病人以心理安慰及生活帮助，帮助其以愉快心境配合治疗护理，加快康复进程。

（5）指导病人进行功能恢复锻炼，鼓励其做力所能及的事情，促进其伤残部位的功能修复。

抚摸可缩短护患之间的空间距离,增进护患的感情交流。对某些患者可采用触摸方式进行非语言交流。如站在患者一旁,握住患者双手,可以从心理上减轻患者清创时产生的疼痛感;对于儿童可抚摸患儿的额头,使患儿产生亲切感,减轻恐惧心理;对于老年人,可在床边看一看烧伤创面愈合情况,数脉搏,测血压,盖被子,使患者感到护士对他的重视、关心、体贴,消除顾虑和不安,增强治疗的信心和勇气。

心理护理能够稳定患者情绪,改善患者不良的心理状态,促进护患交流,有利于治疗、护理和疾病康复。护士要加强自身修养与职业素质的培养,善于运用语言和非语言行为,做好烧伤患者的心理护理。

(蒋继国　史艳琴)

参考文献

[1] 周郁秋．护理心理学．北京:人民卫生出版社,2006.

[2] 姜乾金．医学心理学．北京:人民卫生出版社,2005.

[3] 李映兰．护理心理学．北京:人民卫生出版社,2003.

[4] 周郁秋．心理学基础．北京:高等教育出版社,2009.

[5] 周和岭．医学心理学原理．北京:人民卫生出版社,1999.

[6] 贺丹军,张宁．医学心理学．北京:科学出版社,2002.

[7] 戴晓阳．护理心理学．北京:人民卫生出版社,1999.

[8] [美]理查德·格里格,菲利普·津巴多．心理学与生活．王垒,王甦,沈政等,译．北京:人民邮电出版社,2003.

[9] 蒋继国．护理心理学．2 版．北京:人民卫生出版社,2011.

[10] 李心天．医学心理学．北京:北京医科大学中国协和医科大学出版社,1998.

[11] 胡佩诚．医护心理学．北京:北京医科大学出版社,2007.

[12] 彭耽龄．普通心理学．北京:北京师范大学出版社,2005.

[13] 张开汉．医学心理学．北京:人民军医出版社,2002.

[14] 马存根．医学心理学．2 版．北京:人民卫生出版社,2003.

[15] 刘志超．医学心理学．北京:人民卫生出版社,2003.

[16] 刘晓虹．护理心理学．上海:上海科学技术出版社,2005.

[17] 萧会军,王慧．医学心理学．上海:第二军医大学出版社,2003.

[18] 孙学礼．医学心理学．成都:四川大学出版社,2003.

[19] 苗丹民．临床心理学．西安:第四军医大学出版社,2003.

[20] 吴玉斌．护理心理学．北京:高等教育出版社,2003.

[21] 徐斌,吴爱勤．护理心理学．北京:中国科学技术出版社,1999.

[22] 张理义．临床心理学．北京:人民军医出版社,2003.

[23] 徐斌等．心身医学．北京:中国科学技术出版社,2000.

[24] 吴在德,吴肇汉．外科学．7 版．北京:人民卫生出版社,2008.

[25] 王增珍,张述林．社会行为医学．北京:科学出版社,2004.

[26] 汪萍．传染性非典型肺炎临床护理与心理干预．西安:第四军医大学出版社,2004.

[27] 张黎明．临床心理护理方法探讨．实用护理杂志,2003,19,1(217).

[28] 徐斌,王效道,刘士林．心身医学．北京:中国科学技术出版社,2000.

[29] 曹伟新,李乐之．外科护理学．4 版．北京:人民卫生出版社,2006.

[30] 陆再英,钟南山．内科学．7 版．北京:人民卫生出版社,2008.

[31] 彭文伟．传染病学．5 版,北京:人民卫生出版社,2001.

[32] 彭文伟. 传染病学.6版,北京:人民卫生出版社,2004.
[33] 尤黎明,吴瑛. 内科护理学.5版,北京:人民卫生出版社,2012.
[34] 杨德森. 行为医学. 长沙:湖南科学技术出版社,1999.
[35] 李殊响. 内科疾病的心理治疗. 北京:人民卫生出版社,2003.
[36] 朱志先,梁虹. 现代心身疾病治疗学. 北京:人民军医出版社,2002.
[37] 庄坤玉. 艾滋病预防控制培训教材. 北京:军事医学科学出版社,2004.
[38] 朱敬先. 健康心理学——心理卫生. 北京:教育科学出版社,2002.
[39] 唐茂芹. 实用心身疾病诊疗学. 北京:中国医药科技出版社,2005.
[40] 李兰娟. 传染病学. 北京:高等教育出版社,2004.
[41] 何家荣. 实用结核病学. 北京:科学技术文献出版社,2000.
[42] 李兴民,王明旭. 现代行为医学. 北京:军事医学科学出版社,2000.